Jeanne Rubner
Verrückt

Jeanne Rubner

Verrückt

Was wir aus Fehlern unseres
Gehirns lernen können

Mit 6 Illustrationen

Piper München Zürich

Mehr über unsere Autoren und Bücher:
www.piper.de

Die Namen und Orte der Personen in den Fallbeispielen wurden aus persönlichkeitsrechtlichen Gründen verändert.

FSC
www.fsc.org
MIX
Papier aus verantwortungsvollen Quellen
FSC® C014889

ISBN 978-3-492-05638-0

Illustrationen: Sven Binner
Gesetzt aus der Sabon LT
Satz: Kösel Media GmbH, Krugzell
Druck und Bindung: Pustet, Regensburg
Printed in Germany

Inhalt

Einleitung: Die Vermessung des Gehirns

Vor vielen Jahren klingelte bei mir frühmorgens das Telefon. Am anderen Ende war meine Freundin Paola. Sie wohnte damals bei uns, nachdem sie und ihr Freund sich getrennt hatten. Paola war aufgelöst und schrie in den Hörer, man habe sie eingesperrt. Erst nach einer Weile verstand ich, was passiert war. Paola rief vom Bezirkskrankenhaus Haar aus an, dem großen psychiatrischen Krankenhaus am Rand von München, das heute Isar-Amper-Klinikum heißt. Die Polizei hatte sie dorthin gebracht, weil sie mitten in der Nacht vor der Tür ihres Exfreundes lauthals randaliert hatte. Sie verlangte, dass er ihr die Wohnungstür öffnete, wollte ihn zwingen, mit ihr zu reden. Um sie loszuwerden, rief er die Polizei.

Ich bin sofort nach Haar gefahren. Der junge diensthabende Arzt war sehr verständnisvoll und erklärte mir, was geschehen war. Paola hatte sich mit Händen und Füßen gewehrt, das Haus zu verlassen, und die Beamten hatten sie kurzerhand nach Haar gebracht. Meine Freundin hatte vermutlich das erlitten, was man früher einen Nervenzusammenbruch nannte und heute – nach dem international gültigen Schema für Krankheiten IDC – eine »akute Belastungssituation«. Die Betroffenen, so erklärte mir der Arzt, reagierten auf eine persönliche Krise mit Phasen von Wut und Aggression. Sie erlebten aber auch Bewusstseinsstörungen und verhielten sich ungewohnt. Paola zum Beispiel war in den Wochen vor ihrem Zusammenbruch regelrecht aufgedreht gewesen; sie hatte ständig Dinge gekauft, die sie nicht brauchte, zum Beispiel ein Kaffeeservice für zwölf Personen. Jetzt verstand ich warum. Zum Glück zeigte sich Paola nach einer Nacht in der Aufnahmestation der psychiatrischen Klinik einsichtig. Der Arzt empfahl ihr, eine Psychotherapie zu machen, und entließ sie. Ich habe Paola inzwischen aus den Augen verloren, gemeinsame Freunde aber erzählten mir, dass sie verheiratet ist und Kinder hat und dass es ihr gut geht.

Bis zu dem denkwürdigen Besuch in Haar hatte ich nie über psychische Krankheiten nachgedacht. Damals ist mir bewusst geworden, wie schnell jeder von uns in eine Situation geraten kann, in der er oder sie als »verrückt« abgestempelt wird. Ab in die Psychiatrie. Ich habe verstanden, dass Krankheit nicht nur ein gebrochenes Bein, ein Tumor oder eine Lungenentzündung ist, sondern dass auch das Gehirn krank sein kann. Und wie kostbar geistige Gesundheit ist, denn viele Krankheiten des Gehirns sind weitaus schwerwiegender und belastender als eine Krebserkrankung oder ein Magengeschwür. Sie verändern unsere Persönlichkeit, unser Denken, unseren Geist.

Und sie betreffen viele Menschen, mehr als uns im Alltag auffällt. Das gebrochene Bein sieht man. Auch die kurzen Stoppelhaare der Kollegin nach ihrer Chemotherapie gegen Brustkrebs. Einen Menschen aber, der an einer manischen Depression leidet, erkennt man nicht auf Anhieb, sofern er oder sie die Krankheit mit Medikamenten im Griff hat. Wann immer ich Freunden, Bekannten und Kollegen von diesem Buchprojekt erzählte, hörte ich: »Meine Mutter leidet an Schizophrenie«, »Mein Großvater hat Alzheimer« oder »Meine beste Freundin ist depressiv.« Ist es nicht so, dass jeder von uns von Krankheitsfällen aus dem Familien- und Freundeskreis berichten kann?

Die Biologie des Geistes

»In der zweiten Hälfte des 20. Jahrhunderts haben Biologen sich auf das Erbgut konzentriert, in der ersten Hälfte des 21. Jahrhunderts hat sich der Schwerpunkt zu den Neurowissenschaften verlagert, und insbesondere zur Biologie des Geistes.« So beginnt das erste Kapitel des wichtigsten Lehrbuchs über das Gehirn, »Principles of Neural Science«, *dem* Standardwerk für angehende Mediziner in den USA, herausgegeben von dem Nobelpreisträger und Gedächtnisforscher Eric Kandel. Es gilt als Bibel der Neurowissenschaften und liegt heute in der fünften Auflage mit gut 1700 Seiten vor. »Wir müssen die Vorgänge verstehen«, schreibt Kandel, »mit denen wir fühlen, wahrnehmen, lernen, handeln und erinnern.«

Allerdings stehen die Gehirnforscher vor noch größeren Herausforderungen als die Genetiker. Die Bausteine des Gehirns, die Nervenzellen, sind ungleich komplizierter als ein Abschnitt der Erbsubstanz, der nach festgelegten Regeln in Proteine übersetzt wird. Das Erbgut des Menschen besteht aus nur wenigen 10000 Genen, während das Gehirn etwa 100 Millionen Nervenzellen enthält. Jede dieser Zellen funktioniert zwar nach ähnlichen Regeln, ist aber trotzdem eine eigenständige Einheit, deren Output – das elektrische Signal – davon abhängt, wie viele und welche chemische Botenstoffe sich in ihrem Inneren befinden. Jede Zelle ist überdies bis zu zehntausendfach mit anderen verknüpft: Man schätzt, dass es im Gehirn etwa zehn Billionen Kontaktstellen, auch Synapsen genannt, gibt.

Angesichts dieser Komplexität wissen Hirnforscher heute schon eine ganze Menge. Angefangen mit den Nervenzellen. Ihre Arbeitsweise ist bekannt, insbesondere welche biochemischen und physikalischen Prozesse ablaufen, bevor eine Zelle ein elektrisches Signal aussendet. Heute kann man die Signale von ein paar Hundert Zellen gleichzeitig messen, indem man sehr feine Drähte, sogenannte Mikroelektroden benutzt. Die neue, phantastische Methode der Optogenetik ermöglicht es sogar, einzelne Zellen zu sehen: Man macht die Zelle durch einen gentechnischen Trick lichtempfindlich und beobachtet sie dann mithilfe von Licht.

Auf der mikroskopischen Ebene haben die Gehirnforscher große Fortschritte gemacht. Auch die makroskopische Ebene ist heute in vieler Hinsicht gut verstanden. Die Anatomie des Gehirns ist weitgehend entschlüsselt. Man weiß, welche Bereiche welche Aufgaben übernehmen. Bildgebende Verfahren erlauben es, einen Blick unter die Schädeldecke des lebenden Gehirns zu werfen. Insbesondere die Kernspinmethode ist perfektioniert worden – mittlerweile sind Forscher so weit, dass sie sogar größere Bündel von Nervenfasern, die zwischen Hirnregionen verlaufen, sichtbar machen können.

Die Verbindungsmuster zu kennen, ist enorm wichtig. Denn, wie man heute vermutet, beruhen viele Krankheiten des Gehirns auf fehlerhaften Verschaltungen. Um das festzustellen, hat man präzise Karten der Verschaltungsmuster, sogenannte Konnektome entwickelt, in Anlehnung an die genetische Karte, das Genom. Im April 2014 haben Wissenschaftler des Paul-Allen-

Instituts für Gehirnforschung in Seattle im US-Bundesstaat Washington das erste Konnektom des Gehirns eines Säugetiers veröffentlicht: eine Nachbildung der Fasern der 75 Millionen Zellen eines Mäusegehirns. Jeder kann die Karte im Internet anschauen.

Doch trotz dieser Fortschritte bleibt eine Kluft zwischen der unteren Organisationsebene – der Nervenzellen – und der oberen Organisationsebene, der spezialisierten Regionen bestehen: Über die mittlere Ebene der kleineren und größeren Zellverbände ist wenig bekannt. Welchen Code benutzen Gruppen von Nervenzellen, um beispielsweise zu signalisieren, dass sie einen Buchstaben auf dieser Seite erkannt haben? Und was genau muss dann passieren, damit aus den einzelnen Buchstaben ein Text wird? Wie »sprechen« die Millionen von Nervenzellen, die daran beteiligt sind, diesen Text zu lesen, miteinander? Nach welchen Regeln das Gehirn arbeitet, wie es die Welt in seinem Inneren so abbildet, dass neue Erfahrungen und gespeichertes Wissen eine Einheit werden, wie wir zukünftige Handlungen planen – all das verstehen wir noch nicht einmal in Ansätzen. Dabei sind das die wirklich interessanten Fragen, sagen Wissenschaftler wie der Münchner Biologe und Direktor am Max-Planck-Institut für Neurobiologie Alexander Borst: Wie wir denken und fühlen, warum wir uns an manche Dinge erinnern, wie wir lernen. Darüber wissen wir bis heute wenig.

Diese Lücke im Verständnis der Neuronenschaltkreise wirkt sich fatal aus für Menschen, deren Gehirn nicht gesund ist. Denn sie führt dazu, dass die Fortschritte bei der Behandlung von Gehirnkrankheiten dürftig ausfallen und häufig eher zufällig zustande gekommen sind wie beispielsweise die Entdeckung der Neuroleptika oder Antidepressiva in den Fünfzigerjahren.

Vermutlich ist bei hochkomplexen Krankheiten mit vielen Symptomen wie Schizophrenie und Depression auch mehr als nur ein Nervennetz gestört. Außerdem gibt es unterschiedliche Ursachen, die zu ähnlichen Symptomen führen: Depression ist nicht gleich Depression. Anders aber als bei Herz-Kreislauf-Erkrankungen oder Infektionen, die eindeutig durch hohen Blutdruck oder Viren verursacht werden, fehlen bei vielen neurologischen und psychiatrischen Krankheiten die Hinweise auf eine bevorstehende Erkrankung. Es fehlen die Biomarker, also neurophysiologische oder molekularbiologische Anzeichen für die Krankheit. Weder Gentests noch bildgebende Verfahren können derzeit helfen, Gehirnkrankheiten möglichst früh und möglichst exakt zu diagnostizieren. Das macht es so schwierig, Medikamente zu entwickeln, die an den Ursachen ansetzen.

Was Krankheiten über das Gehirn erzählen

Auf der ersten Seite von »Principles of Neural Science« findet sich eine Abbildung, die man in einem Buch über das Gehirn nicht unbedingt vermuten würde. Es handelt sich um einen Papyrus aus dem 17. Jahrhundert vor Christus, der aber vermutlich die Kopie eines doppelt so alten Textes ist. Ein Sammler hatte die Rolle im 19. Jahrhundert in einem Souvenirladen in Luxor erstanden. Später wurde er entziffert und es stellte sich heraus, dass diese Hieroglyphen zum ersten Mal in der Geschichte der Menschheit das Wort Gehirn erwähnen. Auf dem Papyrus sind 48 Fälle von Verletzten beschrieben, was ihnen widerfuhr und wie man sie behandelte. Fall Nummer 6 zum Beispiel hatte einen Schlag auf den Schädel bekommen und konnte nicht mehr geradeaus schauen.

Patient Nummer 22 war an der Schläfe verletzt und konnte nicht mehr sprechen.

Die alten Ägypter müssen das ziemlich komisch gefunden haben. Sie glaubten nämlich, dass das Herz die Quelle des Lebens sei, aus der Intelligenz und Gefühle geboren würden. Mit ihren Beobachtungen aber haben sie etwas getan, was auch heute noch von großem Wert ist: Sie haben Verletzungen des Gehirns interpretiert, für die damalige Zeit eine regelrecht revolutionäre Herangehensweise. Seitdem hat man aus den Ausfällen des Gehirns viele Erkenntnisse gewonnen. Zum Beispiel wie Sprache funktioniert. Der Pariser Neurologe Paul Broca hat im 19. Jahrhundert Patienten beobachtet, die nicht mehr sprechen konnten, und nach ihrem Tod ihre Gehirne seziert. Bis heute sind Sprachstörungen, die sogenannten Aphasien, wichtig, um zu verstehen, wie das Gehirn Buchstaben verarbeitet oder Wörter interpretiert.

Für die Betroffenen sind die Ausfälle dramatisch, Forschern aber bieten sie ungeahnte Einsichten über die Vorgänge unter der ansonsten schwer durchdringbaren Schädeldecke. Das gilt selbst im Zeitalter der bildgebenden Verfahren wie Computer-, Kernspin- oder Positronenemissionstomografie. Die Bilder, die diese Methoden liefern, ermöglichen zwar einen Blick in das lebende Gehirn, aber sie sind noch viel zu ungenau und werden häufig überschätzt.

Um zu verstehen, wie Sprache, mathematisches Können und die Planung von Handlungen entstehen, muss man daher Menschen untersuchen, die Defizite haben: Menschen, die nicht sprechen, die soziale Kontakte vermeiden; Menschen, bei denen die negativen Gefühle die Oberhand gewonnen haben, die an übertriebener Angst leiden oder Stimmen hören. Auf diese Patienten sind die Gehirnforscher angewiesen. Sie helfen ihnen, besser zu verstehen, was im Gehirn schieflaufen kann beziehungsweise wie das Gehirn funktioniert, wenn es gesund ist.

Dieses Buch trägt zusammen, was die Wissenschaft aus den Ausfällen des Gehirns lernt. Es beschreibt aber nicht nur, wie Gefühle entstehen, wann Nervenzellen elektrische Signale feuern oder warum die meisten Kinder sprechen können. Es erzählt auch von Menschen, die an Krankheiten des Gehirns leiden und was sie dabei empfinden. Es versucht, sich in sie hineinzuversetzen und zu beschreiben, wie es sich anfühlt, wenn das Gedächtnis allmählich verloren geht, wenn die Traurigkeit überhand nimmt oder wenn jeder Passant auf der Straße zur Bedrohung wird, weil er die eigenen Gedanken lesen kann.

Die Ausfälle des Gehirns zu erforschen soll auch dabei helfen, psychische Krankheiten endlich als das einzuordnen, was sie sind: körperliche Leiden. Wer an Depression, Schizophrenie oder Alzheimer leidet, ist doppelt gestraft. Er oder sie kämpft mit schweren Symptomen, die das tägliche Leben beeinträchtigen, und noch dazu mit der Stigmatisierung, »geistig« oder »seelisch« krank zu sein. Krankheiten des Gehirns sind uns suspekt.

Leider hilft selbst Aufklärung wenig gegen diese Vorurteile. Leipziger Forscher haben untersucht, wie sich die Einstellung gegenüber psychisch Kranken in den vergangenen 20 Jahren verändert hat. Damals wie heute lehnt ein Fünftel der Befragten Menschen mit Depressionen als Nachbarn oder Arbeitskollegen ab. Menschen mit Schizophrenie sind noch schlechter dran. Mehr als die Hälfte der Befragten wollen keinen Umgang mit einem Betroffenen haben. Darunter leiden häufig auch die Angehörigen, die ohnehin enorm belastet sind.

Ein Teil der Vorurteile rührt sicher von den Erfahrungen aus der Zeit des Nationalsozialismus, in der Menschen mit Behinderungen oder psychischen Krankheiten misshandelt, weggesperrt und vielfach umgebracht wurden. Einer meiner Gesprächspartner für dieses Buch, ein Alzheimer-Patient, muss sich heute noch von seiner 90-jährigen Mutter anhören, dass man »so etwas nicht hat« und dass »solche Leute« damals beseitigt worden wären. Aus dieser menschenverachtenden Haltung spricht die Sehnsucht nach einem Menschen ohne Makel. Doch den gibt es nicht.

Alles ist organisch

Das Gehirn ist zwar ein außergewöhnliches Organ, aber es ist Teil des Körpers und auf vielfältige Weise eng mit den anderen Teilen verbunden. Psyche und Geist beruhen auf biologischen Vorgängen im zentralen Nervensystem und oft auch im übrigen Körper. Angst zum Beispiel spüren wir im Magen und umgekehrt kann eine körperliche Erkrankung wie Krebs eine Depression auslösen.

Wenn wir laufen lernen, wandeln sich Verschaltungen, aber auch Angst entsteht, weil Nervenschaltkreise sich verändern. Biologische und psychische Aspekte unseres Verhaltens sind nicht, wie man lange Zeit dachte, unterschiedliche Ausprägungen des Geistes. Es macht daher auch wenig Sinn, zwischen »organischen« und »funktionellen« Geisteskrankheiten zu unterscheiden. Sie stammt noch aus dem 19. Jahrhundert, als Pathologen Gehirne unter dem Mikroskop untersuchten.

Bei Demenz oder Multiple Sklerose fanden sie sichtbare Schäden, bei anderen Krankheiten nicht. Diese bekamen dann das Etikett »funktionell«. Seitdem moderne bildgebende Verfahren zeigen, dass auch die traditionellen psychiatrischen Krankheiten auf Fehlern im Gehirn beruhen, ist eine solche Differenzierung nicht mehr haltbar. Alles, was wir tun oder erfahren, verändert Nervennetze, indem sich Verbindungen zwischen Nervenzellen verstärken oder abschwächen und weil sich der Stoffwechsel im Gehirn wandelt. Jeder Sinnesreiz, jedes Gefühl, jedes gelernte Wort hinterlässt eine Spur im Gehirn. Alles ist organisch.

Auch soziale Interaktionen verändern das Gehirn. Deswegen ist es kein Gegensatz, wenn Menschen mit einer Gehirnkrankheit eine Psychotherapie machen oder Medikamente nehmen. Auch eine Verhaltens- oder Gesprächstherapie wirkt sich auf Verschaltungen im Gehirn aus, wie Forscher des Hanse-Wissenschaftskolleg in Bremen in einer großen interdisziplinären Studie nachgewiesen haben. Und die Erklärung von Gehirnkrankheiten allein durch schlechte Umwelteinflüsse oder gestörte Familienbeziehungen hat lediglich zu Schuldzuweisungen geführt. Dass zum Beispiel Kinder autistisch werden, wenn ihre Mütter nicht liebevoll genug mit ihnen umgehen, oder dass ein herrischer Chef, der Stress am Arbeitsplatz macht, eine Depression verursachen kann.

Seitdem das menschliche Erbgut entschlüsselt ist und viele Gene bekannt sind, die Krankheiten verursachen, werden vermehrt Gene als Auslöser von Beschwerden vermutet. Inzwischen weiß man allerdings, dass auch Erlebnisse und Erfahrungen die Aktivität von Genen beeinflussen und Verhaltensstörungen bis hin zu regelrechten Krankheiten auslösen können. Das hat eine enorm wichtige Folge. Es bedeutet nämlich, dass der vermeintliche Gegensatz zwischen Erbgut und Umwelt, zwischen angeboren und gelernt, künstlich ist. Umweltfaktoren können Gene verändern. Andersherum kann unsere genetische Ausstattung uns empfindlicher machen gegenüber bestimmten Umwelteinflüssen.

Epigenetik heißt dieses Phänomen, was so viel bedeutet wie oberhalb der Gene, weil Molekülgruppen an der Doppelhelix der Erbsubstanz DNS hängen: Die Abschnitte im Erbgut können unterschiedlich »ausgelesen« oder übersetzt, manchmal auch stillgelegt oder aktiviert werden, ohne dass sich die Abfolge der Eiweißbausteine verändert. Es kommt gewissermaßen zu einer »Mutation light«, einer zeitweiligen Genveränderung, die aber weitreichende Folgen haben kann, weil sich der Bauplan der Proteine verändert. Sehr häufig handelt es sich um chemische Markierungen, etwa Molekülgruppen, die am Strang des Erbsubstanzmoleküls DNS hängen.

Epigenetische Veränderungen spielen vermutlich eine wichtige Rolle bei Gehirnkrankheiten. Sie beeinflussen zum Beispiel, wie das Gehirn auf Drogen oder chronischen Stress reagiert. Sie können erklären, warum bei manchen Menschen Stress eine Depression auslöst, bei anderen nicht – selbst wenn es sich um eineiige Zwillinge handelt. Inzwischen vermuten Forscher, dass viele Gehirnkrankheiten durch epigenetische Veränderungen im Erbgut ausgelöst werden.

Was wissen wir darüber, was passiert, wenn das Gehirn aus dem Lot gerät? Wenn Botenstoffe, Synapsen, Nervenzellen, Fasern nicht mehr richtig arbeiten? Und was verrät uns das darüber, wie das Gehirn funktioniert? Diese Fragen versucht das Buch zu beantworten. Es will einen Überblick geben über die Mechanismen, die es uns ermöglichen zu denken und zu fühlen, von der mikroskopischen Ebene der Botenstoffe bis zu der makroskopischen Ebene der Gehirnregionen.

Das erste Kapitel beschäftigt sich mit Multiple Sklerose, einer Krankheit des Nervensystems, bei der die körpereigenen Zellen die Schutzschicht der Nervenfasern attackieren. Signale werden nicht mehr richtig weitergeleitet, am Ende sind die Betroffenen gelähmt. Wie funktioniert die Signalübertragung im Gehirn? Und was machen dabei die sogenannten Gliazellen, von denen man lange Zeit dachte, sie würden nur das Nervengewebe stützen?

Für Kapitel 2 habe ich eine junge Frau getroffen, die seit ihrer Kindheit an Epilepsie leidet. In ihrem Gehirn spielen Nervenzellen verrückt und es kommt zu einer ungewöhnlich heftigen elektrischen Aktivität. Wie misst man die elektrischen Ströme des Gehirns? Wie werden elektrische Signale von einer Zelle zur anderen über die vielen Kontaktstellen weitergeleitet? Oder auch gehemmt – was ebenso wichtig ist für ein gesundes Gehirn.

Das Gehirn ist aber nicht nur ein elektrisches Organ. Zahlreiche chemische Botenstoffe in den Synapsen sorgen dafür, dass Signale übertragen werden. Wenn zu wenig eines bestimmten Botenstoffes im Gehirn vorhanden ist, hat das fatale Folgen. Kapitel 3 klärt über Parkinson auf. Die Betroffenen leiden an einem Mangel an Dopamin. Tief in ihrem Gehirn, in den sogenannten Basalganglien, sterben Nervenzellen ab, die den Botenstoff produzieren. Worin liegt die Ursache und welche Rolle spielen chemische Botenstoffe im Gehirn?

Für Eltern ist es ein Schock, wenn ihr Kind behindert ist. Oft sieht man es nicht gleich wie bei vielen autistischen Kindern. Vermutlich beruht Autismus auf einer

Entwicklungsstörung, durch die sich die Schaltkreise beim Embryo nicht richtig ausbilden. Wie Nervennetze wachsen und wie das Gehirn aufgebaut ist, davon handelt Kapitel 4.

Anschließend begeben wir uns zu *der* Gehirnkrankheit der alternden Gesellschaft: Alzheimer. An ihrem Ende wissen die Patienten nicht mehr, wer sie sind. Was dabei im Gehirn passiert, erklärt Kapitel 5, ebenso wie wir lernen und warum wir ohne Gedächtnis nicht leben können.

Auch Gefühle sind notwendig zum Überleben. Störungen wie Depressionen oder Angstzustände sind Erkrankungen des Gehirns, deren Ursachen noch nicht verstanden sind. Vermutlich kommt es zu einer Fehlsteuerung von Botenstoffen und Stresshormonen sowie einer Fehlfunktion bestimmter Hirnbereiche. Kapitel 6 beschreibt, wie das Gehirn Gefühle verarbeitet und welche Rolle das limbische System spielt.

Thema von Kapitel 7 ist die Schizophrenie. Bei dieser Krankheit interpretiert das Gehirn Sinneseindrücke falsch und konstruiert sich eine eigene, irreale Welt. Wie erkennen wir mit den Sinnen unsere Umgebung? Dabei spielt die Verschaltung von Nervenzellen eine ganz wichtige Rolle und die ist bei Schizophrenie-Patienten gestört.

Wenn wir uns in den Finger schneiden, wächst die Haut wieder zusammen. Schäden im zentralen Nervensystem dagegen heilen nicht, wie das dramatische Beispiel von Menschen mit einer Verletzung der Wirbelsäule zeigt. Sie sitzen ihr Leben lang im Rollstuhl. Und doch ist das Gehirn flexibler als lange Zeit angenommen. Nach einem Schlaganfall können zum Beispiel andere Hirnbereiche die Aufgaben der geschädigten Region übernehmen. Von Schlaganfall-Patienten mit Sprachausfällen hat man auch viel darüber gelernt, wie das Gehirn Sprache versteht und selbst erzeugt. Davon handelt Kapitel 8.

Eine der spannendsten und zugleich schwierigsten Fragen der Gehirnforschung lautet: Wie entsteht Bewusstsein? Eine befriedigende Antwort fehlt bis heute, aber Wachkoma-Patienten geben Hinweise darauf, welche Bereiche des Gehirns notwendig für ein bewusstes Empfinden sind. Inzwischen weiß man zudem, wie Kapitel 9 beschreibt, dass Menschen im Wachkoma nicht immer ganz ohne Bewusstsein sind. Das bedeutet auch, dass Ärzte und Pfleger in Zukunft anders mit diesen Patienten umgehen müssen.

Das Schicksal der Menschen, die ich für dieses Buch getroffen habe, berührt mich zutiefst. Ihre Krankheitsgeschichten zeigen, wie glücklich sich jeder schätzen kann, dessen Gehirn gesund ist. Sie lehren uns aber auch, wozu das Gehirn fähig ist. Ich lade Sie ein auf eine Reise durch das Gehirn – mit all seinen Schwächen und Stärken.

1 Angriff auf die weiße Substanz

Multiple Sklerose oder: Wie Nervenzellen kommunizieren

Ich hatte meine Freundin Lisa lange Zeit nicht gesehen. Wir kennen uns von der Uni, waren befreundet seit dem ersten Semester. Ich weiß noch, wie sie mir eines Tages erzählte, dass sie diese seltsamen Schwindelanfälle hatte. »Sie kommen etwa zweimal am Tag und immer nur für ein paar Sekunden«, sagte sie. »Merkwürdig, oder?« Dann haben wir uns aus den Augen verloren. Als ich Jahre später durch Zufall ihren Mann Hans mit den zwei kleinen Söhnen traf und ihn nach Lisa fragte, sagte er nur, es gehe ihr nicht gut. Ich rief sie gleich an. Nach ein bisschen Small Talk rückte sie mit der Wahrheit heraus: »Ich habe MS«, sagte sie, »die Schwindelanfälle von damals, das ist MS.«

MS, Multiple Sklerose. Für mich klang das wie ein Todesurteil. Eine Freundin meiner Mutter litt daran und wir hatten als Kinder immer die schrecklichen Krankheitsberichte gehört. In regelmäßigen Abständen kam das Leiden in den für MS typischen Schüben. Zunächst konnte sie ihre Hände nicht mehr bewegen, dann die Arme, die Beine. Zum Schluss saß die Dame im Rollstuhl. Ich stellte mir vor, wie man nach und nach erstarrt, ein grauenhafter Tod.

130000 Menschen in Deutschland, so schätzen Fachleute, leiden an MS. Frauen sind doppelt so häufig betroffen wie Männer – warum, weiß man nicht. Die Krankheit tritt im Alter zwischen 20 und 40 Jahren auf und ist neben Epilepsie die häufigste Gehirnerkrankung bei jüngeren Menschen. Sie zerstört die Schutzschicht der Nervenfasern, das sogenannte Myelin, woraufhin die elektrischen Signale der Nervenzellen nicht mehr weitergeleitet werden. Am Anfang kann das Gehirn die Fehler bei der Signalübertragung noch ausgleichen, weil es genügend gesunde Nervenleitungen hat, die die Aufgaben der geschädigten Bahnen übernehmen. Irgendwann aber sind zu viele Fasern betroffen und das Gehirn reagiert mit Ausfällen. Viele Patienten leiden unter Sehstörungen, weil der Sehnerv angegriffen ist. Ihre Arme, Hände oder Beine sind gelähmt oder auch mal eine Gesichtshälfte. Kein Fall gleicht dem anderen, weil jeder Betroffene anders gelagerte Entzündungsherde im Gehirn hat.

Auch Lisa litt an Lähmungserscheinungen und Sehstörungen. Dass sie MS hatte, erfuhr sie erst viel später – als schließlich eine Kernspinaufnahme ihres Gehirns gemacht wurde. »Das sieht ja aus wie ein Schweizer Käse«, entfuhr es der Ärztin, die offenbar keine Ahnung von Multiple Sklerose und wenig Einfühlungsvermögen hatte.

Angefangen hatte es bei Lisa kurz nach dem Abitur, mit dem seltsamen Schwindel. Woher er rührte, konnten die Neurologen zu diesem Zeitpunkt allerdings noch nicht sagen, denn die Computertomografie des Gehirns zeigte keine Auffälligkeiten und Kernspinuntersuchungen gab es damals noch nicht.

Anderthalb Jahre später kam der erste Schub. Lisa wachte nachts auf und konnte ihren rechten Arm nicht bewegen. Sie schaffte es noch auf die Toilette, aber zurück im Bett war bereits ihre gesamte rechte Körperhälfte gelähmt. Im Krankenhaus bekam sie eine Kortison-Ersatztherapie. Zum Glück schärften die Ärzte ihr ein, dass sie ihre Nerven beanspruchen müsse. Die Klinik hatte ein Schwimmbad und Lisa trainierte täglich. Zuerst schwamm sie immer im Kreis, weil die Muskeln auf der einen Seite ihres Körpers unbeweglich waren. Nach zwei Monaten konnte sie ihren rechten Arm wieder bis auf Schulterhöhe heben.

Eine Diagnose bekam sie nicht, auch der Name MS fiel nie. Man sagte ihr, man wisse nicht sicher, was es sei, und: »Leben Sie einfach weiter wie bisher, machen Sie das, was Sie können.« Erst im Nachhinein, beim Lesen der Arztbriefe, wurde Lisa klar, dass die Ärzte schon damals an *Enzephalitis Disseminata,* an »Verstreute Gehirnentzündung«, wie Multiple Sklerose in der Fachsprache heißt, dachten, sie aber nicht nachweisen konnten. Lisa ist dankbar, dass sie erst später definitiv erfuhr, was die Ursache ihrer Ausfälle war. Denn was hätte sie tun sollen? Was hätte es gebracht außer Angst, fragt sie heute.

Nach dem ersten Schub verlief ihr Leben normal. Sie fühlte sich gesund, nur ab und zu, wenn sie unter Stress stand, spürte sie ein Taubheitsgefühl in der rechten Hand. Lisa studierte weiter, machte Examen, arbeitete als Lehrerin, heiratete und bekam ihren ersten Sohn. Als der ein halbes Jahr alt war, litt sie plötzlich an einer Sprachlähmung. Nichts, was im normalen Gespräch aufgefallen wäre, aber es bereitete ihr zunehmend Mühe, exakt zu formulieren. Doch auch die kleine Sprachstörung verging wieder.

Kurz nach der Geburt ihres zweiten Sohnes verschwimmt plötzlich die Hälfte ihrer Umgebung vor ihren Augen. Es habe sich angefühlt wie kleine Blitze, die einzelne Pixel der Bilder zerstörten, erinnert sie sich, und danach war rechts von der Nasenspitze alles weg. Ein Augenarzt macht sofort die einschlägigen Tests und diagnostiziert den Ausfall des rechten Gesichtsfeldes. Das rechte Gesichtsfeld beider Augen wird von einer Nervenbahn, auch optischer Nerv oder Sehnerv genannt, in die linke Gehirnhälfte geleitet und dort verarbeitet. Beim linken Gesichtsfeld sind entsprechend die dafür zuständigen Nervenzellen in der rechten Hirnhälfte beheimatet. Wenn eines der beiden Gesichtsfelder gestört ist, weiß man, dass der dazugehörige optische Nerv nicht richtig arbeitet.

Zum Glück erholt sich bei Lisa der Sehnerv, nach knapp drei Monaten ist ihr Gesichtsfeld wieder vollständig hergestellt. Der Vorfall lässt ihr aber keine Ruhe, sie will endlich Klarheit, will wissen, was es mit den Sehschwierigkeiten, dem Schwindel und den Lähmungen auf sich hat. Inzwischen stehen in vielen Arztpraxen Kernspingeräte und die Aufnahme ihres Gehirns lässt keinen Zweifel: Lisa leidet an MS. Der Verlauf ist bei ihr allerdings vergleichsweise günstig mit wenigen Schüben, von denen sie sich stets gut erholt hat. Und trotzdem: Mit der definitiven Diagnose kommen auch die Angst und die Ungewissheit. Wie wird es weitergehen?

Erst einmal hat sie ein paar Jahre Ruhe. Sie geht mit den Söhnen Ski fahren und macht alles, was man als Familie so macht. Bis der nächste Schub kommt. Wieder eine Lähmung der rechten Körperhälfte, verursacht durch den alten, wieder aufgeflammten Entzündungsherd in der linken Gehirnhälfte. Seitdem hinkt Lisa, mal mehr, mal weniger. Sie fährt nicht mehr Ski und nicht mehr Rad, weil sie ihrem Gleichgewichtssinn nicht mehr traut. Zweimal ist sie schon böse gestürzt. Jeder Schritt mit dem rechten Bein kostet mehr Kraft als der mit dem linken, das verzieht die Körpermuskulatur. Sie erledigt viel mit der linken Hand, zum Beispiel Flaschenverschlüsse aufdrehen. Aber sie muss aufpassen, dass sie dabei die rechte nicht vernachlässigt.

Ihre Schübe sind weniger schwer, dafür aber häufiger geworden. Und oft fühlt sie sich schlapp, an manchen Tagen kann sie gar nichts tun. Immerhin: Ihren Beruf kann sie weiterhin ausüben; sie hat eine Dreiviertelstelle. Auf keinen Fall will sie auf ihre Krankheit reduziert werden, deswegen meidet sie auch Selbsthilfegruppen.

Lisa lebt – wie übrigens viele Menschen mit MS – ganz passabel mit der Krankheit und sitzt nicht etwa im Rollstuhl. Allerdings wüsste sie schon gerne, warum es ausgerechnet sie getroffen hat. Und sie liest mit großem Interesse über Heilungsansätze, zum Beispiel mit künstlichen Hormonen, die das Myelin, also die kaputte Schutzschicht der Nervenleitungen, angeblich wieder aufbauen, oder Interferon, das die Schübe abmildert.

Ganz stoppen kann die Zerstörung der Nervenfasern bislang kein Medikament, denn man weiß nicht, was genau im Gehirn passiert. Es entstehen Entzündungsherde, wie deutlich auf den Kernspinbildern zu sehen ist, und die Schutzhüllen der Nervenfasern werden angegriffen. Aber warum? Die plausibelste Hypothese lautet, dass das Immunsystem des Körpers außer Kontrolle geraten ist, dass es verrückt spielt. Es aktiviert Immunzellen, die eigentlich gar nicht gebraucht werden. Diese Abwehrzellen durchdringen die Blut-Hirn-Schranke, eine Barriere, die normalerweise nicht zu überwinden ist. Einmal angekommen in Gehirn und Rückenmark, lösen sie dort die Entzündungen aus, die am Ende dazu führen, dass die sogenannten Gliazellen angegriffen werden, aus denen das Myelin besteht. Und kaputte Gliazellen bedeuten kaputte Nervenleitungen.

Wächter des Nervensystems: Die Blut-Hirn-Schranke

Die Blut-Hirn-Schranke ist die Grenze zwischen dem Blutkreislauf und dem zentralen Nervensystem, also dem Gehirn, dem Hirnstamm und der Wirbelsäule. Blut ist gewissermaßen »schmutzig«, weil es als Transportsystem des Körpers jede Menge Krankheitserreger, Gifte und Botenstoffe enthält. Diese Botenstoffe braucht das Gehirn zwar auch, aber nur in wohldosierter Form. Daher dürfen die Botenstoffe aus dem Körper nicht ohne Weiteres in das zentrale Nervensystem gelangen.

Zudem ist das Gehirn sehr viel empfindlicher als der übrige Körper. Seine Nervenzellen sind fein austarierte elektrische und chemische Maschinerien, sozusagen Minicomputer. Damit sie richtig arbeiten, brauchen sie die passende Umgebung, auch Homöostase genannt. So muss der pH-Wert des Blutes im Gehirn beispielsweise immer etwa denselben Wert haben; Schwankungen, wie sie an anderen Orten des Körpers vorkommen, verträgt das Gehirn nicht. Denn die Nervenzellen erzeugen elektrische Signale, indem sie Kalium-Ionen durch die Zellmembran wandern lassen. Veränderungen des pH-Wertes würden die Konzentration der Kalium-Ionen verändern und die Signale stören.

Auch ein plötzlicher Anstieg an Glutamat wäre schädlich, wie er zum Beispiel nach dem Essen oder auch wenn wir Stress haben entsteht. Glutamat ist, wie wir in Kapitel 3 sehen werden, ein wichtiger Botenstoff im zentralen Nervensystem. Er ist an der Kommunikation zwischen den Nervenzellen beteiligt, von denen viele über Andockstellen für Glutamat verfügen. Glutamat bewirkt, dass die elektrischen Signale der Nervenzellen weitergeleitet werden. Würde es plötzlich zu viel davon im Gehirn geben, wäre das äußerst problematisch, weil dann alle Zellen ständig elektrisch aktiv wären und feuern würden. Wir hätten gewissermaßen ein Dauerrauschen im Kopf.

Deshalb wird das zentrale Nervensystem von einer speziellen Schicht geschützt, eben der Blut-Hirn-Schranke. Sie besteht im Wesentlichen aus Endothelzellen – das sind die Zellen, die das Innere von Blutgefäßen auskleiden – und ist raffiniert konstruiert: Kleine Öffnungen in regelmäßigen Abständen lassen nur bestimmte Moleküle passieren, etwa die Nährstoffe, die das Gehirn benötigt. Darüber hinaus werden die Abfallprodukte, die beim Stoffwechsel im Gehirn entstehen, über diese Öffnungen entsorgt.

Die Blut-Hirn-Schranke ist also überlebensnotwendig für das Gehirn, weil sie es vor schädlichen Substanzen schützt. Allerdings funktioniert ihr Schutzmechanismus offenbar nicht immer – wie die Entzündungen bei Multiple Sklerose zeigen. Nebenbei bemerkt bringt die Blut-Hirn-Schranke einen ganz entscheidenden Nachteil mit sich: Sie verhindert, dass Fremdstoffe eindringen, was bedeutet, dass sie weitgehend unpassierbar ist für Medikamente. Das macht es so schwierig, Erkrankungen des zentralen Nervensystems zu behandeln. Selbst wenn man also ein Mittel zur Bekämpfung der Entzündungsherde bei Multiple Sklerose hätte oder ein Medikament, das das kaputte Myelin reparieren könnte, müsste man erst einmal einen Weg finden, es ins Gehirn zu schleusen.

Myelin, die Schutzschicht der Nervenfasern

Nervenzellen kommunizieren untereinander mithilfe elektrischer Signale. Sie werden im Zellkörper erzeugt und wandern über eine Nervenfaser zu anderen Zellen. Diese Fasern heißen auch Axone. Sie sind von einer Schutzschicht umgeben, dem Myelin. Dünne Fasern sind nicht myelinisiert, aber die dickeren schon. Je dicker ein Axon ist, umso dicker ist auch seine Myelinschicht. Eine Nervenfaser im Arm zum Beispiel hat typischerweise einen Durchmesser von gut einem Mikrometer, also einem tausendstel Millimeter. Etwa ein Fünftel davon macht die Schutzhülle aus.

Man kann sich die Nervenfaser als ein elektrisches Kabel vorstellen, bei dem der Draht in einer isolierenden Plastikhülle steckt. Mit dem Unterschied allerdings, dass das Myelin – anders als Plastik – den Nervenstrom leitet. Je mehr Myelin da ist, umso schneller leitet das Axon das elektrische Signal der Nervenzelle weiter. So ein Signal kann bis zu hundert Metern pro Sekunde wandern, das heißt innerhalb von Millisekunden tauschen die Gehirnzellen ihre elektrischen Botschaften aus. Dank des Myelins also können sich die elektrischen Signale schnell ausbreiten.

Ohne die Schutzschicht sähe die Welt womöglich ganz anders aus. Myelin kommt nur im Nervensystem von Wirbeltieren vor. Daher vermuten Evolutionsbiologen, dass Myelin der wichtigste Baustein dafür war, dass die Gehirne der Wirbeltiere sich weiterentwickelt haben. Wirbellose Lebewesen wie Schnecken oder Würmer haben deutlich weniger Nervenzellen. Wenn diese schnell arbeiten sollen – und das ist wichtig, um Futter finden und sich vor Feinden schützen zu können –, müssen die Axone sehr dick sein, um die elektrischen Signale rasch weiterzuleiten. Wenn sie aber – wie es bei den Wirbeltieren der Fall ist – von Myelin umhüllt sind, dann können die Fasern dünner sein und es passen mehr Neuronen ins Gehirn.

Myelin ist also segensreich für das Gehirn. Allerdings enthält es Proteine, also Eiweißmoleküle, und sie sind das Ziel des Angriffs bei Autoimmunreaktionen wie Multiple Sklerose. Wenn das Myelin zerstört ist, werden die Signale der Zellen langsamer oder gar nicht mehr weitergeleitet, wodurch Lähmungserscheinungen oder Sehstörungen entstehen. Man kann das eindrucksvoll an Mäusen mit einem Gendefekt studieren, den sogenannten Zitter-Mäusen. Ihr Gehirn bildet nicht ausreichend Myelin, sie zittern, haben Zuckungen und sterben früh. Und das alles nur, weil ein defektes Gen in ihrem Körper bewirkt, dass ihre Nervenzellen zu wenig von einem speziellen Protein produzieren, das ein wichtiger Bestandteil von Myelin ist.

Aktionspotenziale, die Botschaften der Nervenzellen

Neuronen und Gliazellen sind die zwei Sorten von Zellen, die im Nervensystem vorkommen. Neuronen kann man vergleichen mit den Mikrochips eines Computers. Sie senden und empfangen elektrische Signale, die in den Zellkörpern entstehen. Von jedem Zellkörper geht auf der einen Seite eine lange Faser aus, das Axon, über das die Zelle ihre Signale an andere Neuronen schickt. Auf der anderen Seite des Zellkörpers sprießen die Dendriten: kurze Fasern, die den Zweigen eines Baumes ähneln. Die Dendriten sind die Empfänger, bei ihnen kommen die Botschaften der anderen Zellen an. Weil die Zellkörper unter dem Mikroskop eher grau und dunkel aussehen, die Fasern eher hell, spricht man von grauer und weißer Materie.

Die elektrischen Ströme sind die Signale, mit denen das Gehirn Informationen empfängt, verarbeitet und überträgt. Und zwar in allen Bereichen des Gehirns, ob wir ein Bild anschauen, etwas riechen oder einen Fuß vor den anderen setzen. Übrigens hat es viele Jahre gedauert, bis Forscher davon überzeugt waren, dass das Gehirn aus vielen kleinen Elementen – es gibt 100 Milliarden Neuronen – besteht. Bis Anfang des 19. Jahrhunderts dachte man, dass es sich um ein kontinuierliches Gewebe handelt. Erst Anfang des 20. Jahrhunderts gelang es, mithilfe einer speziellen Färbetechnik, einzelne Neuronen und ihre Fasern sichtbar zu machen. Und so sah man, dass manche Zellen wenige und andere sehr viele, ja sogar bis zu einer Million Dendriten haben, die wie regelrechte Büsche aussehen. Doch im Wesentlichen funktionieren sie alle nach demselben Prinzip.

Die elektrischen Botschaften der Neuronen heißen Aktionspotenziale. Das sind kurze Spannungspulse, die in allen Zellen gleich stark sind. Diese »Sprache« der Nervenzellen ähnelt dem Morsen, wobei sich der Sinn der Wörter aus der Frequenz des Klopfens ergibt. Viele Aktionspotenziale in kurzen Abständen hintereinander sind ein starkes Signal, kommen die elektrischen Pulse in langen Abständen, ist das Signal schwach.

Und so entstehen sie: Über seine Membran kann ein Neuron eine elektrische Spannung von knapp einem zehntel Volt erzeugen, das sogenannte Ruhepotenzial. Jedes Neuron ist also wie eine kleine Batterie, deren Spannung ein Hundertstel der Spannung einer kleinen rechteckigen 9-Volt-Batterie beträgt. Das ist gar nicht

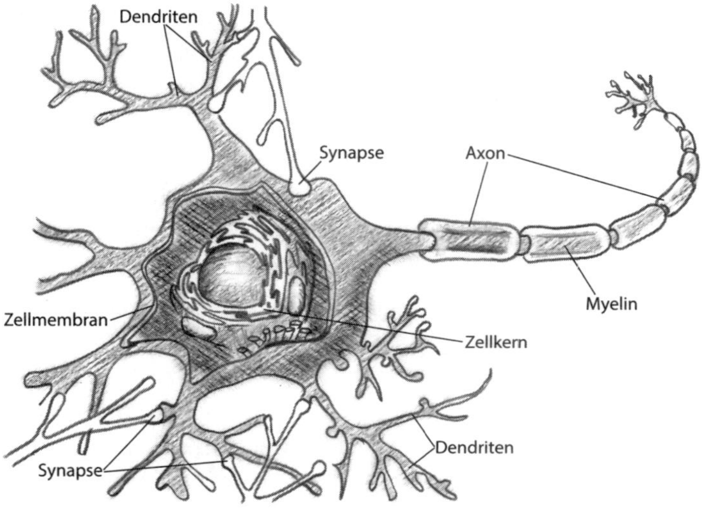

Über die lange Faser, das Axon, sendet die Nervenzelle Signale, über ihre kurzen, buschigen Dendriten empfängt sie die Botschaften anderer Zellen.

so wenig, bedenkt man, dass es im Gehirn eine Milliarde Neuronen gibt. Zum Glück sind sie nicht hintereinandergeschaltet wie die Lichter einer Weihnachtskette. Sonst würde man beim Berühren des Gehirns einen Stromschlag bekommen. Ein solches Phänomen gibt es übrigens im Tierreich: Das Gehirn des Zitteraals besteht aus ein paar Tausend Neuronen, die so verschaltet sind, dass der dabei entstehende Stromstoß einen Menschen betäuben kann, wenn er das Tier berührt.

Die Nervenmembran ist ein kleines Wunderwerk der Evolution. Sie besteht aus einer isolierenden Doppelschicht von Lipidmolekülen und ähnelt so der Haut einer Seifenblase, weil sie flüssig und damit äußerst beweglich ist. In die Membran eingebaut sind Proteinmoleküle, die entweder als Andockstellen für Botenstoffe oder als Kanäle für Ionen dienen. Diese Ionenkanäle schleusen Ionen, also geladene Atome, durch die Membran. Kalzium zum Beispiel, Kalium oder Chlorid sind die wichtigsten Ionen, die hier transportiert werden.

Die Nervenmembran steht unter Spannung, weil die Umgebung außerhalb der Zellen elektrisch neutral ist, während die Spannung im Inneren minus 70 Millivolt beträgt. Der Grund für diese Differenz: Die Zellmembran lässt positiv geladene Kalium-Ionen ungehindert passieren, während die negativ geladenen Ionen im Zellinneren zurückgehalten werden.

Ein Aktionspotenzial, also das elektrische Signal der Zelle, entsteht nun, wenn die Ionenkanäle ihre Durchlässigkeit ändern. Nimmt die normale Spannung der Zellmembran ab, dann öffnen sich die Natrium-Kanäle und die elektrische Spannung der Membran schnellt auf 50 Millivolt hoch – es entsteht also ein Spannungssprung von 120 Millivolt. Das ist das Aktionspotenzial. Zugleich öffnen sich die benachbarten Natrium-Kanäle und das Aktionspotenzial wandert das Axon entlang zu den Endungen der Nervenfasern. Wenn die Natrium-Kanäle offen sind, öffnen sich auch die normalerweise geschlossenen Kalium-Kanäle. Kalium-Ionen wandern aus der Zelle heraus, die Spannung ändert sich und es entsteht das sogenannte Nachpotenzial. Wenn das abgeklungen ist, kehrt die Membran zu ihrem Ruhepotenzial zurück. Dann kann das elektrische Spiel von vorne beginnen und die Zelle ein neues Aktionspotenzial abfeuern.

Wenn die Ionenkanäle gestört sind, etwa aufgrund von Fehlern in den Genen, funktioniert das Signalsystem des Gehirns nicht mehr. Das passiert zum Beispiel bei Myotonie, einer bestimmten Form von Muskelschwäche, bei der die Betroffenen unter Lähmungserscheinungen leiden. Auch Nahrungsmittel können die Funktionsweise der Ionenkanäle stören. Ein eindrucksvolles Beispiel dafür, was passiert, wenn Natrium-Kanäle verstopft sind, ist eine Vergiftung mit Tetrodotoxin. Das Gift kommt im Körper der japanischen Kugelfische vor, die in Fernost als besondere Delikatesse gelten, deren Verzehr allerdings Glücksache ist. Wenn der Fisch nicht richtig zubereitet wird, kann es passieren, dass etwas Tetrodotoxin auf den Teller gelangt und verzehrt wird. Innerhalb von Sekunden blockiert das Gift die Natrium-Kanäle der Nervenzellen und verhindert, dass elektrische Signale weitergeleitet werden. Eine Atemlähmung ist die Folge und der unweigerliche Tod. Jedes Jahr sterben ein paar Menschen an einer Vergiftung mit Kugelfisch.

Wie erwähnt, hängt es vom Myelin ab, wie schnell ein Axon die elektrischen Signale weiterleitet. Der Trick dabei ist, dass das Signal nicht gleichmäßig entlang der Faser wandert, sondern gewissermaßen »springt«. Die Myelinschicht ist nämlich in regelmäßigen Abständen unterbrochen und das elektrische Signal bewegt sich von einer myelinfreien Stelle zur nächsten, ohne an Stärke zu verlieren. Deshalb kann es sich schnell und effizient entlang des Axons fortbewegen. Und deshalb ist es so fatal, wenn das Myelin zerstört wird wie im Fall von Multiple Sklerose.

Das Geheimnis der Gliazellen

Lange Zeit nannte man die Gliazellen auch Stützgewebe. Man dachte, dass diese Gehirnzellen – im Gegensatz zu den Nervenzellen – keine wichtige Funktion haben, außer eben jener, das Nervengewebe zu stützen.

Mittlerweile müssen die Forscher aber ihr Bild von den harmlosen Gliazellen revidieren, denn inzwischen weiß man, dass sie weit mehr tun. Das beweist schon ein einfaches Experiment: Wenn man einen Haufen von Gliazellen in einer Petrischale wachsen lässt, kann man beobachten, dass die Fortsätze mancher Zellen ständig in Bewegung sind. Ein Beleg dafür, dass die Zellen nicht nur eine starre Struktur bilden.

Es gibt weitaus mehr Gliazellen als Neuronen – schätzungsweise zwei- bis zehnmal so viele. *Glia* kommt aus dem Griechischen und bedeutet Klebstoff. Allerdings halten die Gliazellen nicht die Neuronen zusammen, sondern bilden ein Gewebe um sie herum. Anders als die Neuronen haben sie keine Axone und senden auch keine elektrischen Signale aus. Die meisten von ihnen haben auch keine Dendriten. Aber manche Gliazellen besitzen Rezeptoren, also Andockstellen für chemische Botenstoffe. Das heißt, auch wenn sie keine elektrischen Signale aussenden, können sie mit ihrer Umgebung kommunizieren, indem sie diese chemisch verändern.

Die Gliazellen, so viel ist inzwischen sicher, übernehmen wichtige Aufgaben im Gehirn. Es gibt sie in der kleinen und größeren Version, den Micro- und Macroglia. Die Macroglia treten in drei Varianten auf: erstens die sternförmig aussehenden Astrozyten. Ihre Aufgaben bereiten Forschern noch Rätsel. Man vermutet, dass sie den Nervenzellen Nahrung beschaffen, denn sie stellen Verbindungen zwischen Blutgefäßen und Neuronen her. Außerdem schirmen sie möglicherweise einzelne Neuronen beziehungsweise Gruppen von Nervenzellen voneinander ab. Darüber hinaus sammeln sie überschüssige Neurotransmitter, also Botenstoffe ein, die an den Synapsen produziert werden. Nach einer Verletzung des Gehirns sind es die Astrozyten, die als Erste aktiv werden: Sie räumen die Bruchstücke der degenerierten Neuronen beiseite. Astrozyten sind also so etwas wie die Hausmeister des Nervengewebes.

Die beiden anderen Typen von Macroglia heißen Oligodendrozyten und Schwann'sche Zellen. Sie bilden das Myelin allerdings in unterschiedlichen Bereichen des Nervensystems. Die Oligodendrozyten legen sich wie eine Hülle um die Axone im zentralen Nervensystem, die Schwann'schen Zellen bilden die Schutzschicht der Fasern im peripheren Nervensystem, also in den Körperteilen wie Armen und Beinen.

Als Hersteller der Schutzschicht von Nervenleitungen und als Stützgewebe galten die Gliazellen lange Zeit als so etwas wie die guten Gärtner des zentralen Nervensystems. Wenn man sich das Gehirn als einen Garten mit den Neuronen als verschieden blühenden Bäumen und Sträuchern vorstellt, dann bedarf es der intensiven Pflege durch die Gärtner, damit alle Pflanzen wachsen und die Früchte reifen können. Diese Aufgabe übernehmen die Gliazellen, insbesondere die bereits erwähnten Microglia, auch Makrophagen oder Fresszellen des Gehirns genannt. Sie machen zwar nur ein Zehntel aller Gehirnzellen aus, spielen aber für die Entwicklung des Gehirns und bei zahlreichen Krankheiten eine herausragende Rolle. Zum Beispiel entfernen Microglia überzählige Dendriten von den Nervenbäumen und räumen abgestorbene Nervenzellen weg.

Doch mittlerweile müssen Forscher ihr Bild von den Gliazellen als freundlichem Gärtner revidieren. Microglia können Krankheiten verursachen, wie Experten vermuten. Insbesondere führen sie Entzündungen der Hirnhaut oder des Gehirns sowie Autoimmunreaktionen wie Multiple Sklerose auf die Microglia zurück. Das zu beweisen, ist schwierig, denn die Zellen lassen sich von den Makrophagen im Blut oder anderen Organen nicht unterscheiden. Aber neuere Forschungen haben gezeigt, dass Microgliazellen ein bestimmtes Molekül als Schalter benutzen, um schädliche Blutzellen ins Gehirn zu locken, wo sie die Dendriten von Neuronen und andere Gliazellen abtöten. Wenn es gelingt, diesen genetischen Schalter umzulegen, könnte das ein Ansatzpunkt für eine Therapie von Multiple Sklerose und anderen Autoimmunkrankheiten sein.

Als ich meiner Freundin Lisa davon erzähle, lacht sie und sagt, dass es in regelmäßigen Abständen Nachrichten von einer möglichen Wunderwaffe gegen Multiple Sklerose gibt. Manchmal kommen dann auch wirklich neue Medikamente auf den Markt, wenn auch bislang keines, das wirklich heilt. So galten in den Neunzigerjahren zum Beispiel Interferone als Heilmittel. Interferone sind Proteine, die das Immunsystem anregen. Allerdings verringern sie nur die Schübe um ein Drittel und haben zudem erhebliche Nebenwirkungen wie Depressionen.

Für Lisa bringt Interferon wenig, bei ihr treten die Schübe zu selten auf. Das könnte daran liegen, fürchtet sie, dass bei ihr die »progrediente Phase« der Krankheit begonnen hat, also die allmähliche Verschlechterung, die in der Regel unweigerlich ein paar Jahre nach den ersten Schüben einsetzt. Trotzdem hat Lisa die Hoffnung nicht aufgegeben. Sie erzählt mir von einer Therapie, von der sie kürzlich gehört hat. Dabei versuchen Mediziner, das Immunsystem so zu trainieren, dass es die Myelinproteine nicht mehr attackiert.

Die ersten Ergebnisse stimmen vorsichtig optimistisch: Die körpereigenen Abwehrzellen reagieren nach dem Immuntraining tatsächlich weniger stark als davor. Wenn diese Methode funktioniert, wäre das eine kleine

Revolution. Denn dann hätte man die erste kausale Therapie, eine Behandlung also, die an der Ursache der Krankheit ansetzt.

2 Zwischen Absencen und Anfällen

Epilepsie oder: Wie das Gehirn Signale verarbeitet

Ich treffe Fatima in einem Münchner Café. Wir kennen uns nur vom Telefon. Sie hat sich so beschrieben: Anfang 40, halblange braune Haare, brauner Steppmantel. Ich erkenne sie von Weitem. Fatima ist eine hübsche Frau mit prächtigen Haaren und großen Augen, ein bisschen füllig. »Das machen die Medikamente«, sagt sie. Das Bild in ihrem Notfallausweis zeigt das Gesicht einer schlanken jungen Frau. Das ist fast 20 Jahre her.

Damals hatte sie den ersten großen Anfall, aber auch vorher war ihr Leben schon von Krankheit bestimmt gewesen. Als Baby hatte sie mehrere Male einen Fieberkrampf gehabt, ein untrügliches Indiz dafür, dass ihre Nervenzellen schnell überreagieren. Seit sie sich erinnern kann, leidet sie unter Kopfschmerzen. »Es war immer dieser Druck hier oben«, sagt sie und nimmt die kugelrunde Zuckerdose in die Hand, um zu erklären, wo es schmerzt. Sie tippt auf die Glaskugel: »Hier oben am Scheitel und hier an den Schläfen.«

Das Elektroenzephalogramm (EEG), die Messung von Gehirnströmen, bringt Gewissheit: Fatima leidet an Epilepsie. Viele Jahre später, als bildgebende Verfahren genauere Aufnahmen des Gehirns ermöglichen, werden die Neurologen auch die Ursache für Fatimas Probleme finden: Sie hat eine Hippocampus-Sklerose, eine Narbe in einem kleinen Bereich des mittleren Schläfenlappens, der wie ein Seepferdchen aussieht und daher Hippocampus heißt. Die Narbe ist ihr vererbt worden von der Großmutter väterlicherseits, die exakt unter denselben Symptomen litt wie Fatima: Kopfschmerzen, Vergesslichkeit – nicht überraschend, wenn der Hippocampus, der ganz wesentlich für das Speichern von Erinnerungen ist, Schäden aufweist.

In der Schule tut Fatima sich deshalb schwer, am Ende der zweiten Klasse empfiehlt die Lehrerin ihr die Sonderschule. Jetzt kommt sie wenigstens mit, versteht, was an der Tafel steht. Aber die Kopfschmerzen bleiben. Sie muss Tabletten nehmen, wird dick, verkriecht sich, meidet andere Kinder. Sie würde gerne mal mit einer Freundin über ihre Probleme reden, aber ihre Mutter sagt immer, sie solle mit niemand darüber sprechen.

Sie hat Absencen. *Absence* kommt aus dem Französischen und heißt Abwesenheit, ein für Epilepsie typischer, kurzzeitiger Bewusstseinsverlust. Unbeteiligte merken oft gar nichts davon. Fatima erklärt, wie eine Absence sich anfühlt: Sie beginnt mit einem Gefühl von Übelkeit im Bauch, das über die Speiseröhre nach oben steigt. »Und wenn es hier oben ist«, sagt sie und macht eine waagrechte Handbewegung über ihren Hals, »dann bin ich weg.« Danach kann sie sich an nichts mehr erinnern.

Ihren ersten großen Anfall bekommt Fatima mit 22 Jahren. Sie hat gerade geheiratet, genauer gesagt, sie musste heiraten, einen Cousin. Aus der Familie des Vaters. Fatima ist die älteste von vier Geschwistern, der Vater stammt aus Syrien, ihre Mutter aus der Türkei.

Die Eltern haben eine Teppichreinigung und wenig Zeit für ihre kranke Tochter. Die traditionelle Ehe empfindet sie als Stress und Stress ist Gift für ihre Nervenzellen. »Dann ist das wie eine Bombe in meinem Gehirn«, sagt sie.

Der erste Anfall kommt plötzlich, nachts, die meisten Anfälle ereignen sich nachts, wenn sie ruhig liegt. Der Körper verkrampft sich dann, sie kann nichts tun, außer abwarten. Einmal ist sie umgefallen und hat den Fernseher mitgerissen und sich dabei ein blaues Auge geholt.

Inzwischen nimmt Fatima 21 Tabletten am Tag, diverse Antikonvulsiva, also Mittel gegen die Krämpfe und natürlich Schmerztabletten. Sie sind fein säuberlich aufgelistet in ihrem Epilepsie-Tagebuch, in das sie auch die Absencen und Anfälle einträgt. Im Jahr 2013 hatte sie 70 Absencen und einen großen Anfall. Als Verkäuferin, der Beruf, den sie gelernt hat, kann sie längst nicht mehr arbeiten und bekommt eine Erwerbminderungsrente. Manchmal hilft sie im Betrieb ihrer Eltern mit. Sie hätte gern einen Job, sie braucht Geld, aber alle ihre Bewerbungen waren bisher erfolglos. Wenige Chefs sind bereit, es mit einer Epileptikerin zu probieren. Erschwerend kommt hinzu, dass ihr Kurzzeitgedächtnis wegen des geschädigten Hippocampus so gut wie nicht funktioniert. Wenn Fatima etwas liest, bleiben immer nur die letzten Wörter hängen. Sie liest mir ein paar Zeilen aus der Speisekarte vor, die draußen vor dem Café aufgestellt ist. »Alles weg«, sagt sie kurz darauf.

Epilepsie ist wohl das dramatischste Beispiel dafür, was passieren kann, wenn Nervenzellen im Gehirn überreagieren. Die Anfälle nehmen von der gesamten Person Besitz. Wer früher unter Epilepsie litt, war schnell abgestempelt. Der hat den Teufel im Leib oder ist von Geistern besessen, hysterisch. Heute gibt es Medikamente, die die übermäßige elektrische Aktivität des Gehirns unter Kontrolle bringen.

Viele Menschen sind von Epilepsie betroffen. Jeder Zehnte gilt als anfällig und in den Industrienationen leiden etwa 3 von 100 unter wiederholten Anfällen. In den Entwicklungsländern ist Epilepsie sogar fast doppelt so häufig wie in den entwickelten Staaten. Das liegt daran, dass die Bewohner der armen Regionen der Welt ein höheres Risiko haben, eine Kopfverletzung oder Infektion zu erleiden. In diesen Ländern bedeutet Epilepsie ein besonders schwerwiegendes Gesundheitsproblem, weil viele der Betroffenen nicht richtig oder gar nicht behandelt werden. Ihre Familien sperren sie oft weg, weil sie sich für die Menschen schämen, von denen man annimmt, sie seien von Dämonen besessen oder mit Flüchen belegt. Epilepsie ist bis heute eine Krankheit, die stigmatisiert.

Schon in der Antike haben sich Gelehrte für die rätselhaften Anfälle interessiert. Ähnlich wie beim Schlaganfall, der auch bestimmte Bereiche unter der Schädeldecke lahmlegt, konnten sie bei Epilepsie Rückschlüsse auf die Arbeitsweise des Gehirns ziehen. So wussten die alten Griechen zur Zeit von Hippokrates, dass eine Verletzung auf der linken Seite des Kopfes krampfartige Anfälle in der rechten Körperhälfte verursachen können.

Ärzte teilen epileptische Anfälle in zwei Typen ein. Zum einen die partiellen oder fokalisierten, die – wie bei Fatima – von einem definierten Herd ausgehen, also einer Stelle im Gehirn, an der die elektrische Aktivität von einer kleinen Gruppe von Nervenzellen plötzlich außer Kontrolle gerät. Die Betroffenen merken es oft daran, dass ihnen schlecht wird. Manche haben ein

Angstgefühl und andere berichten von merkwürdigen Gerüchen. Aura heißt diese Vorahnung des Körpers, dass etwas aus dem Gleichgewicht geraten ist.

Aus dem Gleichgewicht geraten sind Nervenzellen, die auf ungewöhnliche Weise feuern. Das wirkt sich dann wiederum auf die Bereiche des Körpers aus, die diese Nervenzellen steuern. Zum Beispiel beginnt die linke Hand plötzlich zu zucken oder die Beine werden starr. Ein fokaler Anfall muss aber nicht auf diesen Bereich beschränkt bleiben, sondern kann das gesamte Gehirn lahmlegen und auch dazu führen, dass der Betroffene bewusstlos wird.

Der andere Typ von Anfällen ist der generalisierte Anfall. Hier sind gleich beide Gehirnhälften involviert. Unbeteiligten fallen diese Anfälle manchmal gar nicht auf. Gerade bei Kindern dauern sie oft nur ein paar Sekunden, in denen ihr Körper starr wird und sie das Bewusstsein verlieren. Manche generalisierten Anfälle sind jedoch nicht zu übersehen. Die Betroffenen schreien plötzlich oder stöhnen laut, weil ihr Zwerchfell sich zusammenzieht. Sie fallen zu Boden, verlieren die Kontrolle über ihre Blase oder werden bläulich im Gesicht. Die Attacke dauert ein paar Minuten. Danach wissen die Betroffenen meistens nicht, was passiert ist, sie fühlen sich müde und abgekämpft.

Die Ströme des Gehirns: Das Elektroenzephalogramm

Neuronen sind elektrisch erregbare Zellen. Man kann ihre elektrischen Signale messen, indem man mit einem oder mehreren feinen Drähten, sogenannten Elektroden, in das Innere von Nervenzellen pikst. Allerdings müsste man dazu ein Loch in die Schädeldecke machen. Das ist natürlich nicht praktikabel. Daher setzt man die Elektroden auf die Kopfhaut – das Ergebnis ist das Elektroenzephalogramm, ein Muster von Kurven, eine für jede Elektrode. Da eine Elektrode auf der Kopfhaut die Aktivität vieler Nervenzellen misst, vor allem aber derer, die in ihrer Nähe sind, kann ein EEG nur ein grobes Bild des elektrischen Musters der Nervenzellen liefern. Zusammengerechnet entsteht aus der Aktivität vieler Nervenzellen so etwas wie eine Schwingung, man spricht auch von Hirnwellen.

Diese elektrischen Hirnwellen werden nach ihren Frequenzen unterschieden. Es gibt zum Beispiel die Alphawellen, die mit 8 bis 13 Hertz schwingen, oder die Betawellen mit Frequenzen zwischen 13 und 30 Hertz. Wenn wir wach, aber ruhig sind, mit geschlossenen Augen, ohne unser Gehirn besonders anzustrengen, tauchen im EEG vor allem Alphawellen auf. Machen wir die Augen auf, dann entstehen Betawellen. Die langsamer schwingenden Delta- und Thetawellen sind typisch für den Schlaf. Wenn sie bei Menschen im wachen Zustand vorkommen, wissen Neurologen, dass etwas in ihrem Gehirn nicht in Ordnung ist.

Auch Anfälle verursachen untypische Muster im EEG. Ein epileptischer Anfall wird, wenn er fokalisiert ist, von einer Gruppe von vielleicht ein paar Hundert Nervenzellen verursacht, die elektrisch überaktiv sind. Diese Aktivität macht sich bemerkbar als Ausschlag in der Kurve jener Elektroden, die in der Nähe des epileptischen Herdes auf der Kopfhaut sitzen.

Warum aber passiert es, dass Neurone plötzlich überreagieren? Wie in Kapitel 1 beschrieben, besteht das elektrische Signal eines Neurons aus einem Aktionspotenzial, also der plötzlichen Zunahme der elektrischen

Spannung an der Membran, auch Polarisation genannt. Darauf folgt ein Spannungsabfall, die Depolarisation, während der sich die Nervenzelle gewissermaßen erholt, bevor sie wieder ein Signal abgibt. Ganz anders verhalten sich Neuronen in einem epileptischen Herd. Sie feuern mehrere Aktionspotenziale in kurzen Abständen, gefolgt von einer äußerst starken und lang anhaltenden Depolarisation, bevor erneut eine rasche Folge von Aktionspotenzialen abgefeuert wird. Der Grund für diese Überreaktion liegt höchstwahrscheinlich in einer fehlerhaften Verschaltung in der Umgebung der Nervenzelle.

Synapsen, die Kontaktstellen zwischen Nervenzellen

Ein Neuron kommuniziert mit anderen Nervenzellen über die Dendriten auf der einen und das Axon auf der anderen Seite. Damit die Kommunikation aber überhaupt zustande kommen kann, müssen die Zellen untereinander Kontakte knüpfen. Viele Neuronen haben auf ihren Dendriten zahlreiche kleine Knospen sitzen, häufig mehrere 10 000. An diese Knospen haften sich die Endstücke der Axone anderer Zellen. Diese Kontaktstellen, die es übrigens auch direkt zwischen dem Zellkörper und den Knospen geben kann, heißen Synapsen. Das Wort stammt vom Griechischen *sunaptein,* was »sich verbinden« bedeutet.

Hinter jeder Aktivität des Nervensystems – ob wir einen Film anschauen, uns mit Freunden unterhalten oder einen Berg besteigen – steht die Kommunikation der Nervenzellen mittels der Synapsen. Schon ein einziges Neuron im Gehirn von Säugetieren kann mehrere

1000 Synapsen besitzen; manche Nervenzellen verfügen sogar über 100 000 Kontaktstellen. Hochgerechnet auf die 100 Milliarden Zellen in unserem Gehirn kommt man auf mindestens 100 Billionen Synapsen – eine unfassbar große Zahl. Sie erklärt, warum das Gehirn so unglaublich leistungsfähig ist.

Die Synapsen sind so etwas wie Relais. Sie leiten Signale weiter oder bremsen sie ab. Der Clou dabei: Synapsen können ihre Übertragungsstärke verändern. Diese Fähigkeit, Fachleute sprechen auch von Plastizität, ist ganz wesentlich für die Leistung des Gehirns. Denn nur weil Synapsen plastisch sind, kann das Gehirn lernen und Informationen speichern.

Synapsen funktionieren entweder elektrisch, das heißt sie übertragen das Aktionspotenzial direkt von einer Zelle zur anderen. Oder aber es handelt sich um chemische Synapsen, bei denen das Aktionspotenzial zunächst in ein chemisches Signal umgewandelt wird, bevor es wieder zu einem Aktionspotenzial wird. Im Gehirn von Säugetieren sind die meisten Synapsen chemisch.

Die Chemie des Gehirns kommt dann ins Spiel, wenn das elektrische Signal vom Ende des Axons der einen Zelle zu der Synapse, also der Kontaktstelle mit der anderen Zelle wandern soll. Zwischen beiden liegt ein – nur einige Bruchteile eines tausendstel Millimeters breiter – Spalt.

Wie schafft das Aktionspotenzial den Sprung über den Spalt? In die Membran eingebaut sind Kanäle, durch die elektrisch geladene Atome wandern können. Wenn der elektrische Impuls an der Synapse ankommt, bewirkt er, dass die Kalzium-Kanäle sich öffnen und die positiv geladenen Kalzium-Ionen freigesetzt werden. Damit ändert sich die Spannung der Membran und kleine, mit Chemikalien gefüllte Bläschen öffnen sich.

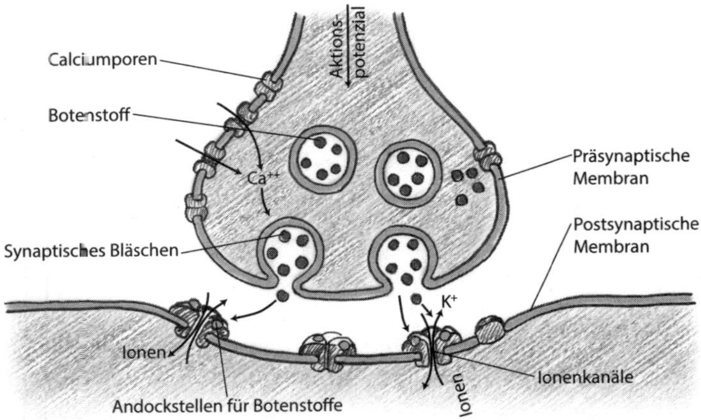

An der Kontaktstelle zwischen zwei Nervenzellen, der Synapse, sorgen Botenstoffe dafür, dass ein elektrisches Signal weitergeleitet wird.

Diese chemischen Botenstoffe, auch Neurotransmitter genannt, können den Zwischenraum überqueren.

Auf der anderen Seite treffen sie auf eine Membran, die spezielle Rezeptoren enthält, Moleküle also, an denen sich die Neurotransmitter festhaken können. Das System funktioniert nach dem Schlüssel-Schloss-Prinzip. Wenn mehrere Botenmoleküle das richtige Schloss gefunden haben, öffnen sich Natrium-Kanäle und die elektrische Spannung der Membran verändert sich. Das Neuron, dessen Dendriten den Kontakt auf der anderen Seite der Synapse bilden, kann dann wieder einen Impuls feuern und damit das elektrische Signal weiterleiten.

Das klingt, als ob die synaptische Übertragung ein ziemlich langsamer Prozess wäre: Ein Aktionspotenzial kommt am Ende der Nervenfaser an, Kalzium-Ionen strömen ein, der Neurotransmitter wird in den Spalt abgegeben, wandert zur anderen Seite und dockt dort an die Rezeptoren an. Daraufhin öffnen sich in der Membran die Natrium-Kanäle und lassen Natrium-Ionen einströmen. Die elektrische Spannung der Membran sinkt. Tatsächlich läuft dieser Vorgang ziemlich schnell ab. Von der Ankunft des Aktionspotenzials an der Synapse bis zur erneuten Erzeugung eines Aktionspotenzials auf der anderen Seite des Spalts vergeht typischerweise nur eine fünftel Millisekunde. Die chemische Synapse überträgt Signale also schnell und vor allem sehr genau, weil über die kurze Entfernung des Spaltes keine Information verloren geht.

Erregung und Hemmung

Doch die Signalübertragung funktioniert ein wenig komplizierter als bisher geschildert. Wie bereits erwähnt, können Synapsen Signale verstärken oder abschwächen. Man sagt auch, dass sie erregend oder hemmend beziehungsweise exzitatorisch oder inhibitorisch wirken. Die erregende Synapse funktioniert wie geschildert; sie bewirkt, dass die Membran elektrisch aktiv ist. Das eine Neuron regt dann gewissermaßen ein weiteres Neuron an, mit dem es verschaltet ist. Und dieses Neuron kann erneut ein Aktionspotenzial abgeben. Auf diese Weise wandert ein elektrisches Signal von einer Nervenzelle zur nächsten.

Wie bei der erregenden strömen auch bei einer hemmenden Synapse die positiv geladenen Kalzium-Ionen ein und bewirken, dass Botenstoffe freigesetzt werden. Diese Botenstoffe sind aber anders geartet als jene in der erregenden Synapse: Es sind hemmende Botenstoffe. Daher öffnen sich auch, wenn sie ihre Andockstellen gefunden haben, andere Kanäle als bei der erregenden

Synapse. Statt der Kalzium-Kanäle, die positiv geladene Teilchen freisetzen, öffnen sich im Fall der hemmenden Synapse Chlorid- oder Kalium-Kanäle, aus denen negativ geladene Ionen strömen. Wenn sie in die Zelle einwandern, fällt die elektrische Spannung der Membran ab. Damit sinkt auch die Wahrscheinlichkeit, dass die Zelle hinter der Synapse ein Aktionspotenzial feuern kann. Das Aktionspotenzial der Nervenzelle vor der hemmenden Synapse ist also gewissermaßen abgebremst worden, weil die Synapse die elektrische Aktivität gedrosselt hat.

Es ist übrigens gut, dass es im Gehirn auch hemmende und nicht nur erregende Synapsen gibt. Andernfalls würden wir permanent unter Spannung stehen und hyperaktiv sein. Wenn in Nervennetzen die Hemmung nicht richtig funktioniert, hat das fatale Folgen – zum Beispiel einen epileptischen Anfall. Auch andere Ausfälle wie beispielsweise bei Schizophrenie erklären sich Forscher inzwischen mit dem Fehlen von inhibitorischen Synapsen (siehe Kapitel 7). Das gesunde Gehirn, davon muss man ausgehen, besitzt ein Gleichgewicht von erregenden und hemmenden Synapsen. Die genaue Verschaltung, ob exzitatorisch oder inhibitorisch, ist zum Teil im genetischen Bauplan angelegt. Zum Teil wird sie aber von der Umwelt, also von den Reizen, die wir erleben, bestimmt.

Dieser ausgeklügelte Vorgang, bei dem elektrische und chemische Prozesse ineinandergreifen, vollzieht sich millionenfach in jeder Sekunde – ein kleines Wunder. Eigentlich ist es überraschend, wie robust die Maschinerie der Signalübertragung ist und dass sie bei den meisten Menschen fehlerfrei funktioniert. Bei Epilepsie aber reagieren die Neuronen in den Bereichen, von denen der Anfall ausgeht, anders. Nachdem eine der betroffenen Nervenzelle ein Aktionspotenzial abgefeuert hat, sinkt die elektrische Spannung der Membran weitaus stärker als normal. Diese plötzliche, starke und dauerhafte Abnahme der Spannung bewirkt, dass die Zelle kurz darauf überreagiert und in schneller Abfolge mehrere Aktionspotenziale abfeuert.

Solange diese abnormale elektrische Aktivität auf eine kleine Gruppe von Neuronen beschränkt bleibt, merken die Betroffenen nichts davon. Das liegt daran, dass die Nervenzellen immer durch ihre Umgebung gehemmt werden. Typischerweise sind die Neuronen in einem kleinen Ausschnitt des Gehirns untereinander mittels erregender Synapsen verbunden. Mit anderen Gruppen von Nervenzellen sind sie meist mittels hemmender Synapsen verschaltet. Doch die Hemmung kann verschwinden, wenn entweder zu wenig oder zu viele hemmende Neurotransmitter in den Synapsen vorhanden sind oder die Rezeptormoleküle dieser hemmenden Rezeptoren nicht ordnungsgemäß funktionieren. Der Ausfall muss allerdings nicht immer chemische Ursachen haben. Er kann auch darin begründet sein, dass die Dendriten in der Umgebung der betroffenen Nervenzellen ihre Struktur verändern und so bewirken, dass die Hemmung verschwindet.

Was genau im Gehirn passieren muss, damit ein epileptischer Fokus sich ausbreitet und zu einem Anfall führt, ist unklar. Fest steht nur, dass das Gleichgewicht zwischen Erregung und Hemmung gestört wird. Deshalb ist es auch unmöglich vorherzusagen, wann und warum ein Anfall passiert. Viele Betroffene lernen mit der Zeit, Situationen zu vermeiden, die bei ihnen Anfälle auslösen – zum Beispiel Stress oder Schlafmangel oder selbst alltägliche Beschäftigungen wie Duschen. Denn auch das kann einen epileptischen Anfall bewirken. Das

Tückische an den Anfällen ist, dass sie jederzeit, praktisch aus dem Nichts auftauchen können.

Im EEG findet man Hinweise auf die Hyperaktivität und kann also erkennen, dass es einen Herd mit ungewöhnlichen elektrischen Signale der Nervenzellen gibt. Aber es ist schwierig, den genauen Ausgangsort der Anfälle zu bestimmen, weil die Elektroden nur grobe Hinweise liefern. Bildgebende Verfahren wie die Kernspin- oder die Positronenemissionstomografie (PET) können einen epileptischen Herd sichtbar machen. Bei einer solchen Positronenemissionstomografie werden schwach radioaktive Substanzen ins Blut gespritzt. Ein spezielles Gerät macht die strahlenden Teilchen sichtbar und auf diese Weise kann man sehr genau Strukturen im Gehirn erkennen. Das ist wichtig für Patienten, die unter schweren Anfällen leiden, gegen die Medikamente nicht mehr wirken. Bei ihnen hilft oft nur noch eine Operation. Wenn der Herd der Anfälle bekannt ist, kann man das betroffene Nervengewebe herausschneiden, vorausgesetzt lebensnotwendige Hirnbereiche kommen dabei nicht zu Schaden.

Vielen Betroffenen hilft eine solche Operation, oft leben sie danach ohne Anfälle. Allerdings ist es wichtig, dass man früh genug operiert, denn die Anfälle können das Gehirn schädigen. Wenn die Nervenzellen hyperaktiv sind, steigt nämlich auch ihr Energiebedarf. Sie brauchen mehr Glukose und Sauerstoff. Das Gehirn kann die lebensnotwendigen Moleküle bereitstellen, aber nicht unbegrenzt. Deshalb können lang anhaltende Anfälle das Nervengewebe dauerhaft schädigen und im schlimmsten Fall sogar zum Tod führen.

Bei den generalisierten Anfällen, die das gesamte Gehirn betreffen, funktioniert die Ausbreitung der anormalen elektrischen Aktivität etwas anders. Forscher vermuten, dass die Störung von Nervenzellen im Hirnstamm oder im Thalamus ausgeht. Der Hirnstamm ist das Verbindungsstück zwischen Rückenmark und Gehirn. Der Thalamus befindet sich etwas weiter oberhalb und empfängt Signale von den Sinnesorganen und schickt sie weiter an den Kortex. Allerdings ist der Thalamus mehr als nur eine Relaisstation. Er ähnelt einem Wächter, der entscheidet, welche Informationen in die Verarbeitungszentren des Gehirns gelangen dürfen.

Zwischen Thalamus und Hirnrinde gibt es daher vielfältige Verbindungen. Forscher vermuten inzwischen, dass sich bei einem generalisierten Anfall Nervenzellen im Thalamus und solche in der Hirnrinde synchronisieren, also ihre Aktionspotenziale im Takt feuern. In den EEG-Kurven sieht man deshalb eine plötzliche, synchrone Aktivität an allen Elektroden.

Auch bei den generalisierten Anfällen scheint es ein Problem mit den Ionenkanälen und daher mit der Weiterleitung von Signalen zu geben. Anders als vorgesehen, öffnen sich die Kalzium-Kanäle in der Membran der Nervenzellen im Thalamus und lassen die positiv geladenen Kalzium-Ionen einströmen. Die Spannungsänderung bewirkt die ungewöhnlichen elektrischen Signale. Über die Verbindungen zwischen Thalamus und Hirnrinde breitet sich die synchrone Hyperaktivität rasch über das gesamte Gehirn aus. Medikamente, die Krampfanfälle lindern, blockieren gezielt die Kalzium-Kanäle und verhindern so eine übermäßige Aktivität der Nervenzellen im Thalamus.

Warum aber öffnen sich die Kalzium-Kanäle, wenn das gar nicht vorgesehen ist? Vermutlich steckt dahinter ein genetischer Defekt. Wenn man bei Mäusen diejenigen Gene verändert, die für den Aufbau der Kalzium-Kanäle zuständig sind, führt das zu Anfällen, die den Epilepsieattacken beim Menschen ähneln. Totterer-Mäuse nennen die Genetiker diese Tiere, vom englischen *to totter*, was so viel heißt wie »taumeln« oder »torkeln«. Macht man ein EEG vom Gehirn einer Totterer-Maus, sieht man dasselbe charakteristische Muster eines epileptischen Anfalls wie beim Menschen.

Bei den meisten Erkrankten sind mehrere Genveränderungen im Spiel. Es gibt aber auch Epilepsien, die sich auf eine einzige Mutation zurückführen lassen. Diese Mutation führt dazu, dass spezifische Proteine nicht gebildet werden und ein bestimmter Ionenkanal nicht richtig funktioniert. In diesen Fällen sind oft ganze Familien betroffen, die Mutation wird vererbt. Auch angeborene Fehler in der Gehirnentwicklung können – wie bei Fatima – zu epileptischen Anfällen führen. Ein Vergleich der Kernspinaufnahmen von Gehirnen von Betroffenen und Gesunden zeigt: Menschen, die unter Epilepsie leiden, haben übermäßig häufig Missbildungen im Gehirn. Auch wer einen schweren Autounfall oder einen Sturz erlebt und dabei ein Schädelhirntrauma erlitten hat, muss mit epileptischen Anfällen rechnen, wie dänische Wissenschaftler herausgefunden haben.

Die Forscher haben Daten von 1,6 Millionen Menschen ausgewertet und festgestellt, dass sich das Risiko, einen epileptischen Anfall zu erleiden, in der Folge einer Hirnverletzung erhöht. Nach einer leichten Hirnverletzung oder einem Schädelbasisbruch verdoppelt sich das Risiko, nach einem schweren Trauma ist es siebenmal so hoch. Selbst zehn Jahre nach der Verletzung ist das Risiko, von einer Krampfattacke heimgesucht zu werden, noch leicht erhöht.

Auch ein Hirntumor oder Schlaganfall birgt ein solches Risiko. Jeder zehnte Schlaganfall-Patient erleidet später einen epileptischen Anfall. Die genauen Ursachen dafür sind unbekannt. Aber vermutlich führt die Schädigung dazu, dass Nervenzellen absterben und Verbindungen sich neu organisieren. Bei dieser Umorganisation kann es passieren, dass nicht genügend hemmende Synapsen gebildet werden – und so die übermäßige elektrische Aktivität im Gehirn entsteht.

Zum Glück gibt es Medikamente, die gegen die Krämpfe helfen. Valproinsäure etwa. So ging es einem meiner Verwandten, der als Baby plötzlich am ganzen Körper zuckte, und zwar immer für ein paar Sekunden und das bis zu hundertmal am Tag. Es stellte sich heraus, dass er an einer benignen myoklonischen Epilepsie, einer seltenen Epilepsieform im Kleinkindalter, litt. Mit der Einnahme von Valproinsäure waren die Zuckungen sofort weg. Er ist inzwischen erwachsen und hat nie wieder Zuckungen geschweige denn Anfälle gehabt. Valproinsäure wirkt vermutlich antiepileptisch, weil die Substanz die erregenden Natrium- und Kalzium-Kanäle blockiert. Der Spannungsabfall der Nervenzellen nach einem Aktionspotenzial wird dadurch abgemildert, und die Wahrscheinlichkeit, dass die Zellen heftig reagieren, nimmt ab. Außerdem verstärkt Valproinsäure die Wirkung eines hemmenden Neurotransmitters und setzt also an gleich mehreren Stellen an, um die elektrische Aktivität von Zellen zu dämpfen.

Fatima hat lange Zeit gehofft, dass ihre Anfälle sich legen. Vergeblich. Auch eine Operation am Gehirn hätte sie gerne auf sich genommen, doch die Ärzte können ihre Narbe im Hippocampus nicht herausschneiden, da das Gedächtnis dann noch stärker in Mitleidenschaft gezogen würde. Seit ein paar Jahren hat sie zumindest einen Vagusnervstimulator. Der Vagusnerv ist eine der wichtigsten Verbindungen zwischen Hirnstamm und Organen, er kontrolliert unwillkürliche Körperfunktionen wie Herzschlag und Verdauung. Wenn man diesen Nerv im Halsbereich drückt, lassen sich epileptische Anfälle manchmal stoppen. Der Vagusnervstimulator, der seit den Neunzigerjahren eingesetzt wird, funktioniert ähnlich wie ein Herzschrittmacher, er gibt in regelmäßigen Abständen elektrische Impulse ab, die über den Vagusnerv ans Gehirn weitergeleitet werden.

Warum das Gerät epileptischen Anfällen vorbeugt, weiß man nicht. Aber es funktioniert – auch bei Fatima. Sie hat seitdem weniger Absencen und Anfälle. »Es ist besser geworden«, sagt sie. Aber sie leidet trotzdem unter ihrer Krankheit. Manchmal schaut sie ihre vielen Tabletten an und will sie wegwerfen. Sie hat oft keine Kraft mehr zum Leben. Dann sagt sie sich wieder: Es könnte noch schlimmer sein.

3 Das gefährliche Zittern

Parkinson oder: Wie chemische Botenstoffe unser Gehirn im Griff haben

Wenige Menschen haben wohl so viele Schläge auf den Kopf bekommen wie Muhammad Ali. Der weltberühmte Boxer hatte zwar eine spezielle Technik, seinen Körper wegzudrehen, wenn der Gegner zuschlug. Aber dennoch soll er bei den insgesamt 61 Kämpfen und zahllosen Trainingsrunden in seiner Karriere knapp 30 000-mal am Schädel getroffen worden sein. Sein letztes Match im Dezember 1981 verlor er. Da hatte er bereits die ersten Symptome der Parkinson Krankheit: das leichte Zittern, den schlurfenden Gang, die schlechte Körperkontrolle.

Ist Muhammad Ali wegen seiner zahlreichen Kopfverletzungen an Parkinson erkrankt? Beweisen kann man das nicht und nicht jeder Boxer trägt bleibende Gehirnschäden davon. Aber viele Sportler leiden in späteren Jahren an chronisch traumatischer Enzephalopathie, einer neurologischen Erkrankung, die Parkinson ähnelt. Jack Dempsey und Joe Louis zum Beispiel. Die Betroffenen haben Probleme mit der Koordination, mit dem Laufen, dem Sprechen; schließlich kommt es zu Demenz. Forscher vermuten den Grund in abgestorbenen Nervenzellen und Schädigungen des Kleinhirns.

Auch andere Sportarten können das Gehirn beeinträchtigen. Insbesondere Eishockey, Fußball und amerikanischer Football bergen Risiken für die Nervenzellen und ihre Verbindungen. US-Forscher konnten auf Kernspinaufnahmen des Gehirns von Sportlern, die wiederholt Schläge auf den Kopf bekommen hatten oder mit ihren Gegnern zusammengeprallt waren, deutliche Veränderungen nachweisen: Die Nervenverbindungen zwischen beiden Hirnhälften wie auch andere Nervenbahnen waren weniger dicht als normal. Zugleich konnten sich die Sportler mit den auffälligen Gehirnbildern weniger gut konzentrieren und schnitten bei Sprachtests schlechter ab als Athleten, die keinen Körperkontakt mit ihren Mitspielern oder Gegnern gehabt hatten. Schätzungsweise 500-mal pro Saison müssen Fußballer oder Eishockeyprofis mit einem Schlag auf den Kopf rechnen. Vor allem Stöße, bei denen der Schädel gleich wieder abgebremst wird, sind gefährlich, da die abrupte Be- und Entschleunigung das Gewebe strapaziert. Forscher gehen davon aus, dass das Gehirn durch die Stöße winzige Verletzungen, sogenannte Mikrotraumen erlebt und damit insgesamt anfälliger wird.

Die meisten Menschen, die an Parkinson leiden, waren natürlich früher keine Profiboxer oder Fußballer. Maria Völler zum Beispiel hat nie in ihrem Leben Fußball gespielt. Ich treffe sie in ihrer Münchner Wohnung, in der sie seit den Fünfzigerjahren lebt. Sie sitzt praktisch den ganzen Tag in ihrem Sessel, das Laufen fällt ihr schwer. Nur mit fremder Hilfe kann sie ein paar Schritte tun.

Frau Völler spricht langsam, sie sucht nach den Worten, als sie erzählt, wie alles begann. Sie bemerkte, dass sie ihre Hände und Füße nicht mehr richtig bewegen konnte. Am Anfang dachte die alte Dame an Rheuma –

»Ich komme nämlich aus einer Rheuma-Familie«, sagt sie, etliche Verwandte litten an der Autoimmunkrankheit. Der Neurologe schickte sie trotzdem zu einer Positronenemissionstomografie. Die PET-Aufnahme zeigte, dass in der *Substantia nigra* (Schwarze Substanz) fast kein Dopamin mehr vorhanden war. Dieser Gehirnbereich besteht aus Gruppen von Nervenzellen, die den lebenswichtigen Botenstoff herstellen. Wenn die Zellen – wie im Fall von Parkinson – absterben, hat das Gehirn nicht mehr ausreichend Dopamin zur Verfügung. Daher behandelt man Parkinson-Patienten mit einem Dopamin-Ersatzstoff, bekannt als L-Dopa.

Auch Frau Völler nimmt L-Dopa. Zwölf Tabletten über den Tag verteilt. »Wenn ich die Pillen vergesse«, sagt sie, »kann ich mich gar nicht rühren.« Trotzdem schreitet die Krankheit schleichend voran. Noch kann ihr Mann sie mithilfe eines Pflegedienstes versorgen. Der pensionierte Professor kümmert sich rührend um sie. Er hat einen elektrischen Rollstuhl angeschafft, den man über Treppenstufen hieven kann, denn das Haus hat keinen Lift. Damit bringt er sie die drei Stockwerke nach unten. Beide wollen so lange es geht in ihrer vertrauten Umgebung bleiben, mit den vielen Büchern, Ölbildern und Stilmöbeln aus dem Familienbesitz.

Während unseres Gesprächs bewegt Frau Völler ihre Finger, eine Übung, um die Hände beweglich zu halten. Ab und zu schnellen ihre Beine nach oben. Das ist keine Übung, sondern eine unwillkürliche, krankheitsbedingte Bewegung. Schmerzen hat Frau Völler keine. »Noch nicht«, sagt sie und klopft dreimal auf die hölzerne Armlehne ihres Sessels. Aber sie spürt die Einschränkungen wie das verlangsamte Sprechen. Ihr Mann fügt leise hinzu, dass er doch sehr merke, wie jede Bewegung, jedes Wort immer langsamer werde, dass sie aber zum Glück von mentalen Ausfällen bisher verschont geblieben sei. Es könnte schlimmer sein – wie bei einem Kollegen. Auch der hat Parkinson und leidet an Wahnvorstellungen. Der dachte immer, da seien Einbrecher im Haus.

»Wir leben«, sagt Herr Völler, »von einem Tag zum anderen und sind am Abend froh, wenn alles gut gelaufen ist.«

Parkinson, früher Schüttellähmung genannt, hat einen großen Vorteil: Die Krankheit entwickelt sich langsam und man kann sie viele Jahre lang mit Medikamenten gut in den Griff bekommen. Der Nachteil: Es gibt keine Heilung und irgendwann reicht auch jede noch so große Dosis L-Dopa nicht mehr aus, um den fehlenden Botenstoff Dopamin zu ersetzen. Weltweit sind etwa ein Prozent der über 65-Jährigen betroffen. Das heißt, jeder Hundertste im Rentenalter erkrankt an Parkinson.

Botenstoffe, die heimlichen Herrscher der Nervenzellen

Auch wenn die Nervenzellen elektrische Signale verwenden, ihre Kommunikation funktioniert mithilfe von Chemie: Wie in Kapitel 2 beschrieben, bewirkt ein Aktionspotenzial, dass Ionenkanäle in der Zellmembran sich öffnen. Und diese Ionen wiederum sorgen dafür, dass Botenstoffe, die Neurotransmitter, den synaptischen Spalt überqueren können und auf der anderen Seite an ihre Rezeptoren andocken. Daraufhin öffnen sich wieder Ionenkanäle und es kann ein neues Aktionspotenzial entstehen.

Die Überbringer der Informationen der Nervenzellen

sind also chemische Botenstoffe: Verbindungen, die entweder durch den Stoffwechsel im Körper hergestellt oder mit der Nahrung aufgenommen werden. Es gibt sie in einer verwirrenden Vielfalt. Mehrere Dutzend Botenstoffe tun ihren Dienst in den Synapsen.

Die Kontaktstellen zwischen Nervenzellen leiten deren elektrische Signale weiter oder bremsen sie ab, sie sind erregend oder hemmend. Daher muss es auch erregende und hemmende Botenstoffe geben. Der wichtigste erregende Botenstoff ist Glutamat, das in seiner künstlichen Variante auch als Geschmacksverstärker im Essen verwendet wird. Der wichtigste hemmende Botenstoff im Gehirn ist Gamma-Aminobuttersäure, kurz GABA (vom englischen *gamma amino butyric acid*). Valium und andere Beruhigungsmittel aus der Familie der Benzodiazepine verstärken die Wirkung von GABA. Sie führen dazu, dass bestimmte Stellen an der Oberfläche der GABA-Rezeptoren besonders aktiv werden. Das heißt, die Neurotransmitter heften sich dort an und die elektrische Aktivität der Nervenzellen wird stärker gehemmt.

Übrigens kann ein und derselbe Neurotransmitter sowohl hemmend als auch erregend wirken – je nachdem, wo im Nervensystem er zum Einsatz kommt. Acetylcholin, einer der wichtigsten Botenstoffe im Körper, wirkt in den Zellen der Skelettmuskeln erregend, während er im Herzmuskel die elektrischen Signale hemmt. Ohne Acetylcholin könnten wir uns nicht bewegen, weil die Signale der Nervenzellen in den Muskeln nicht weitergeleitet würden. Was passiert, wenn der Botenstoff nicht mehr wirkt, zeigt auf eindrucksvolle Weise das Gift Curare, das die Indianer Südamerikas aus den Blättern und Rinden der Lianen gewannen und für die Jagd mit Pfeilen benutzten. Gelangt Curare in den Blutkreislauf, paralysiert es in Sekundenschnelle sein Opfer. Es lähmt die Muskulatur, weil es sich an die Acetylcholin-Rezeptoren heftet. Der Botenstoff kann nicht mehr andocken und seine Wirkung entfalten. Die Signale der Muskelzellen gelangen nicht mehr ins Gehirn und umgekehrt kann das Gehirn keine Befehle mehr zum Körper schicken. Am Ende ist auch die Atemmuskulatur gelähmt, das Opfer erstickt.

Fachleute unterscheiden bei den Botenstoffen zwischen kleinen und großen Molekülen, denn beide wirken unterschiedlich. Die kleinen sind einfache Aminosäuren – also die grundlegenden Bausteine der Proteine – oder daraus abgeleitete Moleküle, die mindestens eine Aminogruppe, die Verbindung aus einem Stickstoff- und zwei Wasserstoffatomen, enthalten. Die bereits erwähnten Substanzen Glutamat und Gamma-Aminobuttersäure sind einfache Aminosäuren. Zu den biogenen Aminen, die sich von Aminosäuren ableiten, gehören Dopamin, das den Parkinsonkranken fehlt, oder auch Serotonin und Norepinephrin, von denen noch die Rede sein wird.

Die größeren Moleküle sind Ketten aus Aminosäuren. Dazu gehört etwa Oxytocin, das eine Rolle spielt beim Geburtsprozess und bei sozialen Interaktionen. Anders als die kleinen Botenstoffmoleküle, die direkt an den Nervenendungen synthetisiert werden und schnell wirken, sind die Ausgangsstoffe Proteine, die im Inneren der Zelle hergestellt werden. Sie wirken langsamer. Das liegt daran, dass ihre Rezeptoren nicht direkt mit den Ionenkanälen gekoppelt sind, sondern sich eine Kette von Reaktionen ereignen muss, bevor die Botenstoffe an ihre Rezeptoren andocken.

Neurotransmitter werden in Bläschen, auch Vesikeln genannt, in den Synapsen gespeichert. Die Aminosäuren und biogene Amine lagern in winzigen Vesikeln von nur etwa vier Nanometern, also millionstel Millimeter, Durchmesser. Bei den Neuropeptiden sind die Vesikel etwa fünfmal so groß. Jedes dieser chemischen Päckchen kann bis zu 10 000 Botenstoffmoleküle enthalten. Erreicht ein elektrisches Signal die Synapse, werden bis zu 100 Vesikel geöffnet. So können durch ein einziges Aktionspotenzial auf einen Schlag eine Million Moleküle freigesetzt werden.

Synapsen beinhalten in der Regel sowohl die größeren als auch die kleineren Päckchen, also Aminosäuren und Neuropeptide, allerdings in unterschiedlicher Dichte. Das heißt, die Kontaktstellen sind auf bestimmte Botenstoffe spezialisiert. Von den Neurotransmittern sind immer nur begrenzte Mengen vorrätig, da das Gehirn sonst von den chemischen Substanzen überflutet würde. Die Konzentration von Botenstoffen ist fein austariert und viele Gehirnkrankheiten haben ihre Ursache in einer Störung dieses Gleichgewichts. Etwa Parkinson, bei dem es zu wenig Dopamin gibt. Angesichts der komplizierten chemischen Maschinerie ist es wenig überraschend, dass das empfindliche Gleichgewicht der Botenstoffe gestört sein kann. Es erstaunt im Gegenteil, dass nicht mehr im Gehirn schiefläuft.

Eine rätselhafte Steuerzentrale: Die Basalganglien

Um zu verstehen, welche Störung Parkinson hervorruft, muss man wissen, dass es im Gehirn mehrere sogenannte Dopamin-Bahnen gibt. Das sind Nervenverbindungen, die gewissermaßen Dopamin von einer Stelle im Gehirn zu einer anderen transportieren. Sie führen von Nervenzellgruppen, die Dopamin produzieren, zu anderen, teilweise entlegenen Hirnregionen. Eine dieser Dopamin-Bahnen hat ihren Ursprung in der bereits erwähnten Substantia nigra im Mittelhirn. Ihr Name rührt daher, dass ihre Zellkörper ein dunkel gefärbtes Pigment enthalten. Die dopaminhaltigen Nervenzellen der Substantia nigra sind über ihre Axone mit den Basalganglien verbunden. *Basal* kommt aus dem Lateinischen und bedeutet »grundlegend«. Dabei handelt es sich um Gruppen von Nervenzellkernen, die tief verborgen und von der Hirnrinde umhüllt in der Mitte des Gehirns angesiedelt sind. Eine ihrer wesentlichen Aufgaben besteht darin, unsere willentlichen Bewegungen zu steuern. Lange Zeit dachte man, dass die Basalganglien ausschließlich dafür zuständig sind. Inzwischen weiß man, dass sie auch an einer ganzen Reihe weiterer wichtiger Leistungen des Gehirns wie Willenskraft und Antrieb oder dem Planen von Handlungen beteiligt sind.

Die Dopamin-Neuronen der Substantia nigra und

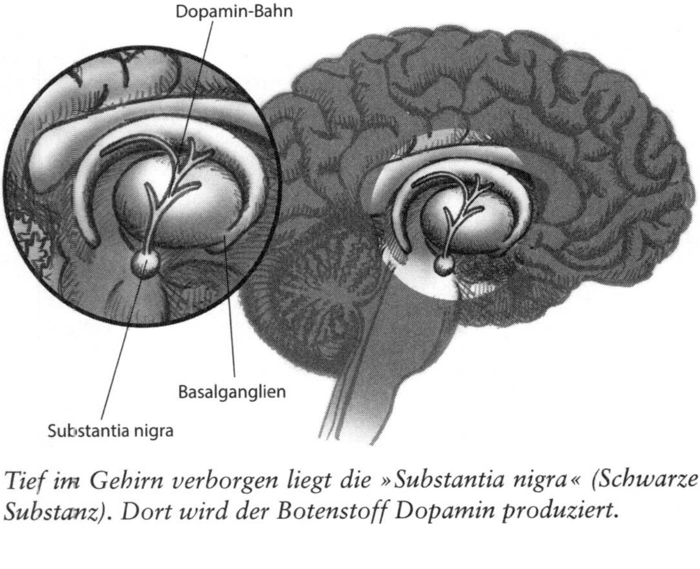

Tief im Gehirn verborgen liegt die »Substantia nigra« (Schwarze Substanz). Dort wird der Botenstoff Dopamin produziert.

ihre Verbindungen zu den Basalganglien enthalten ungefähr drei Viertel des Dopamins im Gehirn. Wenn die Zellen der Substantia nigra absterben – und das ist bei Parkinson-Patienten der Fall –, fehlt dem Gehirn eine entscheidende Menge des Botenstoffes. Zunächst gleicht das Gehirn den Verlust aus, aber das gelingt ihm nur eine gewisse Zeit. Wenn in der Substantia nigra nur noch ein Drittel der ursprünglichen Menge an Dopamin vorhanden ist, treten die ersten Symptome auf und damit die massiven Störungen der Bewegungssteuerung, unter denen die Betroffenen wie Frau Völler leiden. Ihr Körper zittert, sie können nur kleine Schritte machen, sie gehen gebeugt und ihre Handbewegungen wiederholen sich. Sie haben Probleme beim Stehen und sie schaffen es nicht mehr, ihren Körper in Bewegung zu setzen. Jeder Schritt wird zum Problem.

Es war übrigens ein unglücklicher Zufall, der Wissenschaftlern in den Achtzigerjahren geholfen hat, der Ursache der Krankheit auf die Spur zu kommen. Vier junge Drogensüchtige aus Kalifornien entwickelten zur selben Zeit schwere Parkinson-Symptome. Es stellte sich heraus, dass alle vier eine neue synthetische Form von Heroin gespritzt hatten, die mit einer chemischen Verbindung namens MPTP verunreinigt war. Diese Substanz bewirkt, dass die Dopamin produzierenden Neuronen absterben.

Nachdem die Wirkung von MPTP bekannt war, konnten Wissenschaftler mittels Versuchen mit Affen Näheres über die Krankheit herausfinden. Da Tiere nicht an Parkinson erkranken, wurde den Affen MPTP gespritzt, woraufhin sie Symptome entwickelten. Das ethisch durchaus fragwürdige Vorgehen hat aber dazu geführt, die Krankheit genauer zu verstehen und Menschen mit Parkinson besser helfen zu können.

Aus vielen Messungen weiß man, dass im Krankheitsfall die Nervenzellen in den Basalganglien ungewöhnlich stark elektrisch aktiv sind. Sie feuern unvermittelt Aktionspotenziale und synchronisieren sich untereinander, schwingen also wie im Takt – im EEG sichtbar als Schwingungen mit einer Frequenz zwischen 10 und 30 Hertz, den Alpha- und Betawellen. Diese Wellen verhindern, so vermutet man inzwischen, dass die höherfrequenten Gammawellen entstehen. Diese Gammaoszillationen im Stirnbereich, die man auch im EEG sieht, sind aber womöglich wichtig für eine koordinierte Bewegung. Fehlen die Gammawellen, könnte das zu dem typischen Zittern und den langsamen Bewegungen führen.

Dass die Basalganglien an der Steuerung von Bewegung beteiligt sein müssen, weiß man nicht nur aus der Beobachtung von Patienten, die an Parkinson leiden und zu wenig Dopamin produzieren. Auch die Huntington'sche Krankheit liefert dafür Anhaltspunkte. Sie tritt sehr viel seltener auf als Parkinson und hat ihre Ursache in einem – genetisch bedingten – Fehler auf Chromosom 4. Sie befällt Menschen schon im Alter von etwa 40 Jahren. Die Betroffenen können sich am Anfang nicht mehr richtig bewegen oder ihre Gliedmaßen vollführen unwillkürliche Bewegungen. Später kommen soziale Probleme hinzu, weil die Huntington-Patienten nicht mehr die Gesichtsausdrücke ihrer Mitmenschen erkennen und daher nicht angemessen auf Ärger und Verwunderung reagieren können. Sie leiden dann an Depressionen oder Wahnvorstellungen. Ihr Leben endet meist in der Demenz.

Auch bei Huntington-Patienten sind Nervenzellen in den Basalganglien betroffen, allerdings handelt es sich hier um die GABA-Zellen im Striatum, die den Botenstoff Gamma-Aminobuttersäure produzieren. Das Striatum ist eine Struktur, die unter dem Mikroskop gestreift aussieht und ebenfalls zu den Basalganglien gehört.

Wie die Basalganglien im Detail funktionieren, ist nicht bekannt, sie geben den Forschern noch etliche Rätsel auf. Was man weiß, stammt aus dem Studium der Bewegungskontrolle beziehungsweise der gestörten Bewegung bei Parkinson- und Huntington-Patienten. Grob gesagt, sind die Basalganglien mit etlichen Regionen der Hirnrinde verschaltet. Die wichtigsten Eingangsinformationen kommen direkt von dort. Die Ausgangssignale der Basalganglien wandern über den Thalamus vor allem zu den Bereichen der Hirnrinde, die für die Bewegungssteuerung zuständig sind. Letztlich ist es ein sehr ausgeklügeltes System, mit dem wir unsere Bewegungen steuern – von dem Plan, den Arm zu bewegen, um nach der Kaffeetasse zu greifen, bis hin zur Ausführung. Das passiert alles innerhalb von nur ein paar Millisekunden, ein Wunderwerk der Informationsverarbeitung.

In dieser kurzen Zeitspanne passiert Folgendes: Vor uns steht also die Kaffeetasse und wir wollen einen Schluck trinken. Die Entscheidung, den Arm zu bewegen, um nach der Tasse zu greifen, fällt im Assoziationskortex, einem Bereich, in dem unterschiedliche Informationen zusammenkommen – etwa das Bild der vollen Kaffeetasse oder das Wissen darüber, dass die Tasse eine Armlänge entfernt vor uns steht. Aus Experimenten mit Affen weiß man, dass die Nervenzellen im Assoziationskortex nur dann aktiv sind, wenn man einen Gegenstand betrachtet und danach greift. Die Neuronen werden dagegen nicht aktiviert, wenn man den Gegenstand nur gezeigt und den Arm bewegt bekommt.

Der Assoziationskortex schickt das Signal »Greif nach der Tasse« auf direktem Weg an die Basalganglien sowie – etwas später – an das Kleinhirn, wo die Bewegungen koordiniert werden. Basalganglien und Kleinhirn werden so in Alarmbereitschaft versetzt, erhöhen ihre Aktivität und aktivieren ihrerseits – über den Thalamus – die Nervenzellen im Motorkortex, also dem Bereich in der Großhirnrinde, der für Bewegung zuständig ist. Der Motorkortex wiederum schickt Signale auf die Motorneuronen im Rückenmark. Von dort bekommen die Muskelzellen im Arm, in der Hand und den Fingern den Befehl, nach der Tasse zu greifen.

Natürlich geschieht das alles weitgehend unbewusst, sonst wären wir ja ständig damit beschäftigt zu überlegen, ob wir den Arm bewegen sollen oder nicht. Und das Gehirn braucht viel Training, um die Abläufe einer Bewegung zu beherrschen. Ein Baby hat, wenn es auf die Welt kommt, zwar einen Greifreflex, aber es dauert Monate, bis es einen Gegenstand gezielt fixieren und danach greifen kann. Je mehr man darüber nachdenkt, welche komplizierten Abläufe notwendig sind, um auch nur nach einer Tasse zu greifen, umso stärker erstaunt es, dass wir in der Regel überhaupt keine Schwierigkeiten damit haben.

Es sei denn, Verbindungen im Gehirn funktionieren nicht mehr. Wenn die erregenden Nervenbahnen zwischen Assoziationskortex und Basalganglien zerstört sind, weil das Dopamin fehlt und Signale nicht mehr weitergeleitet werden, fällt es dem Gehirn schwer, Bewegungen in Gang zu setzen. Ebenso kann das Gehirn unwillkürliche Bewegungen nicht verhindern, weil die entsprechenden hemmenden Nervenbahnen nicht mehr richtig arbeiten.

Doch neben dem Schaltkreis, der uns nach der Kaffeetasse greifen lässt, gibt es noch andere wichtige Verbindungen, die über die Basalganglien laufen. So zum Beispiel die Kontrolle der Augenbewegungen. Ein weiterer Schaltkreis verbindet die Basalganglien mit Bereichen im Stirnhirn sowie dem Thalamus. Man vermutet, dass über diese Nervenbahnen das Gehirn das Verhalten steuert, das notwendig ist, um Probleme zu lösen. Außerdem gibt es Schaltkreise, die wichtig sind, um die Gefühle von Mitmenschen zu erkennen und angemessen auf soziale Situationen zu reagieren.

Auf eine Formel gebracht könnten die Basalganglien die wichtige Aufgabe haben, Handlungen zu bewerten und abzuarbeiten und Handlungsmuster, die nicht erwünscht sind, zu unterdrücken. Die Basalganglien wären demnach eine Art Filter einer komplexen Regelschleife, die von der Hirnrinde zum Thalamus und wieder zurück verläuft.

Aus diesem Grund stören Schäden an den Basalganglien auch nicht nur die Bewegungsabläufe wie im Fall von Parkinson, sondern verursachen zudem psychische Probleme. Dazu gehören Zwangsstörungen, bei denen die Betroffenen die immer gleichen Handlungen vollziehen, zum Beispiel sich ständig die Hände waschen. Möglicherweise hat ihr Gehirn einmal einen Bewegungsablauf gelernt und schafft es nicht mehr, diesen zu löschen. Wie bei einer Schallplatte, die an einem Kratzer hängen bleibt.

Auch im Gehirn von Menschen mit dem sogenannten Tourette-Syndrom sind Schäden an den Basalganglien zu sehen. Die Betroffenen fallen dadurch auf, dass sie plötzlich schreien oder merkwürdige Laute von sich geben oder auch unwillkürlich einen Arm bewegen. Ihnen helfen Medikamente, die die Dopaminrezeptoren blockieren. Daher vermuten Fachleute, dass die Betroffenen zu viel Dopamin produzieren. Auch dass Dopamin-Antagonisten die Ausfälle verringern, gilt als Beleg dafür, dass die Basalganglien an dieser Krankheit beteiligt sind.

Hilfe durch Hirnschrittmacher

Medikamente, die gegen die Parkinson-Symptome wirken, greifen in die chemische Maschinerie des Gehirns ein. Wie in Kapitel 1 erwähnt, ist es gar nicht so einfach, Arzneimittel ins Gehirn zu schleusen, weil die Blut-Hirn-Schranke viele Stoffe gar nicht erst passieren lässt. So auch Dopamin. Eine Vorstufe des Dopamins allerdings, L-Dopa, kann die Blut-Hirn-Schranke durchqueren. Allerdings muss man – wie bei vielen anderen Medikamenten – auch in diesem Fall dafür sorgen, dass der Stoff nicht im Körper zersetzt wird, bevor er ins Gehirn gelangt und dort den benötigten Dopaminersatz liefert. Deshalb müssen Betroffene gleichzeitig Decarboxylasehemmer schlucken. Das sind Substanzen, die verhindern, dass das Enzym Decarboxylase wirkt. Dieses Enzym zersetzt Moleküle, indem es die Carbonsäuregruppen abschneidet. Mithilfe dieses Tricks kommt man mit geringeren L-Dopa-Dosen aus. Für die Patienten ist das gut, weil L-Dopa außerhalb des Gehirns heftige Nebenwirkungen wie Herzrhythmusstörungen, Übelkeit und Mundtrockenheit verursacht.

Doch auch im Gehirn richten die hohen Dosen an L-Dopa nach einer Weile Schäden an. Nach mehrjähriger Einnahme leiden viele Patienten, auch Frau Völler, an unwillkürlichen Bewegungen, sogenannten Dyskinesien und heftigen Krämpfen. Um diese starken Nebenwirkungen zu vermeiden, bekommen vor allem jüngere

Patienten häufig Dopaminagonisten. Ein Agonist (was so viel heißt wie »der Handelnde«) ahmt die Wirkung eines Botenstoffes nach. Dopaminagonisten wirken daher wie das Dopamin an den Dopaminrezeptoren. Mit ihrer Hilfe wird der Abbau des Neurotransmitters im Gehirn verlangsamt.

Ein neuer Ansatz zur Behandlung schwerer Parkinson-Fälle besteht darin, die elektrische Aktivität im Umfeld der Substantia nigra zu verändern. Diese Methode heißt Tiefe Hirnstimulation, weil Gebiete, die tief im Gehirn liegen, angeregt werden. Insbesondere zielt man auf den subthalamischen Kern, eine direkt neben der Substantia nigra gelegene Gruppe von Nervenzellen. Dabei werden ein oder zwei feine Drähte in diesen Kern geführt. Die Elektroden sind mit einem kleinen Kontrollgerät verbunden, das in einer Hauttasche meistens oberhalb des Brustmuskels oder im Bauchraum eingenäht wird. Das Gerät stimuliert den Nervenzellkern mit einer Spannung von ein paar Volt, die der Patient aber nicht spürt.

Wie auch in vielen anderen Fällen, bei denen in die komplizierte Maschinerie des Gehirns eingegriffen wird, weiß man nicht genau, was die Stromschläge bewirken – außer, dass sie die Beschwerden der Parkinson-Patienten lindern. Es ist denkbar, dass die elektrische Stimulation dafür sorgt, dass die Basalganglien fortwährend elektrische Signale an das übrige Gehirn schicken und die normalerweise unregelmäßigen Botschaften durch regelmäßige ersetzt werden. Es ist aber auch möglich, dass der künstliche Strom die erwähnten abnormalen Betawellen unterdrückt und so dafür sorgt, dass die für die Bewegungssteuerung wichtigen Gammawellen entstehen. Doch wie auch immer die Wirkung zustande kommt, die Tiefe Hirnstimulation hilft den Parkinson-Patienten. Inzwischen leben weltweit über 80 000 Menschen mit einem Hirnschrittmacher. Aber auch andere Gehirnstörungen wie beispielsweise schwere Depressionen oder zwanghaftes Verhalten versuchen Ärzte inzwischen mit der Tiefen Hirnstimulation zu behandeln.

Ist das ethisch vertretbar? Immerhin wird das Gehirn beeinflusst und in seinen Reaktionen verändert. Und es ist denkbar, dass Menschen auf diese Weise manipuliert und ihre Gedanken darüber vielleicht sogar eines Tages von außen gesteuert werden. Allerdings ist die Tiefe Hirnstimulation reversibel. Wenn die Elektroden entfernt werden, funktioniert das Gehirn wie zuvor. Außerdem kontrolliert der Patient selbst die Stimulation, er kann die Stromstöße eigenständig abschalten. Insofern besteht kein wirklicher Unterschied zu Medikamenten, die ja auch das Gehirn verändern.

Warum erkranken Menschen an Parkinson? Wie bei vielen neurologischen Krankheiten gibt es nicht die eine Ursache. Dass ein einziges fehlerhaftes Gen ein Leiden hervorruft wie im Fall der Huntington'schen Krankheit ist ohnehin selten. Wenn Auslöser im Erbgut mitspielen, sind in der Regel mehrere Gene beziehungsweise mehrere Abschnitte desselben Gens betroffen. Aber auch dann sind die Ursachen meistens nicht allein im Erbgut zu finden, sondern zudem in Umwelteinflüssen. Das können Viren sein, die ihr Unheil bereits im Mutterleib anrichten, oder Stressmomente im späteren Leben. Bei Parkinson spielt das Alter mit Sicherheit eine Rolle und vermutlich auch Umweltgifte. Wie Forscher inzwischen gezeigt haben, können sowohl Reinigungschemikalien als auch Pestizide Parkinson-Symptome auslösen. Zum Beispiel Glyphosat: Der Hauptbestandteil des Herbizids

Roundup steht im Verdacht, die Krankheit zu verursachen. In Frankreich ist Parkinson aus diesem Grund seit 2012 als Berufskrankheit von Landwirten anerkannt, vorausgesetzt, sie sind mindestens zehn Jahre lang mit Pestiziden in Berührung gekommen.

Etwa 5 bis 10 Prozent aller Parkinson-Patienten tragen ein fehlerhaftes Gen in sich, das die Krankheit verursacht. Dabei handelt es sich häufig um Menschen, bei denen die Symptome schon früh, also weit vor dem Rentenalter, auftreten. Dreizehn Genvarianten haben Wissenschaftler inzwischen dingfest gemacht; sie sind von PARK1 bis PARK13 durchnummeriert. Dabei sind die PARK1- und PARK4-Varianten Punktmutationen eines einzelnen Gens, das den Bauplan des Proteins alpha-Synuclein enthält. Das heißt, eine einzelne Nukleinbase des Gens ist verändert. Betroffene leiden nicht nur an der typischen Körperstarre, sondern auch an verringerten geistigen Fähigkeiten. Wie man mittlerweile weiß, sammeln sich – ähnlich wie bei der Alzheimerkrankheit – Klumpen eines Proteins im Hirngewebe an, in diesem Fall alpha-Synuclein. Allerdings ist unklar, ob diese Ansammlungen tatsächlich den Tod von Zellen verursachen.

Patienten mit der PARK2-Variante fehlt ein Enzym namens Parkin. Wie Forscher Anfang 2014 herausgefunden haben, kommt es beim Verlust von Parkin zu einer verhängnisvollen Kettenreaktion. Ohne Parkin wird auch ein anderes Eiweißmolekül nicht mehr gebildet. Dieses Protein schützt Zellen vor Stress. Wenn dem Gehirn Parkin fehlt, werden Zellen anfälliger und sterben schneller ab. Auch die PARK6-Variante führt dazu, dass Nervenzellen nicht mehr richtig arbeiten. Bei ihr werden die Mitochondrien, die Energielieferanten der Zellen, geschädigt.

Leider nützt dieses Wissen den Betroffenen nicht viel, denn bei den wenigsten ist die Krankheit monogenetisch, das heißt durch ein einzelnes Gen bedingt. Selbst wenn es eine Gentherapie gäbe, mit der man den Fehler in der Erbsubstanz korrigieren könnte, würde sie nur ein paar Prozent der Patienten helfen.

Somit bleibt den Betroffenen nach Stand der Forschung neben Medikamenten und Hirnschrittmachern nur die Möglichkeit, ihr Gehirn zu trainieren. Zum Beispiel mithilfe einer Wippe. Wissenschaftler um Arno Villringer am Max-Planck-Institut für Kognitions- und Neurowissenschaften in Leipzig haben festgestellt, dass beim Balancieren auf einem solchen Fitnessgerät in den Bereichen des Gehirns, die für die trainierten Bewegungsabläufe gebraucht werden, zusätzliche Nervenfasern entstehen.

Am Anfang ist das Balancieren auf der Wippe schwierig, man kann kaum mehr als ein paar Sekunden das Gleichgewicht halten. Aber schon kurze Übungseinheiten verbessern die Balance erheblich. Ein entsprechendes Trainingsprogramm kann auch Parkinson-Patienten helfen, erwarten die Neurologen. Erste Versuche sind vielversprechend: Nach dem regelmäßigen Balancieren können die Patienten ihr Gleichgewicht auf der Wippe sogar länger halten als untrainierte, gesunde Altersgenossen. Eine kleine Hoffnung für Frau Völler und viele ihrer Leidensgenossen.

4 Ganz und gar außergewöhnlich

Autismus oder: Wie das Gehirn aufgebaut ist

Antonia habe ich nicht kennengelernt, aber viel von ihr gehört. Ihrer Mutter war es lieber, dass Antonia bei unserem Gespräch nicht dabei ist. Man wisse nie, wie sie auf Fremde reagiert, sagt Frau Müller. Ihre Tochter sei sehr sensibel. Sie entscheide auf den ersten Blick, welche Menschen ihr wohlgesonnen sind oder sie ablehnen. Auf die einen gehe sie sofort zu, nehme ihre Hand, als wenn sie langjährige Freunde wären. Die anderen ignoriere sie oder sie verstecke sich. »Wie ein Hund«, sagt ihre Mutter.

Antonia leidet unter frühkindlichem Autismus. Sie kann abgesehen von dem Wort Mama nicht sprechen. Ihre Bewegungen sind ungelenk, Ataxie heißt das in der Fachsprache, was so viel bedeutet wie Unordnung, Unregelmäßigkeit. Erst jetzt, mit zehn Jahren, hat sie Fahrradfahren gelernt. Mit Stützrädern natürlich und ihr Vater muss nebenherlaufen, weil sie manchmal das Lenkrad herumreißt und das Gleichgewicht verliert. Wenn Antonia läuft, drehen sich die Leute um. Frau Müller ärgert das. Wenn Antonia sitzt, sieht man ihr die Behinderung nicht an, die Fotos an der Wand in dem schmucken Reihenhaus im Münchner Norden zeigen ein hübsches Mädchen mit hellbraunem gelocktem Haar, das ihrem kleinen Bruder Hannes den Arm um die Schulter legt.

Antonia ist das erste Kind von Frau Müller, ein Wunschkind. Geboren nach einer völlig unkomplizierten Schwangerschaft. Ein normales Baby, das andere Menschen anschaute und lachte. Das Einzige, das der Mutter vielleicht im Rückblick auffällt ist, dass ihre Tochter sich von Fremden schwer beruhigen ließ. Nur Mama, Papa und Oma konnten das. Aber so ungewöhnlich ist das auch wieder nicht. Als Antonia dann allerdings mit neun Monaten anfing, mit ihrem Körper hin und her zu schaukeln, waren die Eltern leicht beunruhigt. »Ein Spleen«, sagte der Kinderarzt, »der vergeht wieder.« Als sie mit einem Jahr noch nicht krabbelte, sondern nur eine Art Hasensprung machte, hieß es auch, das gibt sich.

Mit zwei Jahren sprach Antonia noch nicht, jetzt waren die Eltern alarmiert. »Damals begann die Odyssee zu den Ärzten«, erinnert sich Frau Müller. Kernspin, EEG, Genuntersuchungen, Intelligenztests. Die Diagnose des Kinderzentrums München: geistige und körperliche Behinderung. Das bekam die verunsicherte Mutter übrigens einfach so gesagt. Ohne Einfühlungsvermögen für eine Frau, für die eine Welt zusammenbricht. Sie erhielt auch keine Unterstützung, keine Informationen, wo man einen Schwerbehindertenausweis bekommt, welche Therapien die Krankenkasse zahlt. Und das, obwohl das Kinderzentrum auf die Diagnose frühkindlicher Entwicklungsstörungen spezialisiert ist.

Frau Müller akzeptiert die Diagnose, aber sie spürt, dass ihre Tochter viel mitbekommt, mehr als man bei einem geistig behinderten Kind vermuten würde. Sie tut alles, um Antonia zu fördern. Macht mit ihr eine Bewegungstherapie, schickt sie in den Regelkindergarten. Irgendwann bekommt sie ein Buch über autistische Kinder in die Hand und denkt: Das ist Antonia. Sie bringt ihre Tochter zur Heckscher Klinik für Kinder- und Jugendpsychiatrie in München. Die dortigen Spezialisten bestätigen, dass das Mädchen an Autismus leidet.

Für Frau Müller ist die Diagnose eine regelrechte Erleichterung. Sie holt sich Hilfe und Informationen beim Verband betroffener Eltern. Endlich kann sie sich mit anderen Müttern darüber austauschen, wie es ist, ein autistisches Kind zu betreuen. Ihre Freundinnen haben ja alle »normale« Kinder, die wissen gar nicht, was ihre Tochter und sie alles durchmachen. Wenn Antonia zum Beispiel nachts aufwacht und weint. Das passiert fast jede Nacht. Wahrscheinlich hatte sie einen Albtraum, vermutet ihre Mutter, aber sie kann ihre Ängste nicht ausdrücken. »Man kann sie dann fast nicht beruhigen. Sie muss alles mit sich ausmachen«, sagt Frau Müller.

Antonia kann sich nicht mitteilen, sie spürt ihren Körper nicht. Das ist typisch für viele Betroffene, die an frühkindlichem Autismus leiden. Als kleines Kind wollte Antonia nicht barfuß auf dem Sand laufen, als ob die feinen Körner unter ihren Füßen sie schmerzten; das könnte ebenfalls die Folge eines gestörten Körpergefühls sein. Auch braucht Antonia ständig etwas zwischen ihren Fingern. Mal sind es Stofftücher, mal Luftballons, die sie zwischen Daumen und Zeigefinger reibt. Diese schon fast zwanghaften Bewegungen, mit denen sie sich selbst beruhigt, sind typisch für autistische Kinder.

Frau Müller ist froh, dass Antonia sich inzwischen wenigstens mittels Gebärden verständigen kann. Das hat sie, davon ist die Mutter überzeugt, mit einer speziellen Verhaltenstherapie erreicht. »Versuchen Sie mal«, sagt sie, »einem Kind etwas beizubringen, das keine Motivation hat etwas zu lernen.« Bei der Verhaltenstherapie bemüht man sich, einerseits das stereotype Verhalten und die Aggressionen abzubauen und andererseits die sozialen Fähigkeiten zu stärken, indem man mit Belohnung arbeitet. Heute kann Antonia zumindest signalisieren, wenn sie Hunger oder Schmerzen hat. Aber weil es keine wissenschaftlichen Studien über die Wirksamkeit von Verhaltenstherapien bei autistischen Kindern gibt, weigert sich der Bezirk Oberbayern die Kosten zu übernehmen. Antonias Mutter fühlt sich manchmal doppelt gestraft. Ihre Tochter richtig zu betreuen und zu fördern kostet sie viel Kraft – und auch sehr viel Geld.

Frau Müller hat oft mit ihrem Schicksal gehadert. Sie fragt sich dann, warum es ausgerechnet sie und ihren Mann, die sich so sehr ein Kind gewünscht haben und sich liebevoll um es kümmern, getroffen hat. Wo doch andere weniger vorbildlich sind und rauchen, trinken und ihre Kinder schlagen. Andererseits: Wo, wenn nicht in dieser ihr zugewandten Umgebung wäre Antonia besser aufgehoben? Ihre Eltern tun alles, um sie zu fördern. Sie hat lesen gelernt und wenn sie schreiben will, dann führt Frau Müller ihre Hand. Irgendwann hat sie die Krankheit ihrer Tochter akzeptiert. Sie will, dass die Familie ein halbwegs normales Leben führt, mit Ausflügen und Urlaub. Dazu hat auch der kleine Hannes beigetragen. Seitdem er auf der Welt ist, dreht sich immer noch vieles um Antonia, aber eben nicht mehr alles.

Autismus ist vermutlich die Krankheit des Gehirns, die Forschern und Ärzten die größten Rätsel aufgibt. Dabei ist sie auch die interessanteste, denn sie beeinträchtigt Gehirnfunktionen, die beim Menschen besonders ausgeprägt sind: das soziale Empfinden und die Fähigkeit zur Kommunikation mit anderen. Allerdings gibt es wie bei vielen Gehirnkrankheiten nicht den einen Autismus, sondern verschiedene Ausprägungen mit unterschiedlichen Symptomen. Zudem fehlen klare neurologische Indizien im Gehirn. Man hat bislang keine deutlichen Hinweise darauf gefunden, dass – wie bei Parkinson – eine Gruppe von Zellen geschädigt ist oder – wie bei Multiple Sklerose – Nervenfasern zerstört werden. Manche Menschen mit Autismus können ein fast normales Leben führen, andere wie Antonia sind schwer behindert. Deshalb sprechen Fachleute auch lieber von Autismus-Spektrum-Störungen als von Autismus.

Dass manche Autisten auch spezielle Begabungen haben, hat der Filmklassiker »Rain Man« bekannt gemacht. Der Film erzählt die Geschichte eines autistischen Mannes, der von seinem Bruder Charlie auf eine Reise mitgenommen wird. Als Raymond, unvergesslich gespielt von Dustin Hoffman, nach etwas zu lesen verlangt, wirft Charlie ihm spöttisch ein Telefonbuch hin. Am nächsten Tag stellt sich heraus, dass Raymond sämtliche Telefonnummern einschließlich der dazugehörenden Namen im Kopf hat. Als eine Packung Zahnstocher zu Boden fällt, erkennt Raymond auf einen Blick, dass 246 Zahnstocher auf dem Teppich liegen. Raymond hat ein phantastisches Gedächtnis und kann komplizierte Rechenaufgaben sekundenschnell im Kopf lösen, aber er versagt im täglichen Leben, wenn es um Geld oder Preise geht. Auch der amerikanische Psychiater Oliver Sacks hat in seinem Bestseller »Der Mann, der seine Frau mit einem Hut verwechselte« autistische Wunderkinder beschrieben: Zwillinge, die zu jedem beliebigen Datum den dazugehörigen Wochentag nennen können und Spaß daran haben, sich gegenseitig Primzahlen vorzusagen.

Leider sind Autisten wie Raymond oder die Zwillinge eher selten. Heute spricht man vom Asperger-Syndrom, wenn Menschen gleichzeitig sozial unbeholfen sind und ungewöhnliche Begabungen haben. Autismus dagegen wird diagnostiziert, wenn drei Bedingungen erfüllt sind: Der Betroffene hat Probleme mit sozialen Kontakten, die Kommunikation mit anderen Menschen – sei es verbal oder durch Blicke und Gesten – fällt ihm schwer und er neigt zu stereotypem Verhalten.

Inzwischen gehen Fachleute davon aus, dass Autismus 1 von 100 Menschen betrifft – eine erschreckend hohe Zahl. Es bedeutet, dass in fünf Schulklassen ein autistisches Kind sitzt. In den Vierzigerjahren, als das Krankheitsbild erstmals definiert wurde, gingen die Fachleute von höchstens 1 Fall bei 500 Kindern aus – also fünfmal weniger als heute. Dabei spielt jedoch auch eine Rolle, dass heute andere Kriterien für die Diagnose Autismus herangezogen werden. Kinder, die wie Antonia nicht sprechen lernen oder stereotypes Verhalten zeigen, hätte man früher schlichtweg als geistig behindert bezeichnet. Immerhin hat die Hälfte der Betroffenen einen IQ von weniger als 70. Jungen leiden übrigens viermal so häufig an Autismus wie Mädchen und sogar achtmal so häufig am Asperger-Syndrom. Insofern ist Antonia eher untypisch.

Dabei hat die Diagnose Autismus eine gesellschaftlich höhere Akzeptanz als die der Behinderung. Das ist einerseits problematisch, weil dann schnell jemand als autistisch gilt, der lediglich kommunikationsgestört ist. Nicht jeder, der ein Kommunikationsproblem hat, ist Autist, warnen Experten wie der Oberarzt der Münchner Heckscher Klinik Martin Sobanski. Andererseits hat es den Vorteil, dass die betroffenen Kinder besser, weil spezifischer behandelt werden können.

Wie der Fall von Antonia zeigt, ist die Diagnose allerdings häufig schwierig, weil man bisher keine Biomarker hat, also anatomische, neurologische oder genetische Merkmale, die Betroffene von Gesunden unterscheiden. Bis heute gibt es keinen Gentest für Autismus, obwohl die Krankheit eine starke genetische Komponente hat, wie man vermutet.

Wie hoch der genetische Anteil an den Ursachen einer Krankheit ist, kann man abschätzen, wenn man eineiige und zweieiige Zwillinge vergleicht. Eineiige Zwillinge entstehen aus einem befruchteten Ei und haben deshalb identische Gene, zweieiige Zwillinge stimmen nur zu 50 Prozent in ihrem Erbgut überein. Allerdings haben auch eineiige Zwillinge keine absolut identischen Gehirne, selbst wenn sie vor der Geburt dieselbe Umgebung in der Gebärmutter teilen. Zwar wachsen die Nervennetze zunächst nach einem genetisch vorgegebenen Bauplan, aber die Umwelt formt das Gehirn auch nach der Geburt und Gene können sich in sehr viel stärkerem Maße als bislang gedacht an- und ausschalten.

Trotzdem ähneln sich die Gehirne von eineiigen Zwillingen mit demselben Erbgut sehr viel stärker als die von zweieiigen Zwillingen. Somit kann der Unterschied zwischen der Anzahl der eineiigen und zweieiigen Zwillinge, die beide an derselben Krankheit leiden, als Maß für die genetische Komponente der Krankheit genommen werden. Ist der Unterschied gering, so kann man davon ausgehen, dass das Leiden nicht in den Chromosomen festgeschrieben ist, ein großer Unterschied deutet hingegen auf eine starke genetische Komponente hin.

Autismus hat diese starke genetische Komponente.

Wenn von zwei eineiigen Zwillingen einer erkrankt, dann beträgt die Wahrscheinlichkeit, dass der andere Zwilling dieses Schicksal teilt, zwischen 60 und 90 Prozent – je nachdem, wie eng oder weit man die Definition von Autismus fasst. Dagegen erkrankt ein zweieiiger Zwilling nur mit einer Wahrscheinlichkeit von 20 Prozent, wenn der andere an Autismus leidet.

Vermutlich sind viele Gene auf verschiedenen Chromosomen beteiligt, wenn Autismus entsteht. Besonders interessant sind in diesem Zusammenhang zwei Mutationen von Genen auf dem X-Chromosom. Diese Abschnitte der Erbsubstanz bewirken, dass Neuroligin produziert wird, ein Protein, das wichtig für die Entstehung von Synapsen ist, also den Kontaktstellen der Neuronen. Dass diese Mutationen an Autismus beteiligt sind, könnte auch erklären, warum weitaus mehr Jungen als Mädchen betroffen sind. Denn Jungen haben nur ein X-Chromosom. Wenn dieses Chromosom fehlerhaft ist, können sie den Defekt nicht ausgleichen, anders als Mädchen, die über zwei X-Chromosome verfügen.

Weil aber nicht jeder eineiige Zwilling eines autistischen Kindes erkrankt, muss es noch andere Ursachen geben als das Erbgut. Viren, etwa die Erreger von Röteln, Masern, Herpes oder Grippe, gelten als wahrscheinliche Kandidaten. Ebenso könnte es sein, spekulieren manche Forscher, dass Moleküle des Immunsystems die Entwicklung des Gehirns stören.

Was die Krankheit mit Sicherheit nicht verursacht, sind das Verhalten oder der Sozialstatus der Eltern. In den Sechzigerjahren meinten englische Forscher bewiesen zu haben, dass unter den Vätern autistischer Kinder besonders viele mit überdurchschnittlichem Einkommen waren. Spätere Untersuchungen konnten das nicht bestätigen, aber damals fand man es plausibel, dass die Kinder von reichen oder intelligenten Eltern besonders oft verhaltensgestört sind. Auch angeblich karrieresüchtige und gefühlskalte Mütter (»Kühlschrankmütter«) gerieten in Verdacht. Sogar der weltweit beachtete und respektierte Psychoanalytiker Bruno Bettelheim beschrieb in seinen Büchern die Gefahr, die von Müttern ausgehe, die ihre Säuglinge nicht nah genug am Körper hielten. Bettelheim war davon überzeugt, dass emotionsarme Eltern bei ihren Kindern Autismus verursachen. Abgesehen davon, dass es unglaublich grausam ist, Eltern mit solchen Vorwürfen zu konfrontieren, hat sich keine dieser Annahmen bewahrheitet.

Fest steht nur, dass bei autistischen Kindern die Entwicklung des Gehirns gestört ist. Erste Auffälligkeiten entdeckten Wissenschaftler mithilfe von Kernspinaufnahmen Anfang der Achtzigerjahre im Kleinhirn, jenem stark gefalteten Bereich oberhalb des Nackens, der sich relativ früh beim Embryo ausbildet. Aber auch andere Hirnregionen scheinen bei autistischen Patienten betroffen zu sein: die Hirnrinde, die Amygdala, der Hippocampus. Bei fast keiner Krankheit sind so viele Hirnbereiche beteiligt wie bei Autismus. Das ist nicht überraschend, denn wenn zwei Menschen kommunizieren, brauchen sie dafür Augenkontakt, um sich anzuschauen, Gesichtsmuskeln, um zu lächeln, Arme, um zu winken, Sprachareale, um zu sprechen. Damit sie sich verständigen können, müssen all diese Hirnregionen miteinander kommunizieren. Und diese Verbindungen sind, so vermutet man heute, bei Menschen mit einer autistischen Störung falsch angelegt. Das heißt, ein Bereich des Gehirns weiß nicht, was der andere tut, oder interpretiert Signale fehlerhaft. Das könnte auch erklären, warum autistische Kinder wie Antonia ein schlechtes oder gar kein Körpergefühl haben. Es geht also um wichtige Verbindungstrassen im Gehirn.

Der Bauplan des Kopfes

Ob wir einen Tennisball fixieren und über das Netz zurückschlagen, ob wir mit jemandem sprechen oder eine Mathematikaufgabe lösen – jedes menschliche Verhalten kann man auf die Signale zurückführen, die Nervenzellen untereinander austauschen. Bestimmte Neuronen erkennen beispielsweise beim Tennis das runde gelbe Objekt als Ball, andere Neuronen kalkulieren seine Flugbahn. Weitere Nervenzellen berechnen, wie wir unsere Beine und Arme bewegen müssen, um den Schläger so zu halten, damit er den Ball über das Netz ins gegnerische Feld zurückschlägt. Gleichzeitig ist das Gehirn damit beschäftigt, dass wir atmen, dass unser Herz richtig schlägt und dass wir bewusst das Tennisspiel wahrnehmen.

Die an all diesen Aufgaben beteiligten Nervenzellen sind in unterschiedlichen Gehirnregionen angesiedelt. Beim Tennisspielen braucht man als Erstes das Sehsystem, das ein inneres Bild des Balls erstellt. Der Motorkortex, also der Bereich in der Hirnrinde, der für Bewegung zuständig ist, plant die richtige Abfolge von Muskelkontraktionen und die Amygdala, eine Art Gefühlszentrum im Inneren des Gehirns, reguliert die Herzfrequenz. Der Hypothalamus sorgt dafür, dass wir motiviert sind, konzentriert und gut spielen. Wenn wir den Ball zurückschlagen, sind weitere Hirnregionen beteiligt. Die Basalganglien zum Beispiel, die dabei helfen, Bewegungen in Gang zu setzen, oder das Kleinhirn, das die Bewegungen anpasst.

Wie eine große Walnuss liegt das Gehirn, genauer gesagt die zwei Gehirnhälften, unter der Schädeldecke. Drei Pfund wiegt es im Durchschnitt und es fühlt sich an wie Gelee, ganz weich. Aus diesem Grund ist das Organ in mehrere Schutzschichten eingebettet, die unter der harten Schädeldecke ein Polster bilden und Stöße auffangen. Unterhalb der beiden Hirnhälften, auch Großhirnhälften genannt, schließt sich am Hinterkopf das Kleinhirn an, welches in den Hirnstamm und schließlich das Rückenmark mündet.

Großhirn, Kleinhirn und Rückenmark heißen auch zentrales Nervensystem, weil sie die Schaltzentrale des Körpers bilden. Im Gegensatz dazu besteht das periphere, also außen liegende Nervensystem aus den Nerven, die in den Augen, Armen, Beinen oder Ohren sitzen. Sie empfangen Informationen von der Außenwelt und leiten diese an das zentrale Nervensystem weiter, wo die Signale verarbeitet werden.

Den groben Bauplan dieser Schaltzentrale – Großhirn, Kleinhirn und Rückenmark – teilen sich die Menschen mit anderen Wirbeltieren. Ob Fisch, Schlange oder Affe – ihr Gehirn ist nach diesem Schema aufgebaut. Was sich jedoch im Zuge der Evolution immer weiter ausgedehnt hat, ist das Großhirn. Vor einigen Millionen Jahren ist in seinem vorderen Teil eine neue Struktur aufgetaucht, der Neokortex (*neo* bedeutet »neu«, *cortex* heißt so viel wie »Rinde«). Er hat sich beim Menschen im Laufe der Jahrtausende stetig vergrößert. Wenn man die Größe der Hirnrinde von Reptilien im Verhältnis zu ihrem übrigen Gehirn mit 1 gleichsetzt, dann ist diese Zahl beim Schimpansen 58 und beim Menschen 156. Anders gesagt: Die Hirnrinde ist beim Menschen, verglichen mit dem gesamten Gehirn, 156-mal größer als bei Reptilien.

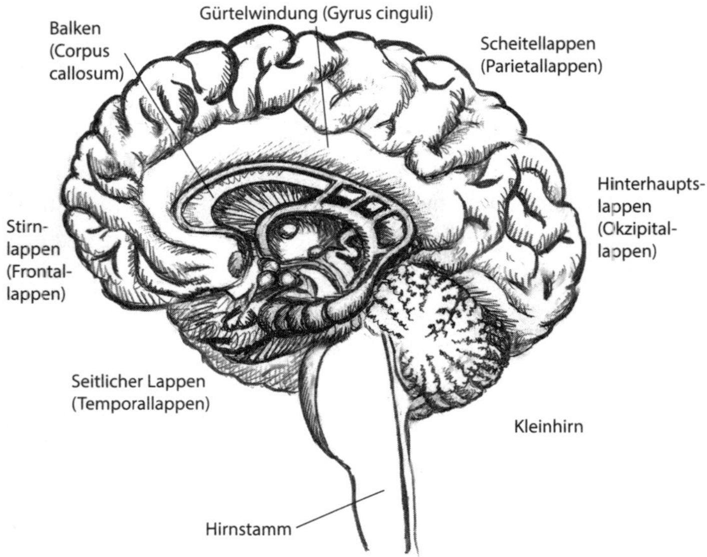

Die wichtigsten Teile des Gehirns sind die Großhirnrinde, die aus mehreren Lappen besteht, das Kleinhirn sowie der Hirnstamm.

Während der Evolution ist die Hirnrinde ständig gewachsen, um zusätzliche Aufgaben zu übernehmen. Ihre Dicke ist dabei gleich geblieben. Auch heute misst sie bei allen Arten zwischen 2 und 4 Millimeter, das heißt, die Hirnrinde hat sich ausgedehnt. Damit sie unter die Schädeldecke passte, die nicht im gleichen Maß wachsen konnte, hat sie sich immer mehr gefaltet. Das Ergebnis sind die zahlreichen Windungen, die an der Oberfläche des Gehirns sichtbar sind. Dank der Faltung haben im Kopf des Homo sapiens 2200 Quadratzentimeter Hirnrinde Platz. Auseinandergefaltet wären das knapp vier DIN-A4-Blätter.

Die Hirnrinde ist gewissermaßen der »menschlichste«, weil beim Homo sapiens besonders ausgeprägte Bereich des Gehirns, aber sie macht nur einen Teil des Denkorgans aus. Auch etliche andere Regionen sind daran beteiligt, Informationen und Gefühle zu verarbeiten. Fachleute unterteilen das Gehirn in sechs Bereiche: Medulla, Pons und Mittelhirn bilden den Hirnstamm. Dazu kommen Kleinhirn und Zwischenhirn, auch Diencephalon genannt, sowie das Großhirn.

Die Medulla (verlängertes Mark) schließt sich direkt an die Wirbelsäule an und ähnelt dieser auch im Aufbau. Die lebenswichtigen Gruppen von Nervenzellen in der Medulla regeln den Blutdruck und den Atem. Außerdem enthält sie Ansammlungen von Zellen, die an der Geschmacksempfindung, dem Hören und dem Gleichgewichtssinn beteiligt sind. Man kann sich diese Nervenzellen als erste Stationen des Regelwerks der Sinne vorstellen.

Pons bedeutet Brücke und dieser Teil des Hirnstamms ist tatsächlich eine Brücke, denn er besteht aus wichtigen Verbindungen zwischen Kleinhirn und Großhirn. Über diese Verknüpfungen werden Informationen über die Bewegungen des Körpers ausgetauscht. Außerdem sind Teile des Pons an Atmung, Geschmack und Schlaf beteiligt. Auch das Mittelhirn ist eine wichtige Station zwischen verschiedenen Bereichen des Bewegungsapparats – also im Wesentlichen zwischen Kleinhirn, Basalganglien und Großhirn.

Das Kleinhirn liegt hinter dem Pons, oberhalb des Nackens. Es war bei den Tieren schon fertig ausgebildet, als die Großhirnrinde noch in der Entwicklung steckte. Daher nimmt man an, dass es zunächst für die Koordination von Sinneseindrücken und Bewegung zuständig war. Das Kleinhirn besteht aus mehreren Lappen, die durch Furchen voneinander getrennt sind, und sieht daher – wie die Großhirnrinde – wie gefaltet aus. Lange Zeit dachten Fachleute, dass das Kleinhirn nur für die Bewegungssteuerung zuständig ist. Aber inzwischen weiß man aus bildgebenden Verfahren, dass es auch am Sprechen und anderen kognitiven Funktionen beteiligt ist.

Das Kleinhirn ist also eine enorm wichtige Struktur im Kopf – das sieht man auch daran, dass es zwar nur ein Zehntel des gesamten Gehirnvolumens ausmacht, aber die Hälfte aller Nervenzellen enthält. Inzwischen vermutet man, dass die Symptome von Autismus auch entstehen, weil das Kleinhirn sich falsch entwickelt. Forscher haben herausgefunden, dass Betroffene weniger Purkinjezellen im Kleinhirn besitzen als normal. Diese Nervenzellen haben besonders viele Dendriten, also Nervenfortsätze, und können so viele Verbindungen mit anderen Zellen knüpfen. Wenn weniger dieser Zellen vorhanden sind, sinkt gewissermaßen die Rechenleistung des Kleinhirns.

Teile des Kleinhirns empfangen über das Rückenmark große Mengen an sensorischen Daten: Tastsignale von den Fingerspitzen, Händedruck, Informationen über die Gliedmaßen. Forscher vermuten, dass das Kleinhirn auf diese Weise ständig darüber informiert ist, in welchem Zustand sich unser Körper befindet. Zahlreiche Experimente und Modelle des Kleinhirns haben gezeigt, dass seine Zellen vermutlich berechnen können, wie sich eine geplante Bewegung auswirken wird. Auch neue Bewegungen werden mithilfe dieser Zellen gelernt. Klavier spielen ohne Kleinhirn – das ist unmöglich.

Das Kleinhirn hat also gewissermaßen Modelle der Gliedmaßen gespeichert und kann mit deren Hilfe abschätzen, welche Befehle es geben muss, um etwa den Unterarm zu bewegen. Menschen, die einen Hirnschlag im Kleinhirn erlitten haben, machen große Fehler bei der Berechnung von Bewegungen, obwohl ihre Gliedmaßen selbst voll und ganz beweglich sind.

Dass Antonia schlecht läuft und nur mit Mühe Fahrradfahren gelernt hat, könnte also daran liegen, dass ihr Kleinhirn weniger Zellen und Verschaltungen als normal besitzt. Auch schreiben ist eine Funktion, an der das Kleinhirn beteiligt ist. Antonia kennt zwar die Buchstaben und weiß, wie man schreibt, sie kann aber ihre Finger und den Unterarm nicht entsprechend bewegen; das muss ihre Mutter für sie tun. Selbst das fehlende Körpergefühl kann mit Problemen im Kleinhirn zusammenhängen. Weil dieses auch Informationen über die Sinnesorgane verarbeitet, ist es nicht überraschend, dass Antonia und andere autistische Kinder ihren Körper nicht spüren.

An den Hirnstamm, oberhalb des Kleinhirns, schließt sich eine Struktur an, die Diencephalon heißt (*encephalon* ist das griechische Wort für Gehirn) und aus zwei Teilen besteht: Thalamus und Hypothalamus. Der Thalamus ist eine Zwischenstation für alle Sinnesinformationen des Körpers auf dem Weg zur Hirnrinde, ausgenommen den Geruchssinn. Anders als lange Zeit angenommen, leitet der Thalamus aber die Signale nicht nur weiter, sondern entscheidet auch, welche Informationen passieren können. Außerdem verbindet er Kleinhirn und Basalganglien mit den Bereichen der Hirnrinde, die für Bewegung und Kognition verantwortlich sind.

Der Hypothalamus sorgt dafür, dass in unserem Inneren immer ein gesundes Gleichgewicht herrscht: konstanter Herzschlag, Temperatur und Blutdruck. Obwohl dieser kirschkerngroße Bereich nur ein Prozent des gesamten Gehirnvolumens ausmacht, erfüllt er noch weitere lebenserhaltende Kontrollaufgaben. Ohne Hypothalamus würde der Körper austrocknen, weil er keinen Durst verspüren würde. Ohne Hypothalamus hätten wir keine Lust auf Sex und würden uns nicht fortpflanzen. Wir würden nicht oder zumindest schlecht schlafen, weil der Hypothalamus auf Licht und Dunkelheit reagiert und so den Schlaf-Wach-Zyklus des Körpers reguliert. Der Hypothalamus ist praktisch mit jedem Bereich des zentralen Nervensystems verbunden, er regelt den nicht willentlichen, also autonomen Teil des Nervensystems und wacht darüber, dass zur richtigen Zeit die richtigen Hormone freigesetzt werden. Zum Beispiel Oxytocin, das Hormon, das vor einer Geburt die Wehen auslöst und danach den Milchfluss in Gang bringt. Inzwischen geht man davon aus, dass Oxytocin auch das soziale Verhalten beeinflusst, und bezeichnet es daher gerne als »Liebes- und Kuschelhormon«.

Die beiden Hälften des Großhirns bilden den weitaus größten Teil des Gehirns. Jede von ihnen besteht aus Basalganglien, einer Amygdala, einem Hippocampus und der Großhirnrinde, die alles wie eine Hülle umschließt. Würde man den Kopf senkrecht, also entlang des Nasenrückens und des Scheitels aufschneiden und das Gehirn aufgeklappt vor sich hinlegen, hätte man zwei identische Hälften mit einer halben Hirnrinde, einem halben Hypothalamus und einem halben Kleinhirn.

Bekanntlich teilen sich die beiden Hälften der Hirnrinde die Arbeit: Die linke ist damit beschäftigt, Sinneseindrücke von der rechten Körperhälfte zu verarbeiten und deren Bewegungen zu planen und auszuführen, der rechte Teil ist für die linke Körperhälfte zuständig. Wenn es also im rechten kleinen Zeh kitzelt, sind Nervenzellen in der linken Gehirnhälfte aktiv. Wie wir im

Kapitel über Schlaganfälle noch sehen werden, ist die Arbeitsteilung nicht ganz strikt. Die Gehirnhälften tauschen nämlich Informationen über ein dickes Bündel von Nervenfasern, den Corpus Callosum, auch Balken genannt, aus. Wenn eine Gehirnhälfte geschädigt ist, zum Beispiel im Bereich des Sprachzentrums, kann die andere Hälfte ihre Aufgaben teilweise übernehmen.

Während Rückenmark, Hirnstamm und Diencephalon die lebenswichtigen Funktionen des Körpers kontrollieren und damit gewissermaßen unser Überleben sichern, ist die Großhirnrinde zuständig für die Planungen und Handlungen des Alltags. Wie wir schon in Kapitel 3 gesehen haben, besteht sie aus verschiedenen Typen von Neuronen, die sich mit unterschiedlichen Botenstoffen untereinander verständigen. Eines ist jedoch überall gleich: Die Nervenzellen sind in Schichten und Säulen angeordnet. In den Schichten befinden sich immer Nervenzellen, die anatomisch ähnlich sind, in einer Säule sind die Nervenzellen zusammengefasst, die auf Reize ähnlich reagieren. Zum Beispiel sind Neuronen, die auf Farben ansprechen, in derselben Säule zu finden, die bewegungsempfindlichen Neuronen hingegen befinden sich in einer anderen Säule. Jede Säule ist letztlich ein Netz spezialisierter Zellen. Dieses Organisationsprinzip kommt überall im Gehirn vor und scheint auch besonders geeignet dafür zu sein, Informationen schnell und zuverlässig zu verarbeiten.

Anatomen teilen die Hirnrinde grob in verschiedene Bereiche ein, die sogenannten Lappen, die unter den entsprechenden Teilen des Kopfes liegen: Stirn-, Scheitel-, Schläfen- und Okzipital- oder Hinterhauptslappen. Jeder ist auf bestimmte Aufgaben spezialisiert. Der Stirnlappen kümmert sich darum, Handlungen zu planen und Bewegungen zu steuern. Seheindrücke werden im Okzipitallappen verarbeitet; im Scheitellappen befinden sich die Nervenzellen, die Sinneseindrücke von Haut und Gliedmaßen verarbeiten. Die Hörrinde verbirgt sich im Schläfenlappen.

Die drei erwähnten Strukturen, die von der Großhirnrinde umhüllt sind und tief im Großhirn liegen, haben die Aufgabe, dessen Aktivität permanent zu überwachen. Die Basalganglien erhalten Signale von weiten Teilen der Großhirnrinde und schicken ihrerseits Informationen über den Thalamus zu den Stirnlappen. Der Hippocampus ist dafür zuständig, dass Inhalte im Langzeitgedächtnis gespeichert werden. Die Amygdala bewertet den Input der Sinnesorgane. Wenn wir zum Beispiel einem Bekannten auf der Straße begegnen, fragt das Gehirn sofort: Mögen wir ihn? Welche Gefühle verbinden wir mit dieser Person? Das Ergebnis der Berechnungen, die unser Gehirn dann anstellt, kann dazu führen, dass wir entweder stehen bleiben und mit der Person reden oder aber vielleicht lieber die Straßenseite wechseln.

Autismus zieht, wie bereits erwähnt, viele Gehirnregionen in Mitleidenschaft. Das ist nicht überraschend, angesichts der weitreichenden Defizite, unter denen die Betroffenen leiden. Mithilfe bildgebender Verfahren haben Forscher Auffälligkeiten nicht nur im Kleinhirn gefunden, sondern auch in gleich drei Bereichen der Großhirnrinde: erstens im Stirnlappen, dessen Nervenzellen vor allem Handlungen planen und ausführen; zweitens im Scheitellappen, wo Augenbewegungen und Blickkontakt vermittelt werden, und drittens im Schläfenlappen, der an der Gesichtserkennung beteiligt ist. Auch Fehlverschaltungen in der Amygdala könnten Ursache der sozialen Defizite sein.

Der britische Autismusforscher Simon Baron-Cohen

hat im Jahr 2013 eine interessante Entdeckung gemacht. Synästhesie, also das ungewollte Verknüpfen von Sinnesempfindungen, kommt bei autistischen Erwachsenen fast dreimal so häufig vor wie bei gesunden Menschen. Synästhesie bedeutet, dass eine Sinneswahrnehmung eine andere auslöst. Die Betroffenen sehen zum Beispiel eine Farbe und empfinden gleichzeitig einen bestimmten Geschmack. Andere hören Musik und sehen bei jeder Note eine andere Farbe. Manche riechen etwas, wenn sie Buchstaben sehen.

Synästhesie könnte, so vermutet man, durch ungewöhnliche Verschaltungen im Gehirn zustande kommen. Wenn zum Beispiel die Sehrinde und das Hörzentrum verbunden sind – was eigentlich nicht vorgesehen ist –, könnte das Hören einer Note einen Farbeindruck auslösen. Auch bei Autismus geht man, wie wir gesehen haben, von fehlerhaften Verbindungen zwischen Hirnregionen aus. Daher ist es nicht überraschend, dass Autismus und Synästhesie häufig zusammen auftreten.

Marburger Wissenschaftler haben durch Versuche mit Mäusen eine interessante Entdeckung gemacht. Die Tiere kommunizieren über Ultraschalllaute, die für das menschliche Ohr nicht hörbar sind, weil ihre Frequenz zu hoch ist. Dabei hängt die Frequenz dieser »Vokalisationen« davon ab, ob die Tiere positive oder negative Gefühle ausdrücken wollen. Besonders hohe Töne von 50 Kilohertz scheinen mit Wohlbefinden einherzugehen und die Tiere verwenden sie, wenn sie Futter bekommen oder spielen können. Bei Angst oder in Stresssituationen dagegen stoßen Mäuse die tieferen Töne mit Frequenzen von 22 Kilohertz aus.

Das lässt den Schluss zu, dass man das Verhalten von Mäusen studieren und ihren Gefühlszustand bestimmen kann, indem man die Vokalisation misst. Manche Mäusestämme zeichnen sich dadurch aus, dass sie deutlich weniger Ultraschallsignale verwenden, um mit ihren Artgenossen zu kommunizieren. Einige von ihnen zeigen außerdem stereotype Verhaltensmuster, die auch für autistische Kinder typisch sind – wie das Reiben von Luftballons, das Antonia braucht, um sich zu beruhigen. Forscher haben herausgefunden, dass die Mäuse, die weniger vokalisieren, insgesamt kontaktscheu sind. Lässt man sie zwischen zwei Kammern wählen, bei denen in der einen ein Käfig mit einer Maus ist und in der anderen ein leerer Käfig, so verbringen sie genauso viel Zeit in beiden Kammern: ganz untypisch für die Nager, die sonst gern die Gesellschaft ihrer Artgenossen suchen.

Die Hoffnung besteht also, dass in Zukunft mithilfe von genveränderten Tieren ein paar Geheimnisse darüber gelüftet werden können, wie das Gehirn das Sozialverhalten steuert und was bei autistischen Patienten schiefläuft. Einstweilen aber müssen Wissenschaftler das Verhalten von Menschen untersuchen, um den Ursachen der Krankheit auf die Spur zu kommen.

Soziales Verhalten setzt auch voraus, dass wir uns in andere Personen hineinversetzen können und so herausfinden, was sie planen oder denken. Wenn man zum Beispiel einem Mann dabei zuschaut, wie er sich längere Zeit an einer Autotür zu schaffen macht und sich ganz offensichtlich unbeobachtet fühlt, geht man unwillkürlich davon aus, dass es sich um einen Autodieb handelt und dass er wegrennen wird, wenn er jemanden sieht. Unser Gehirn macht also Annahmen darüber, was im Gehirn des Mannes vorgeht, es schätzt Motivation, Wissen oder Handlungen einer anderen Person ab.

Wie gut wir darin sind, den geistigen Zustand anderer auszutarieren, bestimmt auch unsere Fähigkeit zur sozialen Kommunikation. Aus Sicht der Evolution ist diese Fertigkeit extrem hilfreich, denn sie ermöglicht es uns vorherzusagen, was andere Menschen als Nächstes tun werden, indem wir gewissermaßen ihre Gedanken lesen. Das hilft uns dabei, andere zu überzeugen, manchmal auch auszutricksen, und erleichtert soziale Beziehungen.

Wenn diese Fähigkeit fehlt, sprechen Forscher von »geistiger Blindheit«. Kinder mit Autismus leiden an dieser geistigen Blindheit, sie tun sich äußerst schwer damit, die Gedanken anderer zu lesen. Verhaltenspsychologen haben einen mittlerweile klassischen Versuch entwickelt, mit dem sich dieses Handicap testen lässt. Der sogenannte Sally-Ann-Test ist ein Spiel mit zwei Puppen. Puppe Sally hat einen Korb und versteckt darin einen Ball. Puppe Ann hat eine Schachtel. Sally verlässt das Zimmer. Währenddessen nimmt Ann den Ball aus dem Korb und legt ihn in ihre Schachtel. Wenn Sally zurückkommt und mit ihrem Ball spielen will, wo wird sie danach suchen – im Korb oder in der Schachtel? Jedes gesunde vierjährige Kind kennt die Antwort. Es kann sich in Sally hineinversetzen und weiß daher, dass Sally nicht wissen kann, dass Ann ihren Ball genommen hat, und wird daher erst einmal in ihrem Korb danach sucht.

Autistische Kinder im selben Alter dagegen können nicht vorhersagen, wo Sally zuerst nachschauen wird. Wenn überhaupt, lernen sie nur mit Mühe, den Test zu lösen. Sie haben ihr Leben lang Schwierigkeiten damit, das Verhalten anderer vorherzusagen und angemessen mit ihnen zu kommunizieren. Mittels bildgebender Verfahren wie PET und funktioneller Kernspintomografie kann man beobachten, welche Hirnregionen bei gesunden Erwachsenen beim Sally-Ann-Test und ähnlichen

Aufgaben beteiligt sind. Forscher haben dabei vier Bereiche ausfindig gemacht.

Die erste beteiligte Region befindet sich im Stirnlappen; dort leuchtet eine Stelle auf, das heißt, dort ist das Gehirn besonders aktiv. Dieser Bereich ist, so vermutet man, wichtig, um die eigenen Gedanken zu verfolgen. Die zweite Region befindet sich im Schläfenlappen, wo Bewegung, insbesondere die Bewegung der Augen, verarbeitet wird. Als dritter Bereich spielt die Amygdala eine Rolle, jene Region, die wesentlich für die Interpretation von Gefühlen ist. Schließlich ist viertens ein Bereich im Schläfenlappen aktiv, der an der Erkennung von Gesichtern beteiligt ist. Gehirnaufnahmen von Menschen mit Autismus bestätigen, dass bei ihnen dieses Netzwerk weniger aktiv ist und dass auch die Verbindungen zwischen den Bereichen wenig ausgeprägt sind.

Weil so viele Gehirnregionen betroffen sind und die Krankheit sich relativ früh bemerkbar macht, liegt die Vermutung nahe, dass Gründe für die Entstehung von Autismus schon in der Entwicklung im Mutterleib oder gleich nach der Geburt zu suchen sind. Inzwischen geht man davon aus, dass der Stirnlappen sich rascher entwickelt als die anderen Bereiche der Hirnrinde. Auch die Amygdala macht bei autistischen Jungen eine ungewöhnliche Wachstumsphase durch. Normalerweise wächst sie zwischen dem Alter von 8 und 18 Jahren um etwa 40 Prozent. In derselben Zeit schrumpfen viele andere Bereiche des Gehirns, weil eine Art Reinigungsprozess stattfindet. Überflüssige Verbindungen innerhalb einer Region und zwischen den Regionen – beispielsweise zwischen Amygdala und Großhirnrinde – werden wieder gekappt. Bei autistischen Jungen dagegen ist die Amygdala bereits mit acht Jahren ausgewachsen. Das könnte bedeuten, dass dann ein großer Teil des Entwicklungsprozesses abgeschlossen ist und keine Möglichkeit mehr besteht, unerwünschte Verbindungen zu beseitigen.

Dass in der Entwicklung des Gehirns von Kindern mit Autismus etwas grundlegend schiefläuft, belegt auch eine viel beachtete Studie, die US-Forscher im Frühjahr 2014 veröffentlicht haben. Sie untersuchten – mit dem Einverständnis der Eltern – das Gehirngewebe von Kindern nach deren Tod. Die eine Hälfte der Gewebeproben stammte von Kindern, bei denen Autismus diagnostiziert worden war, die andere von gesunden Kindern. Im Hirngewebe von 10 der 11 kranken Kindern entdeckten die Wissenschaftler unter dem Mikroskop ungewöhnliche Bereiche.

Im zweiten Drittel der Schwangerschaft macht das noch rudimentäre Gehirn des Embryos einen Entwicklungsschub. Nervenzellen wachsen und bilden Verbindungen. Offenbar kann es aber zu Fehlern in dieser Entwicklung kommen. Die Hirnrinde besteht aus sechs Lagen mit jeweils bestimmten Typen von Nervenzellen, die wie eine Torte geschichtet sind. Während bei den gesunden Kindern die Schichten regelmäßig übereinanderlagen, sahen bei den kranken Kindern bestimmte Stellen der Hirnrinde ungeordnet aus. Zudem fehlten teilweise die Verknüpfungen zwischen den Neuronen. Je nachdem, welche Bereiche der Hirnrinde betroffen sind, führt das zu unterschiedlichen Ausfällen. Das würde auch erklären, warum Autismus so verschiedene Ausprägungen hat.

Wie Nervennetze wachsen

Am 25. Tag nach der Befruchtung ähnelt das Gehirn eines menschlichen Embryos dem eines Wurms. Um den 40. bis 50. Tag herum sieht es eindeutig aus wie das eines Wirbeltiers, aber man könnte es noch mit dem eines Fisches verwechseln. Am 100. Tag gibt es keinen Zweifel mehr, dass es sich um das Gehirn eines Säugetiers handelt, und im 5. Monat hat es das Aussehen eines Primatengehirns erreicht.

Bis zu diesem Zeitpunkt entwickelt sich das Gehirn aller Primaten ziemlich ähnlich – danach sondert sich der Mensch ab: Großhirnrinde und Kleinhirn dehnen sich stark aus und erreichen nach und nach ihre spätere Form. Im 6. Monat trennt sich der Schläfenlappen deutlich vom Rest des Gehirns, im 7. Monat entstehen die ersten Furchen an der Oberfläche, weil die Hirnrinde sich faltet, um Platz unter der Schädeldecke zu finden. Danach geht die Entwicklung rasant weiter, bis im 9. Schwangerschaftsmonat das Gehirn vollendet aussieht.

Soweit das Bild von außen. Im Inneren sind in derselben Zeit fast unglaubliche Auf- und Umbauten geschehen. Die ersten Nervenzellen entstehen aus Zellen des äußeren Keimblatts des Embryos. Später wird daraus die sogenannte Neuralplatte, die sich im Laufe der Zeit zu einem Rohr faltet. Dieses Neuralrohr ist das ursprüngliche Nervensystem, wie man es noch bei einfachen Tieren etwa bei Würmern findet. Im Neuralrohr vermehren sich die Nervenzellen rasch. Irgendwann hören sie auf sich zu teilen und wandern stattdessen zu ihren endgültigen Plätzen im Nervensystem.

Wie aber entstehen letztendlich die neuronalen Netze?

Im Wesentlichen sind hier drei Prinzipien bestimmend: Chemische Signale lenken die Axone, Nervenzellen bewegen sich entlang der Fasern und Zellen treten in Konkurrenz zueinander.

Das Axon, also die Faser, die von einer Zelle abgeht, muss teilweise über weite Strecken nach einem festgelegten Muster Verbindungen mit anderen Zellen knüpfen. Das Nervensystem hat ausgeklügelte Mechanismen entwickelt, damit dieser Bauplan auch eingehalten wird. So besitzen Axone ein spezielles Rüstzeug, den Wachstumskegel. Er ähnelt einer empfindlichen Nase, die Gerüche aufspürt. Im Fall der Axone sind die Gerüche allerdings spezielle Moleküle, sogenannte Wachstumsfaktoren. Spritzt man solche chemischen Substanzen ins Gehirn, dann wachsen die Nervenfasern genau dorthin, wo die Konzentration am höchsten ist. Inzwischen kennt man etliche dieser Substanzen und auch die entsprechenden Gene.

Angesichts der Vielfalt der Wachstumsfaktoren ist es wenig überraschend, dass es gelegentlich zu Fehlern in der Entwicklung kommt. Schon die falsche Konzentration einer dieser Faktoren führt dazu, dass Verbindungen zwischen Nervenzellen fehlgeleitet werden. Man kann sich also durchaus vorstellen, dass als Folge von Genveränderungen Wachstumsfaktoren in zu großen Mengen oder die falschen Substanzen produziert werden. Die Konsequenzen sind fehlerhafte Verdrahtungen im Gehirn.

Nervenzellen nutzen – auch das ist ein wichtiges Prinzip des Aufbaus eines Nervennetzes – ihre Fasern, um sich fortzubewegen. Wenn ein Neuron sich entwickelt, kann es seine Faser aussenden. Die wächst so weit es geht, zum Beispiel bis zur Gehirnoberfläche. Dann folgt die Zelle dem Weg des Axons. Diesen Prozess kann man etwa bei den Purkinjezellen des Kleinhirns beobachten. Sie sind dazu bestimmt, die wichtigsten Zellen der Kleinhirnrinde zu werden, denn sie übertragen Informationen von der Kleinhirnrinde zu den tiefer gelegenen Zellkernen, die ihrerseits Signale an andere Hirnregionen weiterleiten. Die Faser ist also vorhanden und die Zelle wandert in die Kleinhirnrinde.

Ein weiteres Prinzip ist das der Konkurrenz: Wenn eine Muskelfaserzelle im Gehirn eines Embryos entsteht, bildet sie zunächst Kontakte mit vielen Motorneuronen. Wenn die Entwicklung fortschreitet, ziehen sich die meisten dieser Verästelungen zurück und es bleibt nur eine Verbindung bestehen. Es ist, als ob die Motorneuronen einen Wettkampf ausfechten würden, bei dem das Axon mit der stärksten Verbindung gewinnt. Die anderen Synapsen sterben ab und verschwinden. Dieser Prozess des Wettkampfes ist im Nervensystem weit verbreitet. Zum Beispiel gibt es im Hörsystem vor der Geburt weitaus mehr Nervenzellen als später gebraucht werden. Je nachdem, welche Töne das Gehirn zu hören bekommt, verstärken sich bestimmte Nervennetze, andere, die nicht gebraucht werden, sterben dagegen ab.

Ein ausgeklügelter Mechanismus sorgt dafür, dass es überhaupt dazu kommt, dass Synapsen sich bilden. Zunächst sendet ein Neuron ein chemisches Signal in Form eines Botenstoffes aus. Das Signal wandert bis zur Nervenendung und trifft dort auf die Membran der Nervenendung eines anderen Neurons. Wenn diese Membran schnell genug auf den Botenstoff reagiert und wenn beide Neuronen noch dazu ihre elektrischen Signale koordinieren können, bleibt die Verbindung bestehen.

Am Ende ist ein Geflecht von Nervenzellen entstanden, das ganz entscheidend davon geprägt ist, welche Gene aktiv waren und welche Umweltreize auf das Gehirn eingewirkt haben.

Fenster der Entwicklung

Das Gehirn wird gern mit einem Computer verglichen und das aus zwei Gründen. Einerseits haben Informatiker die Hoffnung, irgendwann einmal eine Maschine bauen zu können, die ähnlich leistungsfähig ist wie der Mensch. Das kann, so hoffen Forscher, gelingen, wenn man sich an den Prinzipien des Gehirns orientiert. Doch der Beweis dafür steht noch aus. Die sogenannten intelligenten Maschinen, die es heute schon gibt, können allenfalls Routineaufgaben übernehmen und sich in definierten Umgebungen bewegen.

Andererseits ist es hilfreich, das Gehirn mit einem Computer zu vergleichen. Da sein Aufbau und seine Arbeitsweise derart komplex sind, versuchen Forscher auf diese Weise zumindest die wesentlichen Prinzipien herauszudestillieren.

Sowohl Gehirne als auch Computer bestehen aus vielen Elementen, den Nervenzellen beziehungsweise Schaltelementen. Beide kommunizieren über Fasern: Nervenfasern einerseits, Drähte andererseits. Beide verwenden eine elektrische Sprache: Aktionspotenziale im Gehirn, Strom im Computer. Beide erhalten Eingaben von außen, von den Sinnesorganen beziehungsweise vom Programmierer und produzieren eine Antwort: Das Gehirn bringt einen Muskel dazu, sich zu bewegen, der Computer liefert das Ergebnis einer Rechnung.

Doch es gibt – neben der großen Anzahl von Nervenzellen im Gehirn, die bisher kein Computer auch nur annähernd erreicht – einen wesentlichen Unterschied: Das Gehirn ist enorm lernfähig. Nicht nur während seiner Entstehung, sondern auch danach können sich Verbindungen zwischen Zellen neu bilden, verstärken, abschwächen oder auch absterben. Wenn ein Baby auf die Welt kommt, ist sein Gehirn nach einem weitgehend genetischen Bauplan gewachsen, aber es wird entsprechend seiner Umgebung noch weiter ausgeformt.

Als Erster hat das Konrad Lorenz eindrucksvoll gezeigt. Der Verhaltensbiologe hatte in den Dreißigerjahren beobachtet, wie Gänseküken lernen, ein anderes Tier als ihre Muttergans oder sogar einen Menschen als Betreuer anzunehmen. Nachdem die Küken geschlüpft waren, hielt sich Lorenz anstelle der Mutter in ihrer Nähe auf. Nach einer Weile folgten die Küken ihm anstandslos. Noch als ausgewachsene Gänse liefen sie dem Forscher hinterher, wenn sie ihn sahen. Diesen Lernprozess, der nur eine kurze Zeitspanne andauert, nennt man Prägung und bedeutet, dass das Gehirn Fähigkeiten und Verhaltensweisen zu bestimmten Zeiten erwirbt.

Diese Prägung kann man auch bei der Entwicklung des Sehsystems beobachten. Wenn neugeborene Kätzchen gleich nach der Geburt in einer künstlichen Umgebung beispielsweise in einem Raum mit senkrecht gestreiften Tapeten aufwachsen, können sie später keine waagrechten Linien erkennen. Der Grund: Ihre Nervenzellen haben nie solche Muster gesehen und daher keine spezialisierten Zellgruppen gebildet, die waagerechte Linien erfassen.

Das bedeutet allerdings nicht, dass die Verdrahtung im Gehirn unveränderbar ist. Auch später noch können sich Verbindungen wandeln, wie der amerikanische Forscher Michael Merzenich erstmals mit einem bahnbrechenden Experiment in den 1980ern zeigte. Er amputierte einem Affen den Mittelfinger und untersuchte einige Wochen später dessen Gehirn. Das verblüffende Ergebnis: Der Bereich in der Hirnrinde, der zuvor Signale vom Mittelfinger empfangen hatte, war von den benachbarten Fingern gleichsam erobert worden. Nach und nach waren die Verbindungen zwischen dem Mittelfinger und den entsprechenden Nervenzellen im Gehirn abgestorben. Dafür hatten sich die Hirnzellen mit den Nervenzellen in Zeige- und Ringfinger verdrahtet. Wie und warum das Gehirn sich nach Schäden regenerieren kann, werden wir noch in Kapitel 8 sehen.

Extrem flexibel ist das Gehirn aber lediglich nach der Geburt. Der Versuch mit den Kätzchen funktioniert nicht beliebig lange. Und auch wenn man einer Katze gleich nach der Geburt für ein paar Tage ein Auge verschließt, reagieren die Nervenzellen im Gehirn irgendwann nur noch auf das andere Auge. Die Katze ist dann auf einem Auge praktisch blind. Dasselbe Experiment funktioniert nicht mehr, wenn man es mit einer ausgewachsenen Katze macht.

Es gibt demnach sensible oder kritische Phasen in der Hirnentwicklung, in denen die neuronalen Schaltkreise besonders leicht durch Erfahrung geformt und verändert werden können. Das sind die Zeitspannen, in denen die Nervenzellen viele Synapsen bilden beziehungsweise bestehende Kontaktstellen sich anpassen können. Fachleute sprechen auch von einer Plastizität des Gehirns. In dieser Zeit lernen Kinder schnell: Sie erkennen Gesichter, sie beginnen zu sprechen und greifen nach Gegenständen; sie lernen also das räumliche Sehen und die Koordination von Bewegungen. Mit etwa 9 Monaten nimmt die Sensibilität wieder ab und mit 5, 6 Jahren hat sich das Zeitfenster der kritischen Phase für die Sinne weitgehend geschlossen. Das bedeutet nicht, dass Kinder danach nicht mehr sprechen oder sehen lernen können – aber es geschieht nicht mehr automatisch, sondern nur noch unter größerer Anstrengung.

Die unterschiedlichen Bereiche des Gehirns haben unterschiedliche kritische Phasen, wie der deutsch-japanische Forscher Takao Hensch herausgefunden hat. Ihm zufolge kann man sich die menschliche Lernfähigkeit wie Wellen vorstellen, die sich überlappen. Nach der Geburt beginnt die Phase des Sehens, Hörens und Tastens. Das Gehirn des Säuglings reagiert zunehmend sensibel auf Reize wie eine Rassel, die Melodie der Spieluhr oder das Gesicht der Mutter. Die zweite Phase ist die Zeitspanne, in der Kinder sprechen lernen, mit ihren Altersgenossen soziale Kontakte schließen und beginnen zu abstrahieren, also Symbole zu gebrauchen. Besonders empfänglich ist das Gehirn für diese Aufgaben im Alter von 3 Jahren, danach nimmt die Sensibilität wieder ab – allerdings endet sie nie ganz. Die dritte Phase betrifft die höhere Kognition. Sie beginnt bereits im Säuglingsalter und erreicht ihren Höhepunkt in der Kindheit mit etwa 6 bis 8 Jahren. In dieser Zeit lernt das Gehirn besonders gut das logische Schlussfolgern, Lesen und Rechnen sowie planvolles Denken. Danach nimmt diese Sensibilität ab, allerdings weitaus langsamer als für die anderen Aufgaben. Eine beruhigende Erkenntnis: Auch als Erwachsene können wir einige unserer Fähigkeiten noch verbessern.

Lange Zeit haben Forscher angenommen, dass es fast unmöglich ist, eine Fertigkeit noch zu erwerben, wenn sich das entsprechende Entwicklungsfenster geschlossen hat. Doch heute stellen sie sich die Frage, ob ein Fenster wieder aufgestoßen werden kann. Takao Hensch und andere versuchen nachzuvollziehen, was im Gehirn zu Anfang und Ende der kritischen Phase passiert. Wenn man das versteht, so die Hoffnung, kann man möglicherweise Entwicklungsstörungen wie Autismus behandeln.

Wie soll das gehen? Inzwischen ist bekannt, dass die Plastizität des Gehirns vor allem von den sogenannten inhibitorischen oder hemmenden Interneuronen abhängt (siehe auch Kapitel 2). Hemmende Interneuronen verhindern, dass elektrische Signale weitergeleitet werden. Forscher haben nun den klassischen Versuch mit der Katzen und dem geschlossenen Auge wiederholt – und dabei gleichzeitig die Interneuronen gehemmt. Das geht mithilfe von Botenstoffen, die man ins Gehirn spritzt. Während normalerweise die Nervenzellen im Gehirn »stumm« bleiben, wenn Signale über das zuvor geschlossene Auge eintreffen, reagieren sie nun. Es klingt paradox, aber die hemmenden Verbindungen helfen dem Gehirn zu lernen, sie erhöhen seine Plastizität.

Auch bei Mäusen kann man diesen Effekt beobachten. Verändert man ihre Gene dahingehend, dass weniger hemmende Gamma-Aminobuttersäure im Gehirn vorhanden ist, so haben sie keine Sehprobleme, wenn eines ihrer Augen nach der Geburt geschlossen wurde. Anders als die normalen Mäuse, die auf dem Auge erblinden. Es sieht also danach aus, als ob bei den genetisch veränderten Mäusen keine kritische Phase in der Gehirnentwicklung auftritt, sondern das Gehirn beliebig lang flexibel bleibt.

Das heißt also: Die Hemmung von Nervensignalen macht das Gehirn flexibel. Eine Erkenntnis, die auf den ersten Blick jeder Intuition widerspricht. Man würde ja eher denken, dass es die erregenden Verbindungen sind, die etwas verändern. Aber vermutlich braucht das Gehirn diese natürlichen Bremsen, um nicht zu überreagieren. Eine solche Überreaktion ist schädlich wie bei Epilepsie, wo, wie beschrieben, Anfälle vermutlich dann entstehen, wenn im Gehirn zu viele erregende Verbindungen vorhanden sind.

Mittlerweile haben Takao Hensch und seine Kollegen auch herausgefunden, was genau passieren muss, damit eine kritische Phase beginnt – und wieder endet. Sobald eine Maus zum ersten Mal nach ihrer Geburt die Augen öffnet, wandert ein Protein von ihrer Netzhaut über den Sehnerv zum visuellen Kortex, also dem Bereich der Großhirnrinde, der Seheindrücke verarbeitet. Dort bewirkt das Protein, dass hemmende Interneuronen heranwachsen, die ihrerseits auch ein Protein freisetzen. Und dieses Eiweißmolekül löst die sensible Phase des visuellen Systems aus. Aber das geschieht nur, wenn die Maus tatsächlich mit ihren Augen Lichtsignale empfangen hat. Sonst entwickelt sich das Sehsystem erst gar nicht und das Gehirn bleibt »blind«.

Die sensiblen Phasen der Gehirnentwicklung sind jene Zeitabschnitte, in denen die Interneuronen Synapsen mit den vorhandenen Zellen bilden und anschließend die ungenutzten Nervenverbindungen abbauen. Irgendwann aber drückt das Gehirn auf die Bremse, es entstehen keine Verbindungen mehr und das kritische Fenster schließt sich. Vermutlich ist das eine Art Schutzmechanismus, um die neuen Schaltkreise zu erhalten. Denn wenn das Gehirn sich ständig neu organisieren würde, könnten sich keine Fertigkeiten entwickeln. Wir wären vor lauter Umbau gar nicht in der Lage, zu denken.

Auch das Bremsen wird durch ein Molekül ausgelöst, es heißt Lynx1. Dieses Molekül dämpft die Wirkung des Botenstoffes Acetylcholin und verändert damit das Gleichgewicht zwischen Erregung und Hemmung in der Hirnrinde. Entfernt man Lynx1 aus dem Gehirn von erwachsenen Mäusen, dann öffnet sich das kritische Fenster erneut und die Verbindungen zwischen den Nervenzellen werden wieder veränderbar; die Plastizität ist wiederhergestellt.

Vereinfacht gesagt, sind es also Moleküle, die die kritischen Phasen in Gang setzen und beenden. Nachdem man das weiß, könnte es möglich werden, mithilfe von Medikamenten bereits geschlossene Entwicklungsfenster wieder zu öffnen und so auch Autismus zu behandeln. Hensch ist davon überzeugt, dass bei autistischen Kindern und Jugendlichen die Entwicklungsphasen nicht dem gängigen Schema gefolgt sind. Das würde erklären, warum Autisten so große Schwierigkeiten haben, eintreffende Sinneseindrücke zu verarbeiten.

Eine andere Entwicklungsstörung ist Amblyopie. Betroffene sind auf einem Auge praktisch blind, weil die entsprechenden Nervennetze im Sehsystem während der Entwicklung keine Eingangssignale bekommen haben und daher regelrecht verkümmert sind. Hensch testet in einer klinischen Studie eine Therapie für Amblyopie mit einem Mittel, das die Konzentration von Acetylcholin im Gehirn erhöht. Erste Versuche haben nämlich gezeigt, dass sich die Sehschärfe von Probanden deutlich verbessert, wenn sie ein Mittel einnahmen, dass den Acetylcholinspiegel im Gehirn erhöhte. Die Vermutung ist, dass so wie das Entwicklungsmolekül Lynx1 die Wirkung des Botenstoffes Acetylcholin dämpft, umgekehrt Acetylcholin die Wirkung von Lynx1 dämpft. Und da Lynx1 das Ende der kritischen Phase steuert, kann man durch Acetylcholin verhindern, dass sich ein Entwicklungsfenster schließt.

Ob es einfach sein wird, in die Hirnentwicklung einzugreifen, ist allerdings unklar. Der Botenstoff Acetylcholin ist an sehr vielen Vorgängen im zentralen Nervensystem beteiligt und wenn sein Gehalt im Gehirn steigt, könnte das erhebliche Nebenwirkungen mit sich bringen. Außerdem macht es, wie bereits erwähnt, durchaus Sinn, dass das Gehirn nicht ständig im Umbau begriffen ist und aufgrund von Reizen seine Verbindungen ändert. Daher kann es durchaus riskant sein, ein Entwicklungsfenster, das sich geschlossen hat, wieder zu öffnen.

Und doch wäre es ein großartiger Fortschritt, wenn man autistischen Kindern helfen könnte, indem man die Plastizität des Gehirns nutzt, um fehlerhafte Entwicklungsprozesse zu korrigieren. In jedem Fall sollte das so früh wie möglich geschehen. Eine neue Diagnosemöglichkeit, mit der Autismus schon im Alter von wenigen Monaten erkannt werden kann, macht Hoffnung. Amerikanische Forscher haben eine Gruppe von Kindern, die zur Hälfte durch Autismusfälle in der Familie vorbelastet waren, vom Säugling bis zum Alter von 3 Jahren begleitet und untersucht, wie sie auf die Augen von anderen Personen reagieren. Mithilfe von Kameras, die die Augenbewegung aufzeichneten, konnten sie genau verfolgen, wohin die Blicke der Kinder gerichtet waren und wie lange sie etwas fixierten.

Das Ergebnis war überraschend: Kinder, bei denen später Autismus diagnostiziert wurde, zeigten schon im Alter von 2 Monaten Veränderungen in ihrem Verhalten: Sie fingen an, das Interesse an den Augen anderer Menschen zu verlieren. Immer seltener schauten sie anderen in die Augen, die Dauer der Fixierung nahm kontinuierlich bis zum Alter von 3 Jahren ab. Es ist, als ob sich bei ihnen das oben erwähnte Entwicklungsfenster für soziale Interaktion früher als normal geschlossen hätte. Die Kinder, die besonders wenig in die Augen anderer blickten, wiesen später die stärkste Behinderung auf.

Der Versuch weckt Hoffnung auf eine Therapie: Weil autistische Kinder das Interesse an anderen Menschen nur nach und nach verlieren, könnte man sie entsprechend fördern, wenn das Problem früh genug entdeckt wird. Erkennt man die Störung in der sozialen Kommunikation bereits, wenn die Kinder 2 oder 3 Monate alt sind, könnte es besser gelingen, das Entwicklungsfenster im Gehirn offen zu halten. Auf jeden Fall ist diese Messung der Augenbewegung eine vielversprechende Methode, denn viele autistische Kinder bekommen – wie Antonia – erst sehr spät die Diagnose. Dann haben sie und ihre Eltern oft schon einen langen Leidensweg hinter sich.

Forscher sind heute davon überzeugt, dass bei Autismus und vielen anderen Störungen des Gehirns, wie etwa Schizophrenie, ein möglichst frühes Training helfen kann. Manche autistische Kinder haben Angst vor dem Duschen, weil sie das Gefühl des Wassers auf ihrer Haut nicht ertragen. Man kann ihnen diese Angst ein wenig nehmen, indem man sie möglichst früh spielerisch mit der Hautempfindung von Wasser vertraut macht. Auch bei Schizophrenie sind solche Trainingsmethoden erfolgreich, wie wir in Kapitel 7 sehen werden.

5 Ich habe mich selbst verloren

Alzheimer oder: Wie das Gehirn lernt und sich erinnert

Eine Frau mit dunklen Haaren, die ihr offen über die Schultern fallen, sitzt in einem Krankenhausnachthemd im Bett und hat die Hände gefaltet. Sie schaut müde, ein wenig verloren, ihr Blick richtet sich ins Ungewisse: Auguste Deter. Wer ihr Foto gesehen hat, vergisst es nicht mehr. Auguste Deter ist die erste offizielle Alzheimer-Patientin – und in ihrem Gesicht kommt all das zum Vorschein, was wir heute mit Alzheimer verbinden: Verwirrtheit, Verlorenheit, Ungewissheit.

»Wie heißen Sie?«
»Auguste.«
»Familienname?«
»Auguste.«
»Wie heißt ihr Mann?«
Auguste Deter zögert, antwortet schließlich:
»Ich glaube … Auguste.«
»Ihr Mann?«
»Ach so.«
»Wie alt sind Sie?«
»51.«

So fängt das Gespräch an, das der Arzt Alois Alzheimer 1901 mit der Frau führt, die gerade in die »Städtische Anstalt für Irre und Epileptische« in Frankfurt eingeliefert worden ist. Übrigens eine für damalige Verhältnisse fortschrittliche Anstalt, denn Alzheimer und seine Kollegen haben Zwangsjacken und Zwangsernährung abgeschafft. Stattdessen gibt es wärmende Bäder für unruhige Patienten und Spaziergänge an der frischen Luft.

Auguste Deter ist von ihrem Mann hierher gebracht worden, nachdem sie sich innerhalb kurzer Zeit stark verändert hat. Sie fühlt sich verfolgt, versteckt Gegenstände, damit sie nicht gestohlen werden, vernachlässigt über diese Sorgen ihren Haushalt. Sie selbst ist sich ihr Hilflosigkeit offenbar bewusst, denn sie sagt wiederholt: »Ich habe mich sozusagen selbst verloren.« Alois Alzheimer kennt das Krankheitsbild, aber bislang nur von älteren Patienten. Deshalb interessiert er sich für Auguste Deter und notiert seine Beobachtungen. Kurze Zeit später stellt er den Fall bei einer Fachtagung vor und spricht von einer neuen Erkrankung, die er »Die Krankheit des Vergessens« nennt.

Als Auguste Deter 1906 stirbt, lässt sich Alzheimer, der inzwischen in München arbeitet, Krankenakte und Gehirn schicken. Der Zustand seiner Patientin hatte sich zuletzt rapide verschlechtert. Nicht überraschend, denn in ihrem Gehirn zeigen sich unter dem Mikroskop massenweise Eiweißablagerungen und tote Nervenzellen. Diese Plaques kennt man bereits von anderen neuropathologischen Studien, aber Alzheimer ist der Erste, der sie mit einer speziellen Form von Demenz in Verbindung bringt. Diese Demenzerkrankung wird später nach ihm benannt.

»Ich habe mich selbst verloren« – treffender kann

man wohl kaum den Geisteszustand beschreiben, der Alzheimer-Patienten nach und nach ihr Gedächtnis, ihre Sprache und am Ende ihre Persönlichkeit raubt. Auch Herr Thomas muss beobachten, wie er sich selbst verloren geht, ganz allmählich. Michael Thomas ist 62 Jahre alt und hat Alzheimer, ungewöhnlich früh ist der Münchner erkrankt. Als er die Diagnose bekommt, ist er 58, also nur ein paar Jahre älter als Auguste Deter bei ihrer Einlieferung in die Frankfurter Klinik. Ein lebenslustiger Mann, begeisterter Motorradfahrer, ein Autonarr, an vielem interessiert.

Die Krankheit kam bei Herrn Thomas schleichend. Am Anfang wunderte er sich darüber, dass er sich nicht mehr auf Zahlen konzentrieren und sich nichts mehr merken konnte. Dabei waren Zahlen doch sein Metier; er betreute bei einer großen Münchner Versicherungsgesellschaft Kapitalanlagen in Milliardenhöhe. Er dachte an eine vorübergehende Erschöpfung und bemühte sich, seine Schwäche zu kaschieren. Beim Jour fixe in der Firma, erzählt er, setzte er sich immer so, dass der Chef ihn nicht direkt ansprechen konnte. Er kam möglichst spät und verdrückte sich am Ende gleich wieder. Bloß nicht auffallen. Die erste Diagnose: Burn-out. Aber die Erschöpfung wollte nicht weichen und sein Gedächtnis wurde immer schlechter. Er kam oft leichenblass aus dem Büro, erinnert sich seine Frau, von den Englisch- und PC-Kursen, mit denen er sich in der Firma weiterbilden sollte, war er heillos überfordert.

So ging es über Monate. Herr Thomas schleppte sich durch den Alltag. Als er sich eines Abends im Fußballstadion verläuft und nicht mehr den Weg nach draußen findet, wird ihm klar, dass mit seinem Gedächtnis und dem Orientierungssinn etwas grundlegend nicht mehr stimmt. Die Gehirnaufnahme in der Münchner Universitätsklinik »Rechts der Isar« bringt die traurige Gewissheit: Alzheimer. Nach dieser Diagnose geht Michael Thomas vorzeitig in Rente. Seine Frau arbeitet auch nicht mehr, sie leidet seit Jahren an schweren Depressionen.

Herr Thomas spricht langsam und stockend, als müsse er jedes Wort von irgendwoher aus dem Gehirn kramen. Seine Sätze bricht er oft unvermittelt ab. Er geht noch ans Telefon, aber übergibt dann ganz schnell an seine Frau. »Ich habe Angst«, sagt er, »etwas falsch zu machen.« Er will nicht zeigen, dass »ich es nicht mehr checke«.

Seine Frau tut alles, um ihren Mann möglichst fit zu halten. Sie lässt ihn die Überschriften der Zeitung laut vorlesen, weist ihn an, die Spülmaschine einzuräumen, sie schickt ihn in den Keller, um Wasser zu holen, und dann wieder nach oben, um Wäsche hochzubringen. Oft kommt er zurück, weil er vergessen hat, was er erledigen sollte. Bei der Spülmaschine räumt er nur die Hälfte aus und dann schmutziges Geschirr ein. Und manchmal erkennt er die einfachsten Gegenstände nicht mehr wie den Wecker, der auf dem Couchtisch steht.

»Es wird immer schwieriger, ihn sinnvoll zu beschäftigen«, sagt seine Frau. Seine Demenz bezeichnen Ärzte inzwischen als mittelschwer. Wenn er sich anzieht, ist der Pullover oft falsch herum und es fehlen die Socken. Vor allem die Sprachprobleme deprimieren ihn, er weint oft, seine Stimmung schwankt. Früher sei er immer lustig gewesen, sagt seine Frau, jetzt bekommt Herr Thomas neben dem Alzheimer-Medikament auch Antidepressiva.

Das Schlimmste ist, dass er seinen geistigen Verfall mitbekommt. Etwas, was vor ein paar Wochen noch klappte, geht nicht mehr, das merkt er. Er fühlt sich oft als Versager. »Ich bin wie ein Hampelmann«, sagt er, »der seiner Frau hinterherläuft.« – »Oder wie ein kleines Kind«, ergänzt sie. Mit dem Unterschied, dass es bei Kindern mit der Entwicklung aufwärts geht. Bei ihm geht es nur bergab.

Demenzerkrankungen – und vor allem ihre häufigste Form, die Alzheimerkrankheit – gelten als die Geißel der alternden Gesellschaft. Demenz kommt aus dem Lateinischen und heißt so viel wie abnehmender Verstand. Die Patienten sind in ihren kognitiven, emotionalen und sozialen Fähigkeiten eingeschränkt: Vor allem betroffen sind das Kurzzeitgedächtnis, das Denkvermögen, die Sprache und die Motorik, manchmal auch die Persönlichkeit.

Man unterscheidet zwischen zwei Formen von Demenz: zum einen der vaskulären (also die Gefäße betreffenden) Demenz, bei der die Gefäße im Gehirn verengt sind, was Schlaganfälle auslöst, die das Nervengewebe zerstören, und zum anderen den neurodegenerativen Demenzen, bei denen Nervengewebe degeneriert. Hierzu zählen im Wesentlichen Alzheimer und die Frontotemporale Demenz, bei der die Schädigungen im Stirnbeziehungsweise Schläfenlappen auftreten.

Die Frontotemporale Demenz beginnt typischerweise früher und anders als Alzheimer – nämlich mit einer Persönlichkeitsstörung. Die Demenz selbst, also das Vergessen, setzt erst später ein. So beispielsweise bei einem Patienten in einer Münchner Klinik: ein gesund wirkender, muskulöser Mann, der plötzlich anfing zu singen. Kurze Zeit später regte er sich auf, dass die Polizei ihm den Führerschein abgenommen hatte. Er war mit 120 Stundenkilometern durch München gerast – und fand das völlig normal.

Je älter man ist, umso höher ist das Risiko an Demenz zu erkranken. Unter den 65-Jährigen sind etwa 1 bis 2 von 100 Menschen betroffen. Wer 85 Jahre alt ist, muss mit einem Risiko von 20 Prozent rechnen. Das heißt, in dieser Altersgruppe zeigen bereits 20 von 100 Senioren Symptome der Krankheit. Schätzungsweise 1,3 Millionen Menschen in Deutschland leiden unter einer Demenzerkrankung, so viele wie in einer großen Millionenstadt leben. Bei 700 000 lautet die Diagnose Alzheimer. In 20 Jahren könnten es, wenn die Altersentwicklung wie erwartet fortschreitet und kein Medikament gegen Alzheimer gefunden wird, doppelt so viele sein.

Auch weltweit bahnt sich ein Riesenproblem an, da die meisten Demenz-Patienten betreut werden müssen. Laut dem Welt-Alzheimer-Bericht 2013 wird sich die Zahl der von fremder Hilfe abhängigen Erwachsenen von derzeit 100 Millionen auf 280 Millionen im Jahr 2050 fast verdreifachen. Die Hälfte der Pflegebedürftigen werden dann Demenzkranke sein. Schon heute schätzen Gesundheitsökonomen die Kosten der krankhaften Alterung des Gehirns auf ein Prozent des weltweiten Bruttosozialprodukts.

Wenn wir altern, verändert sich unser Körper. Das Haar wird dünner, die Haut faltig und die Gelenke werden schwerfällig. Auch das Nervensystem zeigt Abnutzungserscheinungen. Zum Beispiel lassen die motorischen Fähigkeiten nach, die Reflexe, die uns aufrecht gehen lassen, werden schwächer. Der Schlafrhythmus ändert sich, ältere Menschen wachen häufiger auf und brauchen weniger Schlaf.

Die geistigen Fähigkeiten nehmen ab – aber nicht alle gleichmäßig. Während man sich im Alter neue Telefonnummern und Namen schlechter merken kann und auch das Erinnerungsvermögen nachlässt, bleiben viele sprachliche Fähigkeiten wie Textverständnis oder Wortschatz weitgehend erhalten.

Aufnahmen zeigen, dass das Gehirn im Alter leicht schrumpft und weniger wiegt. Auffallend ist auch, dass die Ventrikel – die beiden Hohlräume in den Gehirnhälften – sich ausdehnen. Anders als früher angenommen, liegt der Gewichtsverlust – etwa 0,2 Prozent jährlich im Erwachsenenalter und 0,5 Prozent ab 70 Jahre – nur zum Teil daran, dass Nervenzellen absterben. Das sind insbesondere die Motorneuronen im Kleinhirn, die die Bewegung von Muskeln steuern. Mindestens ebenso folgenreich ist aber die Abnahme der Nervenverbindungen. Auch Myelin, die Schutzschicht, die die langen Nervenfasern umhüllt, wird abgebaut. Und die Dendriten, die Nervenfortsätze, sterben ab. Nicht zuletzt verringert sich im Alter die Anzahl der Synapsen in vielen Bereichen des Gehirns.

Es ist also nicht erstaunlich, dass die geistigen Fähigkeiten mit den Jahren nachlassen. Die Bündel von Nervenverbindungen schrumpfen vor allem im Stirn- und Schläfenlappen, was erklärt, dass bei älteren Menschen insbesondere Gedächtnis und Aufmerksamkeit nachlassen. Auch die Fähigkeit der Nervenzellen, in unterschiedlichen Regionen ihre elektrische Aktivität zu synchronisieren und Aktionspotenziale im Gleichtakt zu feuern, um schwierige Aufgaben zu lösen, nimmt mit dem Alter ab.

All das sind normale biologische Vorgänge und die meisten älteren Menschen fühlen sich dadurch nicht wesentlich eingeschränkt. Auch mit einem schlechteren Gedächtnis kann man ein akzeptables Leben führen; Alzheimer beginnt oft mit leichtem Gedächtnisverlust, der noch nicht wirklich störend ist. Wenn die kognitiven Fähigkeiten allerdings so rapide nachlassen wie im Fall von Herrn Thomas, wirkt sich das dramatisch auf das tägliche Leben aus.

Giftige Klumpen und verknotete Fasern

Alzheimer zeichnet sich dadurch aus, dass das Gehirn auf dreifache Weise von der Norm abweicht. Erstens ist es erheblich geschrumpft, die Furchen zwischen den Lappen wirken dadurch tiefer als normal. Die Ventrikel, also die großen Hohlräume im Inneren des Großhirns, sind außerdem erweitert und zahlreiche Nervenzellen sind abgestorben.

Zweitens bilden sich im Gehirn Klumpen von Eiweißmolekülen, sogenannte Amyloidablagerungen. Diese Klumpen heißen Plaques. Man kann sie bei einer Autopsie sichtbar machen. Sie erscheinen als dunkle Flecken, die im fortgeschrittenen Krankheitsstadium sogar mit bloßem Auge erkennbar sind. Die Axone und Dendriten, die die Plaques umgeben, sehen unter dem Mikroskop geschwollen aus, wie krank. Drittens sind die Körper der Nervenzellen selbst befallen – und zwar von Tangles, verknoteten Fasern. Unter dem Mikroskop sehen sie aus wie fette Klumpen, die fast so groß sind wie die Zellkörper.

Nicht alle Bereiche des Gehirns sind gleichermaßen betroffen. Zunächst machen sich die Plaques und Tangles im Hippocampus breit sowie in einer Region der limbischen Großhirnrinde, dem sogenannten entorhinalen Kortex. Von dort kommen die meisten Nervenbahnen, die zum Hippocampus führen. Beide Regionen sind aktiv, wenn wir etwas lernen, wenn also Inhalte im Gedächtnis abgelegt werden. Die Plaques breiten sich vom Hirnstamm in Richtung Großhirn aus und folgen dabei den wichtigen Nervenbahnen, wie der deutsche Anatom Heiko Braak nachgewiesen hat. Nach und nach erobern sie weitere Bereiche des Gehirns. Zuerst werden die Basalganglien infiziert und später, im Endstadium, auch Teile der Großhirnrinde.

Der Heidelberger Molekularbiologe Konrad Beyreuther war zusammen mit Kollegen der Erste, der die Amyloid-Plaques genauer untersuchte. Sie bestehen aus kleinen Peptiden, also kurzen Ketten von Aminosäuren. Diese Peptide wiederum entstehen aus einem Protein, das fast überall im Gehirn vorkommt, sowohl in den Zellkörpern als auch in den Dendriten und den Axonen der Nervenzellen. Weil sich aus diesem Protein das Amyloid bildet, heißt es Amyloid-Vorläuferprotein, kurz APP. Worin genau seine Aufgabe besteht, wissen Forscher bis heute nicht.

Aber sie können sagen, wie aus dem vermutlich harmlosen APP das gefährliche Amyloid wird. APP besteht aus verschiedenen Abschnitten. Grob gesagt, gibt es im Körper Enzyme, also spezielle Proteine, die biochemische Reaktionen befördern. Drei dieser Enzyme arbeiten wie Scheren: Sie zerschneiden die Amyloid-Vorläuferproteine in vier Stücke. Eines dieser Stücke ist Beta-Amyloid, der Stoff, aus dem die Plaques gemacht sind.

Beta-Amyloide (der korrekte Name ist Amyloid-beta 40 oder 42 – abhängig von der Anzahl der Aminosäuren) sind also Peptide, die im Stoffwechsel kontinuierlich erzeugt werden, sich aber normalerweise nicht ablagern. Beta-Amyloid für sich genommen ist somit nicht gefährlich. Allerdings scheint es im verklumpten Zustand die Zellen zu schädigen.

Warum? Ein wichtiger Hinweis kommt vom Chromosom 21, das bei Menschen mit Down-Syndrom in dreifacher statt zweifacher Kopie vorhanden ist. Wenn Down-Patienten lange genug leben, erkranken sie fast immer an Alzheimer. Und das liegt daran, dass das APP-Gen – also der Abschnitt der Erbsubstanz, der für die Produktion von APP zuständig ist – sich auf Chromosom 21 befindet. Sie produzieren einfach zu viel Amyloid.

Weitere Gene scheinen das Risiko zu erhöhen, an Alzheimer zu erkranken. Das weiß man von der Untersuchung des sogenannten familiären Alzheimers, der Menschen schon in jungen Jahren befällt und in Familien gehäuft vorkommt. Neben dem APP-Gen sind dies Gene, die mit den Schneide-Enzymen zusammenhängen, die das APP in die Beta-Amyloid-Bruchstücke verwandeln. Veränderungen dieser drei Gene erhöhen die Menge an Beta-Amyloid und verursachen deshalb Plaques. Es gibt also einen direkten Zusammenhang zwischen der Produktion von Beta-Amyloid und der Alzheimererkrankung.

Experimente mit Mäusen bestätigen diesen Zusammenhang. Genetisch manipulierte Nager, die große Mengen des Amyloid-Vorläuferproteins produzieren, haben Veränderungen im Gehirn, die denen der Alzheimer-Patienten ähneln. Die Mäuse schneiden zudem bei den klassischen Gedächtnistests schlecht ab: Wenn sie eine Plattform in einem Schwimmbecken wiederfinden müssen, tun sie sich schwer.

Wie genau die Plaques Nervenzellen schädigen, ist noch nicht bekannt. Eine Möglichkeit besteht darin, dass Beta-Amyloid die Nervenzellen in seiner Umgebung regelrecht vergiftet. Es könnte aber auch sein, dass die Nervenzellen sich gegen Beta-Amyloid verteidigen und die Plaques nur der (erfolglose) Versuch sind, das

Protein zu entsorgen. Beta-Amyloid kann sich nämlich an die Rezeptoren von Botenstoffen heften und das empfindliche Gleichgewicht der Neurotransmitter stören. Dann fehlen den Kontaktstellen zwischen den Neuronen die Botenstoffe, die sie brauchen, und sie könnten sich nicht mehr anpassen. Diese Anpassung der Synapsen, also ihre Plastizität, ist aber grundlegend dafür, dass die Nervennetze des Gehirns etwas Neues lernen und es dauerhaft im Gedächtnis speichern. Die Gedächtnisprobleme von Alzheimer-Patienten wären also weniger eine Folge vergifteter Nervenzellen als vielmehr gestörter Signalübertragung. Wenn die Synapsen nicht mehr richtig funktionieren, bilden sie sich zurück und verschwinden. Wie wichtig die Synapsen für das Erinnern sind, werden wir gleich noch sehen.

Wenn sich Beta-Amyloid im Gehirn anreichert, dann führt das unweigerlich zum Gedächtnisverlust. Allerdings gibt es ein weiteres, vermutlich ebenfalls schädliches Protein namens Tau. Es ist ein wichtiger Bestandteil der bereits erwähnten Tangles, dieser verknäuelten Filamente, die die Zellkörper und Dendriten befallen. Tau kommt auch in gesunden Nervenzellen vor, als wichtiger Bestandteil der Mikrotubuli. Das sind winzige Röhrchen, die über die gesamte Länge der Nervenfaser, vom Zellkörper bis zur Synapse, verlaufen. Sie sind wie eine Autobahn, auf der die Zelle Botenstoffe – verpackt in Container, die Vesikel – transportiert. Normalerweise heftet sich das Tau-Protein an die Mikrotubuli und verleiht diesen winzigen Containern Stabilität. Bei Alzheimer-Patienten sind die Tau-Proteine jedoch chemisch verändert. Sie können sich nicht mehr an die Mikrotubuli binden, sondern verklumpen zu den Tangles. Ohne die stützende Funktion von Tau fallen die Mikrotubuli auseinander. Das hat katastrophale Folgen, denn das gesamte Transportsystem der Zelle funktioniert nicht mehr. Synapsen und Zellkörper sterben ab. Am Ende bleiben vom Nervengewebe nur noch die Tangles übrig – wie die Grabsteine auf einem Friedhof.

Die beiden Proteine Tau und Beta-Amyloid sind also die Hauptakteure bei Alzheimer. Wie sie zusammenhängen, darüber rätseln die Forscher noch. Was bildet sich zuerst – das fehlerhafte Tau oder Beta-Amyloid? Es ist nämlich so, dass verklumpte Tau-Proteine auch zu Demenz führen können. Dabei handelt es sich allerdings nicht um Alzheimer, sondern um die frontotemporale Demenz. Dagegen kommt das Alzheimer-Protein Beta-Amyloid nicht ohne Tau vor.

Jahrelang haben die Alzheimer-Forscher gestritten, wer der Hauptübeltäter ist: Tau oder Beta-Amyloid? Die zwei Denkschulen haben sich selbst scherzhaft die Taoisten und die Baptisten genannt. Inzwischen aber vermutet man, dass die Zellschäden von beiden Proteinen herrühren. Mäuse, die sowohl ein fehlerhaftes Tau-Gen als auch ein fehlerhaftes APP-Gen haben, zeigen heftigere Symptome als Mäuse, die nur eine der beiden Genvarianten aufweisen. Man kann sogar bei den Tau-Mäusen die Zahl der Tau-Klumpen vermehren, indem man ihnen Beta-Amyloid ins Hirn spritzt. Es gibt deutliche Hinweise, meint der Münchner Alzheimer-Experte Christian Haass, dass Amyloid die Aggregation von Tau auslöst. Beide Proteine sind demnach bei der Alzheimerkrankheit untrennbar miteinander verbunden.

Wo das Gedächtnis seinen Sitz hat

Das Gedächtnis, das bei Alzheimer so leidet, ist eine der großartigsten Leistungen von Tieren und Menschen. Es ist sicher nicht übertrieben zu sagen, dass das Gedächtnis die herausragende Eigenschaft des Gehirns ist. Im ersten Teil seines Mammutwerkes »Auf der Suche nach der verlorenen Zeit«, eines der berühmtesten Romane der Erinnerung, lässt Marcel Proust seinen Ich-Erzähler schildern, wie er durchgefroren und in trüber Stimmung nach Hause kommt. Zunächst will er nichts zu sich nehmen, doch dann lässt er sich von seiner Mutter überreden, eine Tasse Tee zu trinken und eine Madeleine zu essen, das typisch französische Gebäck in Form einer Muschelschale. Er gibt einige Krümel davon auf einen Löffel mit Tee und schiebt ihn sich in den Mund. Plötzlich macht sich ein lustvolles Vergnügen in ihm breit, dessen Ursprung er sich zunächst nicht erklären kann – bis er sich daran erinnert, wie er als Kind am Sonntagmorgen in das Zimmer seiner Tante kommen und ein Stückchen Madeleine in Tee getaucht, essen durfte.

Ein einziger Sinneseindruck ruft Gefühle in uns hervor, die bei jedem anders sind, denn sie beruhen auf der Erinnerung an ganz persönliche Erlebnisse und Emotionen. Und das Gedächtnis ist noch mehr als die Erinnerung an die Vergangenheit, an Erfahrungen, die wir gemacht, und Menschen, die wir kennengelernt haben. Unser Gehirn speichert auch einen enormen Wortschatz oder motorische Fertigkeiten wie sprechen, gehen, Tennis spielen und schwimmen.

Ohne Gedächtnis sind Verhalten und Persönlichkeit eines Menschen grundlegend gestört, wie der Fall der

Alzheimer-Patientin Auguste Deter eindrucksvoll zeigt. Sie hat vergessen, wer sie ist. Ohne Gedächtnis und Lernen – also ohne die Fähigkeit, Inhalte über einen gewissen Zeitraum zu speichern – vergessen wir Menschen und Orte, die wir kennen. Wir vergessen, wie Herr Thomas, die Sprache oder Bewegungen wie Fahrrad fahren, die wir einmal gelernt haben.

Vieles von dem, was Forscher heute über das Gedächtnis wissen, haben sie aus den Fehlern des Gehirns gelernt. Zum Beispiel von dem Patienten H. M., der in jedem Fachbuch über das Gehirn vorkommt. Er ist der weltweit am besten untersuchte Patient mit Gedächtnisverlust; seit den Fünfzigerjahren haben sich Spezialisten mit ihm beschäftigt und seine Initialen sind Generationen von Studenten ein Begriff. Als H. M. 2008 mit 82 Jahren starb, wurde sein Name bekannt: Henry Molaison. Der Amerikaner war 27 Jahre alt, als er am Gehirn operiert wurde. Zehn Jahre lang hatte er an schweren epileptischen Anfällen gelitten. Die Krämpfe rührten vermutlich von einer Gehirnverletzung nach einem Fahrradunfall, den er als Siebenjähriger hatte, und die Operation sollte sie lindern. Der Chirurg William Scoville entfernte großzügig Teile des Schläfenlappens und damit des Hippocampus und der Amygdala auf beiden Seiten des Gehirns. Doch der Schaden war größer als der Nutzen. Molaisons epileptische Anfälle wurden zwar erträglich, aber er litt fortan an einer schweren Amnesie.

Dabei waren seine Gedächtnisausfälle sehr spezifisch. Sein Arbeitsgedächtnis – die Fähigkeit, Informationen kurzfristig zu speichern – funktionierte und er konnte sich für ein paar Minuten eine Telefonnummer oder einen Namen merken. Das ließ den Schluss zu, dass das Kurzzeitgedächtnis auch ohne die vorderen Schläfenlappen auskommt. Molaison konnte sich auch an Begebenheiten erinnern, die vor der Operation passiert waren. Er wusste seinen Namen, den Beruf, den er vorher ausgeübt hatte, und Ereignisse aus seiner Kindheit. Er konnte sprechen, sein Wortschatz war also weiterhin verfügbar, und seine Intelligenz war nach wie vor hoch – er hatte einen leicht überdurchschnittlichen IQ.

Dramatisch aber war der Verlust des Langzeitgedächtnisses. Molaison konnte neue Inhalte nicht mehr dauerhaft speichern, sein Gehirn war also nicht mehr in der Lage, Daten vom Arbeitsgedächtnis in den Langzeitspeicher zu überführen. Er vergaß Menschen, die er getroffen hatte, einfach wieder. Die britische Wissenschaftlerin Brenda Milner, die in Kanada forschte und Molaison am genauesten untersucht hat, besuchte ihn über Jahre hinweg einmal im Monat. Jedes Mal begrüßte er sie, als ob er sie noch nie gesehen hätte.

Auch wenn der Gedächtnisverlust bei Henry Molaison besonders dramatisch ausfiel, ist er kein Einzelfall. Jeder Patient, dessen limbischer Assoziationskortex geschädigt ist – ob durch Operationen oder Krankheit –, leidet an erheblichen Defiziten des Langzeitgedächtnisses.

Was genau ist der limbische Assoziationskortex? Limbus bedeutet Grenze und der limbische Assoziationskortex ist eine Ansammlung von Strukturen, die an der Grenze zur Hirnrinde liegen. Diese wölbt sich in der Schädeldecke und bildet einen Ring, der das limbische System umrundet. Es besteht aus dem erwähnten limbischen Assoziationskortex sowie der Amygdala und dem Hypothalamus. Die Amygdala (deutsch: Mandelkerne) ist eine mandelkernförmige Ansammlung verschiedener Zellkerne, die vor allem für die Verarbeitung von Gefühlen zuständig ist. Der Hypothalamus sorgt im Wesentlichen dafür, dass der Körper funktioniert, zum Beispiel, dass wir Durst empfinden.

Lange Zeit hat man das limbische System, von dem in Kapitel 6 noch die Rede sein wird, als das Gefühlszentrum des Gehirns betrachtet, gewissermaßen als Gegensatz zur Hirnrinde, dem Sitz »höherer« Funktionen wie Sprache. Mittlerweile ist erwiesen, dass es diese Zweiteilung von Emotionen und Kognition im Gehirn nicht gibt. Außerdem sind Teile des limbischen Assoziationskortex gar nicht vorrangig mit der Verarbeitung von Gefühlen beschäftigt. Insbesondere gilt das für den Hippocampus.

Der Hippocampus ist ganz wesentlich daran beteiligt, Fakten und Ereignisse im Langzeitgedächtnis abzulegen und dort auch wieder abzurufen. Daher konnte Henry Molaison Inhalte, die für ihn neu waren, nicht dauerhaft abspeichern. Verletzungen am Hippocampus wirken sich übrigens unterschiedlich aus, je nachdem ob sie die rechte oder linke Gehirnhälfte betreffen. Der rechte Hippocampus scheint vor allem räumliche Informationen abzurufen. Dagegen ist der linke Hippocampus aktiv, wenn wir uns an Worte, Dinge oder Personen erinnern.

Diese bewusste Erinnerung heißt explizites oder deklaratives Gedächtnis – im Gegensatz zum impliziten oder prozeduralen Gedächtnis. Das implizite Gedächtnis funktioniert weitgehend automatisch, zum Beispiel wenn wir gelernte Bewegungen wie Zähneputzen oder Klavierspielen ausführen. Auch die berühmten Hundeexperimente des russischen Biologen Iwan Pawlow zeigen eine Spielart des impliziten Gedächtnisses. Die Hunde lernen, dass sie immer dann Futter bekommen, wenn ein Glöckchen klingelt. Automatisch bildet sich dann Speichel an ihren Lefzen. Schon nach kurzer Zeit muss nur noch das Glöckchen klingeln, und schon fließt der Speichel. Das Besondere am impliziten Gedächtnis ist, dass es weitgehend unbewusst arbeitet und trotzdem stark unsere Persönlichkeit und Handlungen beeinflusst. Henry Molaison hatte kein Problem mit dem impliziten Gedächtnis: Er konnte zum Beispiel neue Bewegungen lernen – allerdings, ohne dass ihm der Lernprozess bewusst war.

Am impliziten und expliziten Gedächtnis sind unterschiedliche Gehirnregionen beteiligt, was wenig überrascht, wenn man bedenkt, dass die eine Speicherung unbewusst und teilweise sogar reflexhaft vonstatten geht und die andere ein bewusster Vorgang ist. Beide Gedächtnisformen beanspruchen die Großhirnrinde, denn Erinnerung hat viel mit der Verarbeitung von Sinnesreizen zu tun. Beim impliziten Gedächtnis werden darüber hinaus die Amygdala und das Kleinhirn gebraucht. Bei einfachen Lernprozessen wie im Beispiel der pawlowschen Hunde sind zudem die Nervenbahnen der Reflexe beteiligt. Das explizite Gedächtnis beansprucht den mittleren Schläfenlappen und den Hippocampus.

Explizites und implizites Gedächtnis sind aber keine getrennten Systeme, sehr oft benutzen wir beide zusammen. Wenn wir Autofahren lernen, brauchen wir zunächst unser explizites Gedächtnis, wir lernen haargenau, in welcher Reihenfolge wir den Schlüssel drehen, die Kupplung treten, den Gang einlegen und Gas geben müssen. Je häufiger wir das machen, umso unbewusster vollführen wir die notwendigen Bewegungen. Im Laufe der Zeit wird also aus einem expliziten Gedächtnisinhalt ein impliziter.

Wenn wir etwas lernen und uns später daran erinnern, also unser explizites Gedächtnis nutzen, geschieht das in vier Schritten. Erstens muss die Information kodiert werden, das heißt in eine Form gebracht werden, in der das Gehirn sie speichern kann. Dabei werden die neuen Inhalte auch mit bestehenden Inhalten verbunden. Beim Besuch einer Ausstellung mit den Bildern eines berühmten Malers werden wir versuchen, zumindest einige Bilder zu memorieren. Das Gehirn wird sie mit der bereits gespeicherten Information über andere Gemälde desselben Malers verbinden. Je gründlicher das Gehirn bei diesem Kodierungsprozess vorgeht, umso besser können wir uns die Informationen merken. Wichtig beim Kodieren ist auch die Motivation. Die neue Telefonnummer unserer besten Freundin lernen wir spielend, die eines flüchtigen Bekannten nicht.

In einem zweiten Schritt wird der Gedächtnisinhalt gespeichert. An diesem Speicherprozess sind – abhängig von den Inhalten – bestimmte Gehirnregionen und dort wiederum Nervennetze beteiligt. Es gibt keinen zentralen Speicher. Wie wir noch sehen werden, legt das Gehirn vielmehr Informationen in den darauf spezialisierten Regionen ab. Die Erinnerungsspur eines Gemäldes wird daher größtenteils im visuellen Kortex zu finden sein. Diese lokale Speichermethode hat einen großen Vorteil: Sie ermöglicht es, nahezu unbegrenzt Inhalte zu speichern. Im Gegensatz dazu ist die Kapazität des Arbeitsgedächtnisses begrenzt. Mehr als ein paar Telefonnummern gleichzeitig merken – das geht nicht.

Soll die Information dauerhaft gespeichert werden, muss sie in einem dritten Schritt konsolidiert werden. Daran sind, wie wir gleich noch sehen werden, Gene und Proteine beteiligt, die die Synapsen verändern. Am Ende, das ist der vierte Schritt, müssen die Gedächtnisinhalte auch wieder ausgelesen werden. Man könnte auch sagen: Die Inhalte, die an unterschiedlichen Orten des Gehirns gespeichert sind, ohne dass wir wissen wo, müssen dem Bewusstsein wieder zugänglich gemacht werden. Kodieren, speichern, konsolidieren und auslesen oder erinnern – das sind die vier Schritte des Gedächtnisses.

Nach allem, was man derzeit weiß, arbeitet das Gehirn unterschiedlich, je nachdem ob es sich um episodische oder semantische Erinnerungen handelt. Episodische Erinnerungen beziehen sich auf Ereignisse, zum Beispiel die Abiturprüfung oder die Geburt eines Kindes. Semantische Erinnerung meint Inhalte: Wortschatz, Bilder, unser Wissen über die Welt.

Beim episodischen Gedächtnis ist beim Kodieren ein Bereich im mittleren Schläfenlappen beteiligt. Je besser man sich später erinnern kann, umso aktiver war zuvor diese Region. Auch Bereiche des Präfrontalkortex leuchten beim Kodieren auf den Gehirnbildern auf: links bei Ereignissen, rechts bei Bildern. Forscher vermuten, dass beim Kodieren eine Art Rückkopplungsschleife zwischen Nervennetzen im Schläfenlappen und im Präfrontalkortex entsteht.

Auch semantisches Wissen ist quer über das Gehirn gespeichert. Das Gehirn arbeitet dabei unglaublich flexibel. Wenn wir als Kleinkind zuerst lernen, was ein Elefant ist, merken wir uns die Umrisse des Elefanten. Später lernen wir, das Wort Elefant auszusprechen, und dabei verknüpft unser Gehirn das Bild mit dem Wort. Im Laufe der Zeit kommt neues Wissen hinzu: dass Elefanten in der Savanne leben, welche Geräusche sie machen, dass sie wegen ihrer Stoßzähne gejagt werden. All diese Informationen sind an verschiedenen Orten des Gehirns abgelegt, aber mithilfe des Wortes Elefant lassen sie sich einzeln abrufen. Wie das im Detail passiert, ist unbekannt, aber in etwa funktioniert es so: Wenn wir zum Beispiel an den Elefanten denken, ihn als Bild vor uns sehen und daran denken, welche Geräusche er macht, sind dabei sowohl das Sehsystem als auch das Hörzentrums des Gehirns aktiv.

Ein ähnliches Zusammenspiel zwischen dem Schläfenlappen und weiteren Gehirnregionen brauchen wir, um die Gedächtnisinhalte zu konsolidieren. Henry Molaison hatte mit der Operation große Teile seines mittleren Schläfenlappens eingebüßt. Aber er konnte sich an viele Ereignisse aus seiner Kindheit und Erfahrungen, die er bis einige Jahre vor der Operation gemacht hatte, erinnern. Auch daher weiß man, dass es nicht der Schläfenlappen selbst ist, der Gedächtnisinhalte speichert, sondern dass diese im Gehirn verteilt sind. Zum Glück, denn sonst bestünde die Gefahr, dass wir auf einen Schlag das gesamte Gedächtnis verlieren, wenn wir Teile unseres Gehirns einbüßen. Wenn wir neue Inhalte lernen, werden Bereiche im Schläfenlappen aktiviert. Diese bleiben, so vermutet man heute, eine gewisse Zeit aktiv, und zwar so lange, bis die Bilder, Worte oder Töne, an die wir uns erinnern wollen, gefestigt sind.

Inzwischen haben Forscher weitere Belege dafür gefunden, dass die Gedächtnisinhalte über die Großhirnrinde verteilt sind. Und zwar werden sie genau dort abgelegt, wo die entsprechenden Reize auch verarbeitet werden. Wenn wir eine Filmszene, die uns besonders bewegt hat, speichern und auch wieder erinnern, wird neben anderen Hirnregionen auch die Sehrinde aktiv sein: also jener Bereich mit Nervenzellen, die darauf spezialisiert sind, Farben, Kanten oder bewegte Formen zu erkennen. Oder wir lernen im Tanzkurs eine neue Bewegung – dann wird unser motorischer Kortex an dieser Erinnerung beteiligt sein.

Mit Tests bei Mäusen hat man versucht, diese Prozesse nachzuverfolgen. Bei einem Konditionierungsexperiment hören die Tiere einen Ton, während ein Luftstrom auf eines ihrer Augen gerichtet wird. Der Luftstrom reizt das Auge, die Mäuse schließen reflexartig ihr Augenlid. Nach einer Weile haben die Tiere gelernt, automatisch ihr Augenlid zu schließen, wenn der Ton erklingt. Mäuse mit einem Defizit im Bereich des Gehirns, der für Bewegungen zuständig ist, haben Schwierigkeiten mit diesem Versuch: Mithilfe genetischer Methoden kann man gezielt Moleküle im Motorkortex ausschalten, die für das Lernen wichtig sind. Die genetisch manipulierten Mäuse lernen die Verbindung zwischen Ton und Lidschlag nicht und lassen ihr Auge offen – ein Beleg dafür, dass an der Erinnerung an eine Bewegung der Motorkortex beteiligt ist, selbst wenn diese unbewusst abläuft.

Gut gelernte Langzeiterinnerungen bleiben Jahre, wenn nicht Jahrzehnte lang gespeichert. Das heißt, es müssen bleibende Veränderungen im Gehirn stattgefunden haben. Diese Veränderungen können eigentlich nur an den Synapsen, den Verbindungsstellen zwischen Nervenzellen geschehen. Je nachdem, welche Botenstoffe in einer Synapse enthalten sind, leitet sie die elektrischen Signale der Nervenzellen weiter oder bremst sie ab (erregende oder hemmende Synapsen). Ein Nervennetz mit einer festgelegten Verschaltung wird also Signale immer auf dieselbe Weise verarbeiten. Neue Inhalte im Gehirn können daher nur entstehen, wenn die Verschaltung der Nervenzellen sich ändert.

Lernen durch Verdrahtung

Zur Erinnerung: Das elektrische Signal eines Neurons läuft das Axon entlang, bis es die Synapse (genauer gesagt den Spalt, den zwei Nervenzellendungen bilden) erreicht hat. Dort bewirkt die elektrische Spannung, dass sich Bläschen mit Botenstoffen öffnen und diese Botenstoffe in den synaptischen Spalt strömen. Je nach Synapse kann es sich dabei um Dopamin, Adrenalin, Acetylcholin, Glutamat oder einen anderen Neurotransmitter handeln. Die Botenstoffe docken auf der anderen Seite des Spalts auf der Oberfläche des anderen Neurons an. Daraufhin öffnet sich dort ein Kanal und positiv geladene Kalzium-Ionen strömen ins Innere der Zelle. War die Botschaft des ersten Neurons stark genug, gelangen also genügend Kalzium-Ionen zum zweiten Neuron, dann wird dessen elektrisches Gleichgewicht gestört und ein Signal ausgelöst – die elektrische Botschaft reist auf diese Weise weiter zur nächsten Station. In diesem Fall war die Synapse erregend. Ebenso können Synapsen die Botschaft auch abschwächen, dann sind sie hemmend.

Erfahrungen können die Stärke von Synapsen verändern, das weiß man aus mittlerweile klassischen Experimenten mit Tieren, bei denen man die elektrische Aktivität an einzelnen Nervenzellen, die durch eine – erregende – Synapse verbunden sind, messen kann. Reizt man die erste Zelle nur leicht, führt das dazu, dass die zweite auch nur schwach reagiert. Wird sie aber wiederholt stimuliert, dann reagiert das zweite Neuron auch mit einem stärkeren Signal. Mehr noch: Das Neuron merkt sich gewissermaßen den Reiz. Es reagiert auch Stunden später noch auf das erste Neuron, selbst wenn dessen Signal schwach ist. Offenbar ist die elektrische Übertragung durch die Kontaktstelle zwischen beiden Nervenzellen effektiver geworden, man könnte auch sagen: Die Synapse hat sich verstärkt.

Dieser Effekt heißt Langzeitpotenzierung, abgekürzt LTP, vom englischen *long-term potentiation*. Man hat ihn zuerst im Hippocampus beobachtet, aber er tritt auch in anderen Bereichen des Gehirns auf. Stark vereinfacht kann man sich vorstellen, dass mithilfe von LTP Assoziationen im Gehirn entstehen. Wenn wir als Kind lernen, dass Stoppschilder immer rot sind, aktivieren die »Rot-Neuronen«, die auf die Erkennung der Farbe Rot spezialisiert sind, bei jedem Einsatz auch die »Stopp-Nervenzellen«. Irgendwann werden dann die Stopp-Neuronen automatisch aktiv, wenn die Rot-Neuronen aktiv sind. In Wirklichkeit gibt es natürlich keine Rot- und Stopp-Neuronen, sondern ganze Nervennetze, die für die Konzepte Rot und Stopp stehen. Wichtig ist aber die Regel, dass Zellen, die häufig gleichzeitig aktiv sind, sich miteinander verschalten.

Die Langzeitpotenzierung ist ein komplizierter Prozess, vielmehr eine Kaskade von Reaktionen, an denen vor allem die Botenstoffe im Inneren der Synapse, aber auch Proteine der Zelle selbst beteiligt sind. In ihrer Summe führen diese Veränderungen dazu, dass eine Nervenzelle immer besser darin wird, eine andere Zelle zu aktivieren. Zentral für LTP ist ein Glutamatrezeptor, also eine Andockstelle für den Neurotransmitter Glutamat, namens NMDA (N-Methyl-D-Aspartat). Dieser Rezeptor hat eine interessante Eigenschaft, die sich die Natur zunutze macht: Er wirkt nur, wenn beide Nervenzellen, die vorgeschaltete und die nachgeschaltete, gleichzeitig elektrisch aktiv sind. Erst dann kann Glutamat andocken, der Kalzium-Kanal öffnet sich und die Kalzium-Ionen strömen in die Membran des nachgeschalteten Neurons. Die nachfolgenden Signalkaskaden bewirken, dass sich die Übertragungsstärke der Synapse verändert.

Wie wichtig diese NMDA-Rezeptoren für das Lernen sind, zeigen Experimente mit Ratten. Man kann den Tieren eine Substanz in den Hippocampus spritzen, die die NMDA-Rezeptoren blockiert, oder aber neuerdings sogar diese Rezeptoren gezielt mittels Genmanipulation ausschalten. Diese Tiere haben große Schwierigkeiten bei dem erwähnten klassischen Gedächtnisexperiment: Sie scheitern kläglich bei dem Versuch, sich zu merken, wo die Plattform in einem Schwimmbecken zu finden ist.

Es kann aber im Gehirn nicht nur eine positive Rückkopplung geben, denn dann würden Neuronen sich immer mehr gegenseitig aktivieren. Die Natur hat gewissermaßen einen Gegenspielereffekt zur Langzeitpotenzierung erfunden: die Langzeitdepression, kurz LDP. In diesem Fall schwächt eine Synapse sich dauerhaft ab, wenn die elektrischen Signale, die sie empfängt, nicht ausreichen, um das dahinter geschaltete Neuron zu aktivieren.

Man kann also Lern- und Gedächtnisprozesse an den Synapsen messen, weil sie ihre Durchlässigkeit für elektrische Signale verändern. Sie hinterlassen aber auch sichtbare Spuren im Gehirn: Wenn das Gehirn lernt, verändert sich die Anatomie der Nervenfortsätze, indem sogenannte dendritische Dornen entstehen. Das sind winzige Ausstülpungen an den Dendriten, an denen die Axone anderer Nervenzellen andocken und Kontakte bilden. Wenn Synapsen verstärkt oder abgeschwächt werden und die Verbindungen zwischen Nervenzellen sich verändert, ist diese Veränderung an den Dornen sichtbar.

Weil eine einzige Nervenzelle mehrere 10 000 Dornen besitzen kann, ist es schwierig, das Wachstum der Dornen zu verfolgen. Denn man weiß nicht, über welche Synapsen die Nervenzellen im Gehirn miteinander verbunden sind und welche Dornen sich folglich verändern. Mit einer speziellen Mikroskoptechnik kann man heute jedoch den Dornen regelrecht beim Wachsen zusehen. Wissenschaftlern um Tobias Bonhoeffer vom Max-Planck-Institut für Neurobiologie in Martinsried ist es gelungen, Nervenzellen dazu zu bringen, über die Langzeitpotenzierung ihre Synapsen zu verstärken – und zuzuschauen, wie sich neue Dornen bilden oder umgekehrt Dornen schrumpfen oder verschwinden, wenn Synapsen sich mittels Langzeitdepression abschwächen.

Zunächst hatten die Forscher die Dornen in Zellkulturen beobachtet, mittlerweile können sie die anatomischen Veränderungen im lebenden Gehirn von Mäusen verfolgen. Dabei wird den Tieren ein Auge geschlossen, sodass das Gehirn keine Signale von ihm erhält. Innerhalb weniger Tage bilden sich zahlreiche neue Dornen auf den Nervenzellen im Sehsystem, die vermutlich Synapsen tragen, die die Zellen mit dem offenen Auge verbinden. Das Gehirn baut sich also ständig um und ist dabei so flexibel, dass Wissenschaftler rätseln, wie es überhaupt dauerhaft etwas speichern kann. Bonhoeffers Messungen zufolge werden jeden Tag etwa ein Prozent der dendritischen Dornen im Sehsystem neu gebildet oder verschwinden. Es gibt aber auch Dornen, die ein Leben lang erhalten bleiben. Andere können reaktiviert werden, wenn sie nach einer Ruhepause wieder gebraucht werden, und wieder andere schrumpfen und wachsen dann wieder. Auch ihre Größe spielt dabei eine Rolle: Größere Dornen tragen größere Synapsen und die können Signale besser übertragen.

Ganz wesentlich für das Lernen, insbesondere für die Kodierung von Inhalten, die später einmal im Langzeitgedächtnis gespeichert werden sollen, ist einer der häufigsten Botenstoffe im Gehirn: Acetylcholin. Wir haben ihn an anderer Stelle kenngelernt – als einen der wichtigsten erregenden Botenstoffe.

Acetylcholin ist bei vielen kognitiven Prozessen im Spiel, auch bei der Aufmerksamkeit. Wie bereits erwähnt, müssen wir aufmerksam sein, damit Gedächtnisinhalte richtig kodiert werden. Eine wichtige Rolle spielen dabei Nervenzellen in den Basalganglien. Ihre elektrischen Signale wirken auf bestimmte Acetylcholinrezeptoren von Nervenzellen im Hippocampus. Wenn die Nervenzellen in den Basalganglien aktiv sind, sorgen sie also mithilfe des Acetylcholins dafür, dass andere Nervenzellen im Hippocampus aktiv werden. Diese wiederum arbeiten mit dem Botenstoff Glutamat und den braucht man, wie schon erwähnt, für die Langzeitpotenzierung.

Bei Alzheimer-Patienten degenerieren zunächst vor allem die cholinergen Nervenzellen, also die Neuronen, die mithilfe des Botenstoffes Acetylcholin wirken. Somit verwundert es kaum, dass die Betroffenen sich nichts mehr merken können. Da sie zu wenig Acetylcholin haben, fehlt ihnen auch der Mechanismus, der dafür sorgt, dass Ereignisse, Namen oder Zahlen im Gedächtnis abgelegt werden.

Den Mangel an Acetylcholin versucht man mithilfe von Medikamenten auszugleichen. Das geschieht mit den sogenannten Acetylcholinesterasehemmern, die das Enzym blockieren, das seinerseits Acetylcholin abbaut. Die Medikamente – zum Beispiel Galantamin, Donepezil oder Rivastig – sorgen also dafür, dass der Botenstoff nicht abgebaut wird und die Acetylcholinkonzentration an den Synapsen erhöht ist. Auch Herr Thomas nimmt solch einen Acetylcholinesterasehemmer. Wie diese Mittel im Detail wirken und ob immer erfolgreich, ist allerdings umstritten. Ohnehin lindern sie allenfalls Symptome, das Absterben der Nervenzellen können sie nicht verhindern.

Auch Glutamat ist ein Ansatzpunkt für die Behandlung von Alzheimer-Patienten. Glutamat ist der erregende Botenstoff, der im Gehirn am häufigsten vorkommt und der wichtig für die Langzeitpotenzierung sowie andere Lernvorgänge ist.

Bei Alzheimer-Patienten ist das Glutamat in den Nervenzellen erhöht, sodass sich immer eine gewisse Menge des Botenstoffes im synaptischen Spalt befindet, auch wenn die vorgeschaltete Nervenzelle kein elektrisches Signal ausgesendet hat. Eine andauernde leichte Erhöhung von Glutamat im synaptischen Spalt führt dazu, dass die normalerweise blockierten NMDA-Rezeptoren wirken und sich die Kalzium-Kanäle öffnen. Deshalb strömen Kalzium-Ionen in die Faser der nachgeschalteten Nervenzelle. Im Inneren der Zelle gibt es dann zu viel Kalzium. Die Zelle leidet gewissermaßen unter einem elektrischen Grundrauschen, in dem die normalen Signale untergehen. Das Gehirn kann weder Sinneseindrücke richtig wahrnehmen noch lernen, weil die elektrischen Reize unterschwellig bleiben. Hier setzen Alzheimer-Medikamente wie das seit 2002 zugelassene Mittel Memantin an. Memantin ist ein NMDA-Antagonist, also eine Substanz, die den NMDA-Rezeptor blockiert. Das klingt nun etwas paradox, denn wie beschrieben braucht man diese Andockstellen für Lernvorgänge wie LTP. Doch das funktioniert eben nur, wenn in den Nervenzellen die richtige Konzentration an Glutamat vorhanden ist.

Die Konzentration von Kalzium-Ionen als Folge des dauerhaft erhöhten Glutamatspiegels schädigt auch die Nervenzellen selbst. Zum Beispiel bilden sich vermehrt freie Radikale. Sie verändern die Bestandteile des Zellkerns und in der Erbsubstanz kommt es zu Brüchen. Diese Prozesse führen dazu, dass die Zellen nicht mehr richtig funktionieren und irgendwann absterben. Dem soll eine Blockade des Glutamatrezeptors NMDA entgegenwirken. NMDA-Antagonisten dämpfen die Übererregung der Nervenzellen im Gehirn. Dadurch soll sich das Konzentrations- und Erinnerungsvermögen der Alzheimer-Patienten im Alltag verbessern. Allerdings ist auch die Wirkung von Memantin umstritten.

Es ist frustrierend, dass der Versuch, an den am Gedächtnis beteiligten Botenstoffen zu drehen, nicht dauerhaft hilft, die Nervenzellen sterben trotz Medikamente ab. Aus diesem Grund gibt es auch nach jahrelanger Forschung bis heute keine nachweislich wirksame Therapie gegen den Gedächtnisverlust bei Alzheimer. Angesichts der enormen Komplexität des Gedächtnisses ist das wenig erstaunlich. Denn ob und wie lange eine Gedächtnisspur anhält, wie gut die Langzeitpotenzierung also funktioniert, hängt auch davon ab, wie gut sie sich konsolidiert, also verfestigt hat.

Dieser Konsolidierungsprozess ist eine komplizierte Kette von Signalkaskaden im Inneren der Zelle, die letztlich Synapsen und die Signalübertragung verändern. Ausgelöst werden die Vorgänge, wie wir gesehen haben, durch die glutamergen (also mit dem Botenstoff Glutamat arbeitenden) Neuronen. Aber auch andere Neurotransmitter scheinen die Kodierung zu beeinflussen: zum Beispiel Katecholamine, die von den Neuronen bestimmter Strukturen im Mittelhirn ausgeschüttet werden und auf die Neuronen im Hippocampus wirken, die an der Kodierung von Gedächtnisinhalten beteiligt sind. Auch Hormone, die bei Stress ausgeschüttet werden, haben Einfluss darauf, wie gut wir uns bestimmte Dinge merken können.

Außerdem wirken verschiedene Gehirnregionen mit, um ein Netzwerk von Nervenzellen und damit eine Gedächtnisspur zu verfestigen. Ganz wichtig dabei ist die bereits erwähnte Amygdala, eine Art emotionaler Filter: Hier werden Situationen und Informationen in Bezug auf ihren emotionalen Inhalt bewertet – und vereinfacht gesagt – ein Signal wie: »Möglichst lange speichern, da wichtig« oder »Am besten vergessen, da nebensächlich« abgegeben. Das gilt natürlich auch für banale Erlebnisse aus unserer Kindheit wie der Besuch eines besonders schönen Schwimmbads, an die wir uns noch als Erwachsene erinnern. Dabei handelt es sich vermutlich um Ereignisse mit hohem emotionalen Wert. Das Schwimmbad hat uns als Kind besonders beeindruckt und hat daher – gewissermaßen auf Befehl der Amygdala – eine lang anhaltende Gedächtnisspur erzeugt.

Medizin gegen das Vergessen

Angesichts der vielen Hirnregionen, die an der Verfestigung von Gedächtnisinhalten beteiligt sind, und angesichts der komplizierten Reaktionen mit Botenstoffen, die dabei in den Nervenzellen ablaufen, ist es nicht verwunderlich, dass viele Substanzen die Leistungsfähigkeit des Gedächtnisses beeinflussen können. Könnten, muss man eigentlich sagen, denn die Suche nach der Gedächtnispille – nicht nur für Alzheimer-Patienten, sondern auch für Gesunde – ist bislang weitgehend ergebnislos geblieben.

Allerdings kommen immer wieder Substanzen in die Schlagzeilen, die das Gedächtnis verbessern und das Erinnern erleichtern sollen. Zum Beispiel wird ein Extrakt des Ginkgobaumes, das als Medikament zur Behandlung von Symptomen von »hirnorganisch bedingten geistigen Leistungseinbußen bei demenziellen Syndromen«, also auch Alzheimer, zugelassen ist. Wirkt das Mittel? Das konnte bisher nicht bewiesen werden. Doch Zweifel sind angebracht, denn die Substanz fördert eigentlich nur die Durchblutung des Gehirns.

Ähnlich ist es mit Koffein. Zwar hat der Forscher Michael Yassa von der John Hopkins University in Baltimore festgestellt, dass Koffein die Gedächtnisleistung steigert. Bei einem Versuch nahm die Hälfte der Teilnehmer 200 Milligramm Koffein in Pillenform ein, die anderen bekamen Placebotabletten, also eine wirklose Substanz. Wer Koffein geschluckt hatte, konnte sich besser an Bilder erinnern als die anderen, die nur ein Scheinmedikament bekommen hatten. Allerdings war ihre Gedächtnisleistung nur bei ganz bestimmten Bildern besser, bei den meisten konnten keine Unterschiede zwischen den Teilnehmern festgestellt werden. Es ist also nicht auszuschließen, dass Kaffee das Langzeitgedächtnis leicht verbessert, allerdings ist die Wirkungsweise von Koffein unklar. Übrigens bringt es nichts, die Dosis zu steigern, wie die Forscher herausgefunden haben. Einen optimalen Effekt erzielten sie nur bei 200 Milligramm, was zwei bis drei kleinen Tassen Kaffee entspricht.

Kinder lernen bekanntlich leichter als Erwachsene – das kindliche und auch noch das jugendliche Gehirn saugt neue Inhalte wie ein Schwamm auf, ob es sich um Fremdsprachen oder mathematische Formeln handelt. Erwachsene dagegen müssen sich plagen, um neue Inhalte dauerhaft zu speichern. Lange Zeit glaubten Forscher daher, dass das Gehirn nur bis zum Alter von etwa 20 Jahren lernfähig ist, weil seine Nervennetze danach ihre Anpassungsfähigkeit oder Plastizität allmählich verlieren. Inzwischen sind die Fachleute von dieser Vorstellung abgerückt und zu der Überzeugung gelangt, dass das Gehirn sich bis ins hohe Alter verändern kann. Allerdings müssen ältere Menschen mehr dafür tun als jüngere.

Ulman Lindenberg vom Berliner Max-Planck-Institut für Bildungsforschung und seine Kollegen haben 200 Erwachsene über mehrere Monate lang Aufgaben lösen lassen. Sie mussten Zahlengruppen vergleichen, sich Listen mit Wörtern merken und Bilder einprägen – Aufgaben, die vor allem das Arbeitsgedächtnis, das episodische Gedächtnis und das logische Denken beanspruchen. Vor der Trainingsphase bestimmten die Forscher das Niveau der Versuchspersonen, um ihnen Aufgaben zu geben, die für sie passten. Nach dem Training testeten sie erneut das Leistungsniveau.

Das Ergebnis der »Cogito-Studie«: Der Trainingseffekt beschränkte sich nicht nur auf die Übungsaufgaben, das Arbeitsgedächtnis insgesamt verbesserte sich, sowohl bei den Jüngeren als auch bei den Älteren. Sie konnten besser Inhalte kurzzeitig speichern. Bei den Jüngeren steigerte sich auch das episodische Gedächtnis, also das Abrufen von Erfahrungen sowie die Denkfähigkeit. Mithilfe der Magnetresonanztomografie prüften die Forscher, ob das Training das Gehirn verändert hatte. Sie fanden heraus, dass sich die Anzahl der Fasern des sogenannten Balkens, also des Bündels von Verbindungen zwischen beiden Hirnhälften, im vorderen Bereich erhöht hatte. Durch das Training werden also die Hemisphären stärker miteinander vernetzt. Allerdings reicht ein gelegentliches Sudoku oder Kreuzworträtsel nicht aus, um das Gehirn fit zu halten, warnen die Forscher. Es sollte schon ein regelmäßiges Training sein, bei dem der Kopf wirklich beansprucht wird, wie bei einem Schachspiel oder dem Lernen einer Fremdsprache.

Auch der Orientierungssinn lässt sich trainieren. Räumliche Orientierungsaufgaben sind sogar ideal, um die Sinne, die Aufmerksamkeit und das Gedächtnis in Schwung zu halten. Lindenberg und seine Kollegen haben ein spezielles Laufband entwickelt, auf dem die Versuchsteilnehmer durch eine virtuelle Zoolandschaft joggen. Dabei müssen sie eine möglichst kurze Route durch ein kompliziertes Wegsystem zwischen den Tiergehegen finden. Die Forscher schauten sich Gehirnbilder des Hippocampus vor und nach dem Training an, also des Bereichs im Gehirn, der wesentlich für die Speicherung von Gedächtnisinhalten ist und der ab einem Alter von 20 Jahren an Volumen verliert. Sie fanden heraus, dass der Hippocampus bei den Studienteilnehmern, die durch den virtuellen Zoo navigieren mussten, nicht schrumpfte. Wer sich dagegen nur auf dem Laufband bewegte, ohne sich orientieren zu müssen, büßte Gewebe ein. Es lohnt sich also, sein Gehirn frühzeitig zu trainieren.

Auf der Suche nach Mitteln gegen Alzheimer gehen heute viele Forscher davon aus, dass eine Impfung die aussichtsreichste Idee ist, um die Krankheit zu heilen oder gar nicht erst entstehen zu lassen. Denn das Gehirn kann große Mengen an Ablagerungen vertragen, bevor es gewissermaßen kapituliert. Wenn die ersten Symptome auftreten, ist es schon zu spät – dann haben sich so große Mengen an Plaques abgelagert, dass die Nervenzellen unwiederbringlich geschädigt sind.

Laut Experten gibt es kein Mittel, das die Krankheit

stoppen könnte. Deshalb empfehlen Christian Haass und viele seiner Kollegen die Impfung. Man weiß nämlich bereits, dass es Antikörper gibt, die die Ablagerungen erkennen und zerstören oder sogar verhindern, dass Plaques entstehen. Vorausgesetzt, man impft früh genug. Denn alle bisherigen Experimente, das Gehirn gegen Beta-Amyloid zu immunisieren, sind fehlgeschlagen. Bei mehreren klinischen Versuchen hatten Alzheimer-Patienten Substanzen wie Bapineuzumab oder Solanezumab gespritzt bekommen. Diese Mittel, das weiß man schon länger, heften sich an das Beta-Amyloid und brechen die Klumpen auf. Anschließend helfen sie dabei, die Eiweißbruchstücke aus dem Gehirn abzutransportieren, indem sie Fresszellen, sogenannte Microglia anlocken, die die Plaques regelrecht vertilgen. Die Substanzen verhindern sogar, dass sich neue Plaques bilden. Leider haben alle Behandlungsversuche mit Antikörpern den Patienten nichts gebracht. Weder haben sich ihre geistigen Fähigkeiten verbessert noch konnte die Krankheit gestoppt werden.

Christian Haass ist daher überzeugt davon, dass man impfen muss, bevor die Krankheit ausgebrochen ist. Ein großer internationaler Versuch mit Menschen, von denen man vermutet, dass sie Risikogene für die Krankheit in ihrem Erbgut tragen, soll Gewissheit verschaffen. Die Probanden wissen, dass sie mit hoher Wahrscheinlichkeit an Alzheimer erkranken werden, haben aber noch keine Symptome. Nun wird ein Teil von ihnen geimpft, der andere nicht – damit man vergleichen kann, wie gut die Immunisierung wirkt. In einigen Jahren wird man wissen, ob eine Impfung tatsächlich verhindert, dass die Krankheit ausbricht. Trifft das zu, müssen die Forscher überlegen, ob es sinnvoll und bezahlbar ist, alle Menschen gegen Alzheimer zu impfen. Falls die

Impfung keinen Erfolg zeigt, zerschlägt sich die Hoffnung auf die derzeit vielversprechendste Behandlung der Krankheit, nämlich den Versuch, zu verhindern, dass das Alzheimer-Vorläuferprotein APP überhaupt entsteht.

Bis klar ist, ob eine frühzeitige Impfung die Krankheit verhindern kann, bleibt letztlich nur die Möglichkeit, dem Verlust von Nervenzellen vorzubeugen, der zu den massiven Störungen von Gedächtnis und Denkvermögen führt. Bewegung, sowohl körperliche als auch geistige, kann Alzheimer zwar nicht verhindern, senkt aber zumindest das Risiko, zu erkranken. Sicher ist: Bluthochdruck, Fettstoffwechselstörungen beziehungsweise ein hoher Cholesterinspiegel sowie hohe Blutzuckerwerte bis hin zu Diabetes erhöhen das Risiko, an Alzheimer zu erkranken.

Auch ein niedriges Bildungsniveau macht anfällig für die Krankheit. Versuche mit Alzheimer-Mäusen, die genetisch so manipuliert sind, dass sie unweigerlich Plaques im Gehirn bilden, haben gezeigt, wie wichtig eine anregende Umgebung für das Gehirn ist. Wenn die Tiere Spielzeug wie Laufräder oder Wippen in ihren Käfigen haben, bilden sich weniger Plaques in ihrem Gehirn. Konrad Beyreuther, der Forscher, der als einer der ersten die Plaques untersuchte, hat daher einmal scherzhaft gesagt, am besten man tanzt regelmäßig und löst dabei Rechenaufgaben im Kopf.

Eine Garantie, gesund zu bleiben ist das leider auch nicht. Michael Thomas hat sein Leben lang viel gerechnet, schließlich musste er bei der Versicherung Geld anlegen, ohne Zahlenverständnis geht das nicht. Er war sein Leben lang auch körperlich aktiv, ist mit seiner Frau Motorrad gefahren, hat sein Auto repariert. Er hat sich für Politik interessiert, auch jetzt verfolgt er die

Nachrichten am Fernseher und versucht, sich an die wichtigsten Ereignisse zu erinnern. Und doch hat ihn die Krankheit getroffen. Wenn es also heißt, Bewegung und Denksport schützen vor Alzheimer, muss das nicht bedeuten, dass alle Betroffenen daran leiden, weil sie sich zu wenig bewegt haben oder keine geistigen Interessen hatten.

Frau Thomas weiß, dass ihr Leben so nicht mehr lange weitergehen kann. Irgendwann wird sie die Kraft nicht mehr haben, um sich um ihren Mann so liebevoll zu kümmern, wie sie es heute tut. Ihn morgens zu rasieren, ihm die Socken anzuziehen, ihn die Karotten in der Küche schneiden zu lassen. Sie weiß auch, dass ihr Mann eines Tages aggressiv werden könnte und sie nicht mehr erkennen wird. Am liebsten würde sie dann aus ihrem hübschen Reihenhaus in ein Wohnprojekt für Alzheimerkranke und ihre Angehörige umziehen. Ein solches Projekt wird derzeit in München geplant. Auch in Frankfurt soll ein modernes Heim mit Wohngemeinschaften entstehen. Immer drei Betroffene und ihre Partner wohnen in einer Einheit und teilen sich eine Pflegekraft. Frau Thomas versteht nicht, warum es in Deutschland bislang nur wenige solche Betreuungsmöglichkeiten gibt. Auch Tagesstätten für Alzheimer-Patienten findet sie sinnvoll, sie hat sich mit der Münchner Alzheimer Gesellschaft solche Einrichtungen in Amsterdam angeschaut. »Wissen Sie«, sagt sie, »wie viele es davon in Amsterdam gibt? Hundert! In München dagegen kann man die Tagesstätten für Demenzkranke an einer Hand abzählen.«

Sie wünscht sich mehr Unterstützung und vor allem auch Aufklärung. »Die meisten Menschen wissen gar nicht, worum es bei Alzheimer geht«, sagt sie. Manchmal komme sie sich wie eine Aussätzige vor, deren Mann eine ansteckende Krankheit hat. »Alzheimer, das ist so ein bisschen wie Aids«, findet Frau Thomas.

Irgendwann wird unsere Gesellschaft nicht mehr wegschauen oder die Betroffenen ausgrenzen können. Dann werden wir damit umgehen müssen, dass ein paar Millionen Menschen in Deutschland an der Gehirnkrankheit Alzheimer leiden.

6 Schwarze Galle

Depression oder: Wie das Gehirn Gefühle verarbeitet

Gino Locatoni hat eine Zwillingsschwester. Sie heißt Gina, Kosename: Ginetta. Auch Gino wird von seiner Familie nicht Gino genannt, sondern Ginetto. Ginetto, das klingt lustig. Doch Gino Locatoni ist nicht lustig, er kämpft seit 50 Jahren gegen Depressionen. Seiner Schwester Ginetta dagegen geht es gut, im Kreise der Großfamilie lebt sie in einem Dorf in der Nähe von Mailand. Warum hat die Depression ihn getroffen und nicht Ginetta? Was ist in seinem Leben schiefgelaufen?

Ein Wohnblock in der Nähe des Mittleren Rings in München. Die bescheidene Anlage stammt aus den Fünfzigerjahren und ist ungefähr so alt wie Herr Locatoni. Er wohnt im dritten Stock, der Blick von der Küche geht zum Hof. Es ist ein trostloser, menschenleerer Blick auf Mülltonnen und das Haus gegenüber. Aber die Wohnung ist billig genug, dass Gino Locatoni sie sich leisten kann. Er lebt von einer kleinen Rente und von Hartz IV, arbeiten kann er wegen seiner Depressionen schon lange nicht mehr.

Seit 18 Jahren lebt Gino Locatoni in München, davor hat der gelernte Kellner oft die Wohnorte gewechselt: England, Schweiz, Spanien, dann wieder Italien, immer dort, wo es einen Job für ihn gab. So genau weiß er nicht mehr, wo er überall gearbeitet hat. Sein Gedächtnis ist schlecht geworden, wegen der Medikamente, sagt er.

Dabei hatte sein Leben ganz bodenständig begonnen. Er lernt zunächst Automechaniker in Mailand, findet aber keinen Job. Dann stirbt der Vater im Alter von 38 Jahren, die Mutter muss fünf Kinder durchbringen und Gino geht arbeiten. Die Hotellerie ist damals eine aufstrebende Branche, ein Bekannter empfiehlt, den Jungen auf eine Hotelfachschule nach Kalabrien zu schicken. Ein traumatisches Erlebnis, erinnert Gino Locatoni sich im Rückblick, er wollte nicht weg, er litt sowieso schon an Trennungsängsten. Auch in Mailand hatte er Sehnsucht nach seinem Dorf, nach seiner Mutter. »Aber was sollte ich tun«, fragt er. »Meine Familie hat auf mich gesetzt.«

Schon mit 20 bekommt Gino Benzodiazepine verschrieben, Antidepressiva. Heute leidet er nicht nur an einem »agitiert-depressiven Syndrom«, sondern auch an einer »langjährigen Benzodiazepin-Abhängigkeit«. Er hat versucht davon wegzukommen, ohne Erfolg. Wenn er die Dosis reduziere, bekomme er »ungeheure Ängste«, bis hin zu Selbstmordgedanken. Immer wieder muss er in die Klinik, im Bezirkskrankenhaus Haar war er bereits fünfmal, und dreimal hat er sich in das Münchner Max-Planck-Institut für Psychiatrie einweisen lassen. Er ist auch schon von allein hingegangen, wenn er sich geistig und körperlich unruhig fühlte.

Immer wieder hat er versucht, sein Leben in den Griff zu bekommen. Während seiner Zeit in Spanien hat er sogar geheiratet. »Eine wunderbare Frau«, sagt er, leider ging die Ehe schief. »Sie ist an mir gescheitert«, sagt er, auch weil er damals zu viel getrunken hat. Er hat auch überlegt, ob er wieder in sein italienisches Dorf ziehen soll, aber er will seiner Schwester Gina nicht zur Last fallen. Außerdem ist das Leben dort teuer und der italienische Staat würde ihm keine Unterstützung zahlen. Er hat versucht, eines der Zimmer seiner Drei-Zimmer-Wohnung zu vermieten, doch mit dem jungen Untermieter, einem Studenten, hat es so gar nicht geklappt. Er weiß, dass die Einsamkeit schlecht für ihn ist, aber es fehlt ihm der Antrieb, Freunde zu finden. Außerdem ist er anspruchsvoll, er mag keinen Small Talk, er sucht ernste Gespräche. Lieber mit Deutschen als mit Italienern, die sind ihm zu chaotisch. Immerhin hat er sich jetzt das Kursbuch der Münchner Volkshochschule besorgt und überlegt, einen Sprachkurs zu machen. »Da trifft man doch auch Leute, oder?«, fragt er.

Mit Gefühlen antwortet das Gehirn auf bestimmte Reize. Wir sind ängstlich, wenn Gefahr droht, oder freuen uns über eine Belohnung. Manche Gefühle können lange andauern – und das Gehirn in Beschlag nehmen. Gefühle, insbesondere Angstzustände, können so stark werden, dass sie unsere Gedanken und Handlungen dominieren, das ist dann nicht mehr gesund. Unter allen Gehirnkrankheiten sind die Störungen der Gefühle und Ängste die häufigsten: Depressionen, bipolare Störungen, bei denen sich negative Stimmungen mit manischen Zuständen abwechseln, Panikattacken, Phobien oder posttraumatische Störungen. Angst und Depression gehen häufig Hand in Hand: 6 von 10 Patienten mit Depressionen leiden auch an Angstzuständen. Das kommt daher, dass sowohl negative Gefühle als auch Angst auf ähnlichen Mechanismen im Gehirn beruhen. Und an beiden scheinen die Nervennetze von zwei wichtigen Gehirnstrukturen beteiligt zu sein: der Amygdala im mittleren Teil des Schläfenlappens, die aus etlichen

Gruppen von Nervenzellen besteht, und des sogenannten Cingulum im Stirnhirn, auch cingulärer Kortex genannt, der wie ein halber Donut aussieht und sich um die Verbindungsfasern zwischen beiden Hirnhälften schmiegt.

Depression ist keine Erfindung der Neuzeit. Melancholie ist ein altgriechisches Wort und bedeutet so viel wie schwarze Galle. Die war nach Meinung der alten Griechen eines der vier wesentlichen Temperamente neben Blut, Phlegma und gelber Galle. Heute klingt diese Theorie kurios, aber mit ihrer Vorstellung, dass psychische Störungen auf physiologischen Prozessen beruhen, lagen die Griechen richtig.

Erst in den vergangenen Jahrzehnten haben Mediziner die verschiedenen Depressionen aufgrund der Symptome genauer klassifiziert. Heute unterscheidet man zwischen unipolarer und bipolarer Depression. Hamlet, der möglicherweise manisch-depressiv war, hat die Depression gut beschrieben: »Wie matt, abgestanden, flach und nutzlos scheint mir alles zu sein«, lässt Shakespeare den König von Dänemark ausrufen. Traurigkeit, Leere, Antriebsmangel, Müdigkeit, Nutzlosigkeit und Schuldgefühle kennzeichnen eine unipolare Depression. Bipolar bedeutet, dass sich depressive mit manischen Phasen abwechseln. Während der manischen Phasen sind die Patienten euphorisch, sie haben hochfliegende Pläne, sie fühlen sich unverwundbar.

Eine Depression ist keine Trauer oder Niedergeschlagenheit, die ein paar Stunden andauert. Eine klinische Depression zieht sich über Wochen, ja Monate hin, wenn sie nicht behandelt wird, und kann im schlimmsten Fall die Betroffenen in den Selbstmord treiben. Auch Gino L. sagt, dass er schon oft in seinem Leben daran gedacht hat, sich umzubringen. In den Industrieländern gehen mehr als 9 von 10 Selbstmorden auf psychische Krankheiten zurück und meistens sind Depressionen die Ursache. Über das gesamte Leben summiert, beträgt das Risiko, an einer Depression zu erkranken, etwa 16 Prozent. Anders berechnet bedeutet das, dass zu einem gewissen Zeitpunkt zwischen 6 und 7 Prozent der Bevölkerung – also knapp 7 von 100 Menschen – an einer Depression leiden. Diese Zahl nennt man Prävalenz. Frauen sind weitaus häufiger betroffen als Männer. Von 100 Menschen mit Depressionen sind mehr als 60 weiblich und knapp 40 männlich. Bipolare Störungen übrigens sind weitaus seltener als unipolare – die Prävalenz beträgt hier nur 1 Prozent.

Depression gilt inzwischen als der Hauptgrund für Frühverrentungen und verursacht daher, von der persönlichen Belastung jedes Betroffenen abgesehen, enorm hohe Kosten für die Gesellschaft. Dabei ist schwer festzustellen, ob es heute tatsächlich mehr an Depression erkrankte Menschen gibt oder ob Depressionen inzwischen als Krankheit akzeptiert und somit auch als Grund für eine Krankschreibung angegeben werden, wo früher ein Rückenleiden oder Magengeschwür vorgeschoben wurde. Das erste Handbuch der Psychiatrie (»Diagnostic and Statistical Manual of Mental Disorders«, kurz DSM) der Amerikanischen Psychiatrischen Gesellschaft, das in den Fünfzigerjahren erschien, listete etwa 100 Diagnosen auf, die aktuelle fünfte Ausgabe von 2013 enthält knapp 500 Diagnosen, also fünfmal mehr. Das heißt, die Kriterien für eine Diagnose haben sich verändert, Vergleiche sind daher schwierig. Fest steht aber, dass sich immer mehr Menschen wegen ihrer psychischen Beschwerden behandeln lassen.

Warum leidet Gino Locatoni an einer Depression, nicht aber seine Zwillingsschwester? Depression hat eine starke erbliche Komponente, das heißt, das Risiko zu erkranken ist höher, wenn ein Familienmitglied betroffen ist. So ging es der Familie Hemingway. Der Schriftsteller Ernest Hemingway nahm sich das Leben, ebenso sein Großvater, Vater und seine Enkelin und erfolgreiche Schauspielerin Margaux. Wer ein eineiiges Zwillingsgeschwister hat, das an Depression leidet, erkrankt mit fünfzigprozentiger Wahrscheinlichkeit auch an einer Depression – damit ist das Risiko fünfmal höher als in der Normalbevölkerung.

Allerdings ist der Unterschied in der Erblichkeit zwischen ein- und zweieiigen Zwillingen nicht so groß wie bei anderen Krankheiten wie Autismus oder Schizophrenie. Das heißt, die Gene spielen eine geringere Rolle, Umweltfaktoren dagegen eine größere. Und wie bei vielen psychischen Leiden sind bei Depressionen eine Vielzahl von Genen beteiligt, die im Krankheitsfall von der Normalvariante abweichen. Daher gibt es auch unterschiedliche Depressionen. Wissenschaftler gehen von einem Dutzend Varianten aus, bei denen jeweils ein anderer Schalter umgelegt ist. Allerdings ändert sich die Aktivierung der Gene nicht nur durch die Mutation, also die Veränderung in der Kette der Aminosäuren, sondern auch durch epigenetische Einflüsse, Faktoren, die außerhalb der Gene liegen. Zum Beispiel können sich Molekülgruppen an das Erbmolekül heften und die Bauanleitung modifizieren. Das heißt, es entstehen andere Proteine, als ursprünglich im Bauplan des Gens vorgesehen. Stress oder traumatische Erlebnisse können solche epigenetischen Veränderungen bewirken, wobei die Gene ihrerseits festlegen, wie empfindlich das Erbgut auf epigenetische Einflüsse reagiert. Gene und Umwelteinflüsse greifen also ineinander.

Wenn wir Angst haben, versetzt sich unser Körper in

Alarmbereitschaft. Das Herz schlägt schneller, die Muskeln spannen sich an, manchmal beginnen wir zu schwitzen. Das Gefühl der Angst ist also eine physiologische Reaktion auf eine Situation, die das Gehirn für bedrohlich hält und die das autonome Nervensystem aktiviert. Bevor unser Körper reagiert, hat das Gehirn ein Alarmsignal gegeben. Es war aufmerksam, das Gedächtnis hat gearbeitet, Handlungsabläufe sind durchgespielt worden, um am Ende ein Gefühl der Angst zu erzeugen. Dieses Gefühl ist die bewusste Erfahrung der körperlichen und kognitiven Veränderungen.

Lange Zeit war man der Meinung, dass das Gehirn einen Bereich für die Gefühle und einen fürs Denken hat. Das passte gut zu den philosophischen Vorstellungen, dass der Mensch zwischen zwei Polen lebt: dem Verstand und der Vernunft einerseits und den Gefühlen und Trieben andererseits. Angst, Ärger, Freude, Trauer und Wut wurden als die animalische Seite des Menschen angesehen, als seine Schwäche. Die – angeblich gefühlsfreie – Vernunft dagegen als seine Stärke. Der Verstand, so die Vorstellung, sei in der Hirnrinde angesiedelt. Sitz der Gefühle dagegen wäre ein tief gelegener und aus Sicht der Evolution älterer Teil des Gehirns: das limbische System.

Mittlerweile weiß man, dass diese Trennung – hier Emotionen, dort Verstand – nicht zutreffend ist. Bilder des Gehirns zeigen, dass bei der Entstehung und Verarbeitung von Gefühlen auch die Hirnrinde beteiligt ist und dass Teile des limbischen Systems überdies für rationales Handeln gebraucht werden.

Verborgene Strukturen: Das limbische System

Der Begriff limbisches System gilt heute als überholt und wird dennoch immer wieder verwendet, wenn man von der Struktur spricht, die vorrangig mit Gefühlen und Motivation beschäftigt ist. Das limbische System bildet gewissermaßen die Grenze zur Hirnrinde und besteht aus dem Cingulum, das sich wie ein C-förmiger Ring in das Innere der Hirnrinde schmiegt und den Thalamus umgibt. Das Cingulum ist daran beteiligt, den Blutdruck und die Atemfrequenz zu regulieren, und steuert auch die Aufmerksamkeit. Daran sieht man, dass das limbische System eng mit dem Hirnstamm verbunden ist, der auch diese Körperfunktionen aufrechterhält.

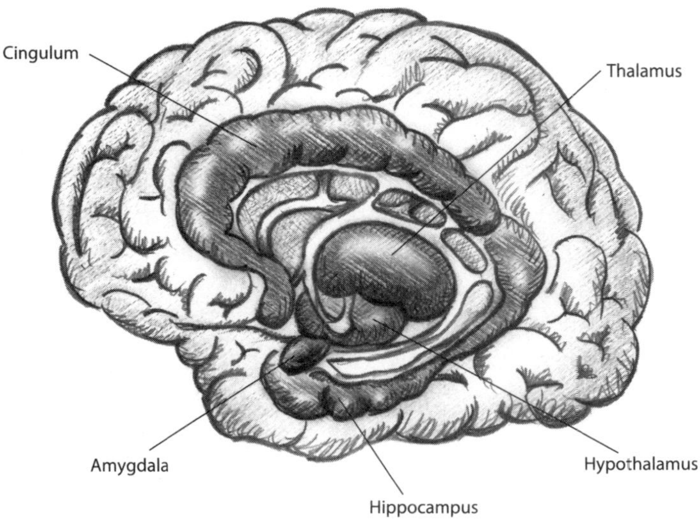

Das limbische System umgibt den Thalamus und ist vor allem damit beschäftigt, Gefühle zu verarbeiten.

Mit zum System zählen außerdem einige tief liegende Strukturen. Zwei sind besonders wichtig: Zum einen der Hippocampus, der wesentlich am Gedächtnis beteiligt ist und ohne den keine neuen Gedächtnisinhalte abgelegt werden können. Menschen mit Schäden am Hippocampus leben in einer Welt, in der alles immer wieder neu für sie ist.

Die zweite wichtige Struktur im Inneren des Rings ist die Amygdala (Mandelkerne). Sie bewertet Reize und signalisiert der Gehirnrinde zum Beispiel, was gefährlich sein könnte. Die Amygdala schickt auch Signale zum Hippocampus, um ihm mitzuteilen, ob und wie emotional wichtig ein Gedächtnisinhalt ist. Von allen Teilen des limbischen Systems scheint es insbesondere die Amygdala zu sein, die wir brauchen, um Gefühle zu verarbeiten. Sie bewertet gewissermaßen den emotionalen Inhalt von Situationen. Sehen wir zum Beispiel einen Hund, der knurrt, gehen wir davon aus, dass er nicht gestreichelt werden will, sondern eher aggressiv ist. Die Amygdala würde uns im Zweifel auch vor dem Hund warnen, indem sie Körperreaktionen initiiert. Unser Herz schlägt dann schneller, wir schwitzen und, wenn wir die Gefahr wirklich als bedrohlich empfinden, löst die Amygdala einen Fluchtreflex aus. Wir rennen dann lieber weg, als uns von dem Hund beißen zu lassen. Tiere, denen man die Mandelkerne auf beiden Seiten des Gehirns entfernt hat, zeigen keine Angst mehr. Ratten erstarren normalerweise vor Furcht, wenn sie den Urin eines Fuchses riechen oder eine Katze sehen. Eine Ratte ohne Amygdala aber flieht nicht, sie klettert sogar auf die Katze und versucht, sie zu beißen.

Welche Schaltkreise die Angstgefühle vermitteln, ist gut untersucht. Denn Angst ist notwendig, um zu überleben, und somit eine emotionale Reaktion, die jedes

Lebewesen zeigt. Trauer und Freude gibt es natürlich auch im Tierreich, aber sie sind weitaus schwieriger zu messen. Bei Tieren, weil ihre Körperreaktionen nicht so ausgeprägt sind, aber auch bei Menschen, weil das Empfinden von Glück beispielsweise sehr individuell ist. Das klassische Angstexperiment besteht darin, Tieren einen elektrischen Schock zu versetzen – sie lernen dann, diesen unangenehmen Reiz zu vermeiden. Meistens verbindet man den Schock mit einem Ton. In diesen klassischen Konditionierungsexperimenten reagieren die Tiere nach einer Weile bereits, wenn sie nur das akustische Signal hören. Allerdings müssen sie dafür eine intakte Amygdala haben.

Heute kennt man die Schaltkreise der Angst. Die Amygdala besteht aus mehreren Kernen von Nervenzellen, zwei davon sind für die Konditionierung von Furcht besonders wichtig: der zentrale und der seitliche Kern. Wenn diese Kerne beschädigt sind, lernen Ratten nicht mehr, vor bestimmten Reizen Angst zu haben. Bei ihnen funktioniert die Konditionierung mit Elektroschock und Ton nicht. Beide Reize werden zunächst zum Thalamus weitergeleitet, der zwar im Zentrum des limbischen Systems liegt, aber nicht dazugehört. Er ist eine Art Filter auf dem Weg zur Hirnrinde und entscheidet gewissermaßen, welche Reize gerade wichtig sind. Die spezialisierten Gebiete in der Hirnrinde reagieren nun auf den Elektroschock und den Ton – in diesem Fall der somatosensorische Kortex, der für das Tasten zuständig ist, und der auditorische Kortex, der Töne verarbeitet – und Signale wandern zum seitlichen Kern der Amygdala. Dort reagieren die Kontaktstellen der Nervenzellen und verändern ihre Stärke, je nachdem wie unangenehm der Elektroschock war. Nach einigen Stromschlägen hat sich ein Schaltkreis im seitlichen

Kern der Amygdala gebildet, der fortan reagieren wird, wenn die Ratte den Ton hört, weil sie weiß, dass dann der unangenehme Stromschlag folgt. Praktischerweise gibt es auch direkte Verbindungen vom Thalamus zur Amygdala. Das heißt, die Amygdala kann schnell reagieren, wenn die Ratte den Ton hört – sie muss nicht warten, bis die Hirnrinde das Signal »unangenehmer Stromschlag« gegeben hat. Die Amygdala warnt also vor einer Gefahr, bevor wir sie bewusst wahrgenommen haben.

Neben dem seitlichen Kern liegt der zentrale Kern der Amydala. Er löst Körperreaktionen aus, indem er Signale an verschiedene Bereiche aussendet: Die Ratte etwa erstarrt typischerweise, wenn sie Angst hat. Auch Menschen kennen dieses Gefühl: Der Puls wird schneller und der Blutdruck steigt, eine Reaktion des Hypothalamus. Außerdem werden Stresshormone freigesetzt. Ähnlich wie Ratten verarbeiten Menschen, deren Amygdala geschädigt ist, Gefühle nicht mehr richtig. Sie lernen nicht, auf unangenehme Reize zu reagieren. Sie erkennen auch nicht, wenn Gesichter Angst ausdrücken – während solche Reize bei gesunden Menschen die Amygdala aktivieren.

Doch die Amygdala ist, wie man inzwischen weiß, viel mehr als nur eine Warnzentrale, die uns vor gefährlichen Situationen schützt. Sie verarbeitet alle Erregungszustände, also auch positive Gefühle. So wird sie aktiviert, wenn Ratten lernen, einen Reiz mit einer Belohnung zu verbinden. Und wir Menschen kennen die heftigen Reaktionen unseres Körpers, wenn wir uns in jemanden verliebt haben und ihn nach einem ersten Treffen wiedersehen. Es kribbelt im Bauch, uns wird es abwechselnd kalt und heiß und vielleicht erröten wir auch.

Gefühle sind wichtig für unser Denken und Handeln. Und so ist nachvollziehbar, dass von der Amygdala vielfältige Verbindungen zu den Zentren der Hirnrinde führen und umgekehrt. Über sie kann die Amygdala Einfluss nehmen auf unsere Aufmerksamkeit, auf die Wahrnehmung, das Gedächtnis und auch auf Entscheidungen. Zum Beispiel können wir uns besser an Ereignisse erinnern, die mit starken Gefühlen einhergegangen sind, seien sie positiv oder negativ. Der erste gemeinsame Kinobesuch mit dem neuen Partner, als wir frisch verliebt waren, bleibt im Gedächtnis. Der Filmtitel, das Kino, die geteilte Popcorntüte – auch daran erinnern wir uns noch lange.

Inzwischen weiß man auch mehr über die anderen Bereiche, die neben der Amygdala daran beteiligt sind, Gefühle zu erkennen und zu verarbeiten. Die Details dazu stammen aus der Beobachtung von Patienten mit Gehirnverletzungen. Zum Beispiel des Eisenbahnarbeiters Phineas Gage, der in jedem Lehrbuch über das Gehirn vorkommt. Gage hatte Schäden im Bereich des unteren mittleren Stirnlappens, im sogenannten ventromedialen Präfrontalkortex, was dazu führte, dass er schnell wütend wurde und sich im sozialen Umgang unangemessen verhielt.

Menschen mit solchen Gehirnschädigungen erkennen nicht mehr, wenn andere traurig oder wütend sind. Sie verlieren leicht die Kontrolle über ihre Gefühle und bekommen Wutausbrüche wie kleine Kinder, denen man die Schokolade an der Supermarktkasse verweigert. Sie gehen hohe Risiken ein und begeben sich ohne nachzudenken in gefährliche Situationen. Dabei haben sie keine kognitiven Defizite – ihr IQ ist völlig normal. Interessanterweise zeigen sie auch keine körperlichen Anzeichen von Furcht, wie Messungen der elektrischen

Leitfähigkeit der Haut zeigen. Normalerweise verändert sie sich, wenn wir aufgeregt sind, worauf die Funktionsweise des Lügendetektors basiert. Offenbar fehlt bei den Patienten mit Schäden im Frontalkortex die Rückkopplung zur Amygdala.

Erst mit den bildgebenden Verfahren ist es möglich geworden, das bewusste Empfinden von Gefühlen systematisch zu untersuchen. Bei Experimenten bittet man Menschen, sich an traurige oder glückliche Ereignisse in ihrem Leben zu erinnern beziehungsweise an Momente, in denen sie Wut oder Angst empfunden haben. Dabei leuchten unterschiedliche Bereiche im Gehirn auf. Besonders markant reagiert das Gehirn bei Trauer, und zwar genau dort, wo der Cingulum des limbischen Systems besonders stark gekrümmt ist.

Dieser Teil liegt ziemlich genau hinter dem Stirnlappen, also im Präfrontalkortex. (Die Anatomen sind sich nicht einig, ob der Cingulum vollständig zur Gehirnrinde gehört oder nicht.) Er heißt auch Area 25, so benannt durch den deutschen Neurologen Korbinian Brodmann. Brodmann hatte um das Jahr 1900 zahlreiche Hirnrinden unter dem Mikroskop studiert und Bereiche definiert, die sich in der Struktur der Nervenzellen unterscheiden. Seine Landkarte des Gehirns ist also nach rein histologischen Kriterien angelegt. Trotzdem entsprechen einige der Areale von Brodmann wichtigen funktionellen Einheiten.

Area 25 ist aktiv, wenn wir uns an traurige Erlebnisse erinnern. Genau das Gegenteil ist bei manchen Menschen mit einer Depression der Fall. Offenbar ist bei ihnen die Verarbeitung trauriger Ereignisse massiv gestört. Misst man die Aktivität in Area 25 bei Patienten vor und nach einer Behandlung mit Medikamenten, so stellt sich heraus, dass sich die Nervenzellen dort vor der Therapie eher ruhig verhalten und wenig elektrische Signale abfeuern, während die umliegenden Bereiche hyperaktiv sind, also ungewöhnlich stark reagieren. Nach der Behandlung mit Antidepressiva normalisiert sich die Aktivität. Das zeigt sich sogar in anatomischen Veränderungen: Forscher haben auf Kernspinbildern entdeckt, dass die Betroffenen in diesem Bereich weniger Gewebe haben als gesunde Menschen. Bei manchen Patienten mit einer sehr schweren Depression, die auf Medikamente nicht ansprechen, hilft es, Area 25 elektrisch zu reizen, um die Symptome der Krankheit zu lindern.

Area 25 enthält besonders viele Nervenzellen mit Andockstellen für den Botenstoff Serotonin, der im Zusammenhang mit Depressionen von Bedeutung ist, wie wir noch sehen werden. Forscher vermuten, dass die Region eine wichtige Schaltstelle in einem größeren Schaltkreis von Hypothalamus und Teilen des Hirnstamms, von Amygdala und Hippocampus sowie bestimmten Bereichen des Präfrontalkortex ist.

Bei gesunden Menschen ist Area 25 aktiv, wenn sie Schmerzen empfinden. Auch wenn sie Aufgaben lösen müssen, die sich widersprechen, oder wenn sie Fehler machen, scheint dieser Bereich beteiligt zu sein. Es könnte daher sein, dass Area 25 eine Art Wächter ist, der berechnet, ob wir so handeln und uns verhalten, dass wir die vorgegebenen Ziele erreichen. Wenn beides ständig auseinanderdriftet, unser Gehirn also davon überzeugt ist, dass wir Aufgaben nicht schaffen und Ziele nicht erreichen, kann das dauerhafte negative Gefühle erzeugen.

Wenn zu viel Stresshormone im Körper sind

Stress kann eine Depression auslösen, andererseits bedeutet Depression Stress für den Körper. Chronischer Stress und klinische Depressionen, also solche mit schweren Symptomen, haben viele Gemeinsamkeiten: Der Appetit lässt nach, ebenso die Energie, und die Betroffenen schlafen schlecht. Bei chronischem Stress und Depressionen kommt es offenbar zu ähnlichen biochemischen Vorgängen im Körper.

Bei beiden Erkrankungen produziert das Gehirn erhöhte Mengen bestimmter Stresshormone: Cortisol gehört dazu, außerdem der sogenannte Corticotropinreleasing-Faktor (CRH), ein Polipeptid, also eine Kette aus Aminosäuren, die im Hypothalamus gebildet wird. CRH wiederum setzt eine Reihe von Reaktionen in Gang: Die Hypophyse, eine Hormondrüse, die wie ein Beutel am Hypothalamus hängt und daher auch Hirnanhangdrüse genannt wird, schüttet ein weiteres Stresshormon aus: ACTH (Adrenokorticotropes Hormon). Es sorgt dafür, dass in der Nebennierenrinde Glucocorticoide produziert werden, eine weitere Gruppe von Hormonen. Glucocorticoide sind chemische Substanzen, die zu der Familie der Steroide gehören und wie Hormone wirken. Cortisol ist das bekannteste Glucocorticoid. Alle drei Hormone wirken sich auf Hirnfunktionen aus. Wenn zu viel Glucocorticoide im Blut sind, setzt eine negative Rückkopplung ein. Die Produktion an ACTH wird zurückgefahren, was die Ausschüttung an CRH bremst, woraufhin weniger Cortisol produziert wird.

Dieser Regelmechanismus heißt auch Hypothalamus-Hypophysen-Nebennierenrinden-Achse, kurz HPA (vom englischen *hypothalamus-pituary-adrenal axis*). Er ist ganz wesentlich beteiligt, wenn das Gehirn Stress bewältigt. Vorübergehender Stress wird normalerweise problemlos gemeistert. Wenn Cortisol im Blut erhöht ist, wird das Immunsystem heruntergefahren. Das ist zunächst gut für den Körper, weil er so die für die natürlichen Abwehrmechanismen benötigte Energie spart. Der Körper begibt sich gewissermaßen in einen Ruhezustand, zugleich ist mehr Energie für das Gehirn vorhanden, um mit dem Stress fertig zu werden. Wenn aber ständig mehr Cortisol im Blut ist, weil die HPA-Achse nicht richtig arbeitet, reagiert das Gehirn mit Symptomen einer Depression. Eine Fehlfunktion der Hypophyse oder gar ein Tumor können dazu führen, dass zu viel ACTH vorhanden ist, was wiederum eine Überproduktion von Cortisol bewirkt. Diese Menschen leiden häufig unter Schlafproblemen und Niedergeschlagenheit.

Bei etwa der Hälfte der Patienten mit einer Depression ist der Regulierungsmechanismus von Stress gestört. Sie haben zu viel Cortisol – und trotzdem wird die Produktion der Stresshormone ACTH und CRH nicht gebremst. Selbst synthetische Glucocorticoide können die Störung der HPA-Achse nicht ausgleichen. Das hat schwerwiegende Folgen, insbesondere für den Hippocampus. Er ist in Mitleidenschaft gezogen; auf Gehirnbildern sieht man, dass er regelrecht schrumpft. Je länger die depressiven Phasen andauern, umso mehr verringert sich das Volumen des Hippocampus. Vermutlich wirkt das dauerhaft hohe Niveau an Cortisol schädigend. Warum, ist noch nicht geklärt. Es könnte sein, dass Cortisol Nervenzellen zerstört, indem es sie empfindlicher für den Botenstoff Glutamat macht, oder verhindert, dass sich neue Zellen bilden.

Wenn der Hippocampus lädiert ist, kann das wiederum dazu führen, dass das Gehirn noch mehr Stresshormone bildet. Denn die CRH-Produktion im Hypothalamus wird einerseits von der Amygdala gesteuert – sie ist gewissermaßen das Gaspedal: Signale der Amygdala bewirken, dass CRH gebildet wird. Auf der anderen Seite wirkt der Hippocampus als Bremse. So entsteht ein Teufelskreis: Zu viel Cortisol schädigt den Hippocampus, der daraufhin die Produktion der Stresshormone nicht mehr drosseln kann, was das Absterben von Nervenzellen im Hippocampus weiter ankurbelt. Die Betroffenen leiden an Gedächtnisstörungen, die entweder direkt durch den Hippocampus verursacht werden oder durch den mit ihm verbundenen Präfrontalkortex. Gehirnbilder zeigen auch Veränderungen an der Amygdala. Sie ist bei Patienten mit Depressionen, bipolaren Störungen und Angstzuständen vergrößert.

Monoamine, die Botenstoffe der Depression

Nervenzellen kommunizieren über elektrische Aktionspotenziale. Damit aber Botschaften von einer Zelle zur anderen gelangen können, braucht man Botenstoffe, die den synaptischen Spalt, die Kontaktstellen zwischen den Nervenzellen, passieren können. Eine wichtige Klasse dieser Neurotransmitter sind die Monoamine, eine spezielle chemische Verbindung. Zu den Monoaminen gehören unter anderen Dopamin und Noradrenalin (beide zählen zu der Untergruppe der Katecholamine) sowie Serotonin. Dass diese drei Monoamine eine wichtige Rolle bei Depressionen spielen, hat man zufällig entdeckt. In den Fünfzigerjahren interessierten sich Forscher für Monoamine, weil sie beobachtet hatten, dass der Blutdrucksenker Reserpin bei manchen Menschen Symptome einer Depression auslöste: Reserpin verhindert, dass Nervenzellen Monoamine aufnehmen, um sie in den Synapsen zu verwenden. Die Botenstoffe bleiben im Zellkern, wo sie durch ein Enzym namens Monoaminoxydase (MAO) zersetzt werden. Das führt dazu, dass dem Gehirn Dopamin, Serotonin und Noradrenalin fehlen. Seit man diesen Zusammenhang kennt, spricht man von der Monoamin-Hypothese zur Erklärung von Depression.

Serotonin und Noradrenalin werden in Nervenzellkernen im Gehirnstamm produziert, Dopamin unter anderem in der Substantia nigra, wie wir in Kapitel 3 gesehen haben. Von diesen Entstehungsorten führen Nervenfasern in beinahe alle Bereiche des Gehirns: in das Kleinhirn, zur Amygdala, zum Hippocampus, zum Hypothalamus, in die Hirnrinde. Monoamine beeinflussen auf diese Weise sehr viele Gehirnfunktionen. Ohne Monoamine sind wir nicht wach, wir können uns nicht konzentrieren, uns fehlen Antrieb und Motivation, und wir können viele kognitive Aufgaben nicht lösen.

Durch Zufall entdeckten Pharmaforscher ein Medikament, das die Monoaminoxydase hemmt und so dafür sorgt, dass das Gehirn genügend Botenstoffe zur Verfügung hat: Iproniazid, das in den Vierzigerjahren gegen Tuberkulose eingesetzt wurde. Bei manchen Patienten tötete es nicht nur die Bakterien in der Lunge ab, sondern hob ihre Stimmung; sie waren immer gut gelaunt. Iproniazid wurde als erstes Medikament gegen Depressionen zugelassen, ein Segen für viele Patienten. In der Folge wurden weitere MAO-Hemmer entdeckt, allerdings stellte sich bald heraus, dass sie alle schwere Nebenwirkungen haben, die als »Käse-Effekt« bekannt sind. Manche Lebensmittel wie Wein, Sauerkraut und Schokolade, besonders aber gereifter Käse, enthalten natürliche Monoamine. Wenn diese ins Gehirn gelangen, entsteht eine Kettenreaktion, an deren Ende zu viel Noradrenalin gebildet wird, das den Blutdruck gefährlich steigen lässt und zu Gehirnblutungen oder Kreislaufzusammenbrüchen führen kann.

Menschen, die sehr schwere Symptome einer Depression haben, kommen in der Regel nicht ohne MAO-Hemmer aus. Um die Nebenwirkungen zu bremsen, müssen sie streng Diät halten oder auf andere Medikamente ausweichen wie zum Beispiel trizyklische Antidepressiva oder tetrazyklische Medikamente. Sie heißen so, weil ihre Grundstruktur aus drei beziehungsweise vier Molekülringen besteht, an denen verschiedene Seitenketten angehängt sind, die unterschiedliche Wirkungen entfalten. Imipramin oder Mirtazapin sind bekannte zyklische Antidepressiva.

Wie in Kapitel 2 beschrieben, funktioniert die Kontaktstelle zwischen Nervenzellen, dem synaptischen Spalt, dank eines ausgeklügelten Mechanismus: Wenn das elektrische Signal der vorgeschalteten Nervenzelle eintrifft, entleeren sich winzige Bläschen mit Botenstoffen. Sie sorgen dafür, dass sich Ionenkanäle öffnen und die elektrische Spannung der Membran verändern, weshalb das Signal den Spalt passieren kann. Danach werden die Botenstoffe entweder von Enzymen zersetzt oder von den Nervenzellen wieder aufgenommen und gespeichert. Genau das verhindert Imipramin und sorgt so dafür, dass mehr Monoamine, insbesondere Serotonin und Noradrenalin, im synaptischen Spalt verfügbar sind. Viele Antidepressiva blockieren außerdem die Andockstellen der Botenstoffe und erhöhen auf diese Weise auch deren Verfügbarkeit. Auch die selektiven Serotonin-Wiederaufnahmehemmer (kurz SSRI vom englischen *selective serotonin reuptake inhibitor*) wie Fluoxetin wirken ähnlich. Sie verhindern, dass Serotonin wieder eingesammelt wird, und sorgen so dafür, dass dem Gehirn ausreichende Mengen des Botenstoffes zur Verfügung stehen.

Aus der Wirkung der Medikamente folgern Forscher, dass bei Depressionen das Gleichgewicht der Monoamine im Gehirn gestört sein muss. Wurde zunächst vermutet, dass ein Mangel an Monoaminen – insbesondere Serotonin und Noradrenalin – ursächlich ist, so weiß man heute, dass das nicht ausreicht, um zu erklären, warum manche Menschen an einer Depression leiden. Ähnlich wie bei Schizophrenie, wo man lange Zeit einen Dopaminmangel im Gehirn für die Krankheitsursache hielt. Die Therapie funktioniert also besser als die Theorie.

Mehrere harte Nüsse haben die Gehirnforscher noch zu knacken. Erstens: Warum bekämpfen MAO-Hemmer und trizyklische Antidepressiva bei vielen Patienten erfolgreich die Symptome einer Depression, obwohl die Botenstoffe Serotonin und Noradrenalin an sehr unterschiedlichen Stellen des Gehirns wirken? Zweitens: Warum tauchen die Stoffwechselprodukte dieser Neurotransmitter nur teilweise oder gar nicht in Blut und Urin auf? Drittens: Warum wirken die Medikamente erst nach ein oder zwei Wochen, obwohl sie innerhalb weniger Stunden die Konzentration der Botenstoffe an den Synapsen verändern? Man hat es hier mit einem ähnlichen Phänomen wie bei den Neuroleptika zu tun, die rasch auf die Andockstellen für Dopamin wirken, aber die psychotischen Symptome von Schizophrenie-Patienten erst nach Wochen lindern.

Um ehrlich zu sein: Eine zufriedenstellende Antwort

auf diese Fragen gibt es bis heute nicht. Das Problem besteht darin, dass die biochemischen Prozesse in den Zellen vielfältig sind. Zum Beispiel wirken Neurotransmitter sowohl sehr schnell als auch sehr langsam. Sie können innerhalb von Minuten die Durchlässigkeit der Ionenkanäle direkt verändern ebenso wie sie über längere Zeiträume hinweg über die sogenannten G-Proteine die Eigenschaften von Nervenzellen und ihren Verbindungen beeinflussen. Übrigens wirkt vermutlich auch Lithium, das bei Menschen mit einer bipolaren Störung sehr effizient sowohl die manischen als auch die depressiven Phasen reduziert, über den Umweg von Eiweißmolekülen wie den G-Proteinen. Forscher mutmaßen daher, dass Antidepressiva eine lange Kette von Reaktionen in Gang setzen, an deren Ende Proteine dazu führen, dass Nervennetze sich neu arrangieren. Möglicherweise begünstigen die Medikamente auch, dass sich neue Nervenzellen im Hippocampus bilden.

Aus diesem Grund gehen Gehirnforscher wie Thomas Insel, Chef des Nationalen Instituts für psychische Gesundheit der USA, zunehmend davon aus, Depression – ähnlich wie Schizophrenie – als eine Störung der neuronalen Schaltkreise zu beschreiben. Die Area 25, die bei vielen Betroffenen ungewöhnlich inaktiv ist, ist mit vielen anderen Regionen verschaltet: mit dem Hypothalamus und dem Hirnstamm, die Appetit, Schlaf und Energiehaushalt regulieren; mit der Amygdala, die an der Verarbeitung von Angst beteiligt ist; mit dem Hippocampus, den wir brauchen, um Inhalte dauerhaft zu speichern; mit dem Präfrontalkortex, der Handlungen plant.

Eine Verschaltungsstörung lässt sich nicht nur mit Medikamenten, sondern auch mit Psychotherapie behandeln. Insbesondere die sogenannten kognitiven Therapien helfen Menschen, die unter Depressionen leiden. Ihnen machen ja vor allem negative Gefühle und Verhaltensweisen zu schaffen: Sie erinnern sich oft nur an die traurigen und nicht an die glücklichen Ereignisse in ihrem Leben und sie sind der Überzeugung, dass sie bestimmte Ziele nicht erreichen werden. Die Therapeuten versuchen, ihnen Methoden beizubringen, mit denen sie ihre negativen Gefühle unterdrücken und ihr Selbstwertgefühl steigern können. Und die Effekte solcher Therapien sind im Gehirn sichtbar, zum Beispiel in einer verstärkten Aktivität in Area 25. Was dabei genau passiert, weiß man nicht – aber der Schluss liegt nahe, dass eine Therapie die Verschaltung des Gehirns nachhaltig verändert.

Angriff auf den Präfrontalkortex

Die Schaltkreise im Gehirn können auch durch Stress gestört werden. Das weiß jeder, der schon einmal in einer Prüfung ein Blackout oder eine Schreibblockade hatte. Man ist dann wie gelähmt, die geistigen Fähigkeiten sind gleichsam ausgeschaltet. Aus Tierversuchen weiß man, dass in extrem belastenden Situationen Nervenzellen im Hirnstamm große Mengen von erregenden Botenstoffen ausschütten, also solche Neurotransmitter, die dafür sorgen, dass an den Synapsen Aktionspotenziale von einer Nervenzelle zur nächsten weitergeleitet werden. Bei den Botenstoffen handelt es sich vor allem um Noradrenalin und Dopamin.

Ohne Stress gibt es ein Gleichgewicht dieser Botenstoffe zwischen Hirnstamm, Amygdala und Präfrontalkortex. Dieser wichtige Teil des Gehirns, der eine Art Steuerzentrale ist, schickt Signale in die tief liegenden

Regionen und reguliert damit Hunger oder Geschlechtstrieb und auch Angstgefühle. Wenn allerdings die Amygdala »Angst« meldet, werden im Hirnstamm sehr große Mengen an Dopamin und Noradrenalin produziert und gelangen zum präfrontalen Kortex. Und dort bewirken sie das Gegenteil von dem, was eigentlich ihre Aufgabe ist. Sie hemmen die Arbeit des Präfrontalkortex, indem sie sich massenweise an die Rezeptoren der Nervenzellen heften und die Nervenzellen so daran hindern, kontrolliert Botschaften untereinander auszutauschen. Auf Gehirnbildern kann man regelrecht sehen, dass die Nervenzellen im Stirnhirn nur noch eingeschränkt feuern, wenn sie mit zu viel Dopamin und Noradrenalin überschwemmt werden. Dieser Effekt wird noch verstärkt durch das Stresshormon Cortisol. Auch die Amygdala reagiert auf die stressbedingte Erhöhung von Botenstoffen. Wenn viel Dopamin, Noradrenalin und Cortisol vorhanden ist, schlägt sie Alarm – das gesamte Nervensystem soll sich so auf Gefahren einstellen.

Das Ungleichgewicht an Botenstoffen zwischen limbischem System und Präfrontalkortex bei Stress hat man bislang vor allem in Tierversuchen beobachtet. Ist es beim Menschen ähnlich? Man weiß, dass manche Personen empfindlicher auf Stress reagieren als andere, entweder aufgrund ihrer Gene oder weil ihr Gehirn von früheren Belastungen geprägt ist. Zum Beispiel bewirken manche Gene, dass Enzyme schlechter funktionieren. Man braucht sie aber beispielsweise, um überschüssige Neurotransmitter wieder abzubauen. Arbeiten die Enzyme nicht richtig, bleibt zu viel Dopamin und Noradrenalin im Präfrontalkortex, was die Stressanfälligkeit erhöht. Wird der Stress chronisch, können sogar die Dendriten verkümmern. Tatsächlich haben Forscher solche Auswirkungen im Nervengewebe des Präfrontalkortex gefunden. Je größer die Stressbelastungen waren, umso stärker war die graue Substanz geschrumpft.

Warum aber schwächt Stress den Bereich des Gehirns, der für den Menschen derart wichtig ist? Der Präfrontalkortex ist Sitz hoch entwickelter kognitiver Funktionen wie der Planung von Handlungen. Möglicherweise, spekulieren Forscher, war es aus evolutionsbiologischer Sicht sinnvoll, in gefährlichen Situationen das Denken gewissermaßen auszuschalten und die Furcht- und Fluchtreflexe walten zu lassen.

Schaltkreise der Angst

Krankheiten, bei denen die Verarbeitung von Angstgefühlen gestört ist, können dabei helfen zu verstehen, wie das Gehirn mit Angst umgeht. Angst ist eine komplexe Antwort des Gehirns auf Gefahren, das sowohl physiologisch, etwa mit einem Schweißausbruch oder Tränen, als auch emotional reagiert, indem wir uns schlecht fühlen. Zudem bestimmt sie unser Verhalten, indem wir beispielweise vor etwas Reißaus nehmen oder vermeiden, in eine gefährliche Situation zu kommen.

Normalerweise geht die Angst wieder vorüber – allerdings kann ein Angstzustand andauern, ohne dass uns tatsächlich Gefahr droht. Das können Panikattacken sein oder spezielle Phobien, bei denen Menschen bestimmte Dinge fürchten wie offene Plätze (Agoraphobie) oder enge Räume (Klaustrophobie). Auch zwanghaftes Verhalten wie ständiges Händewaschen ist vermutlich das Ergebnis einer Angststörung, weil die Betroffenen Angst empfinden, wenn sie versuchen, ihre stereotypen Verhaltensweisen abzustellen. Posttraumatische Störungen, bei denen Menschen noch Monate oder Jahre nach traumatischen Erlebnissen plötzlich unter ausgeprägter Angst leiden, gehören ebenfalls dazu. Unter Angststörungen leiden zahlreiche Menschen, wobei es keine genauen Zahlen gibt. Viele Betroffene gehen nämlich gar nicht zum Psychiater, weil sie sich im Alltag nicht beeinträchtigt fühlen. Schätzungen zufolge leidet jeder Zehnte, der in Deutschland zum Allgemeinarzt wegen unspezifischer Symptome geht, unter einer Angststörung.

Max Mannheimer ist in die Sprechstunde am Münchner Max-Planck-Institut für Psychiatrie gegangen. Mannheimer ist Jude, geboren 1920 im Sudetenland. Er hat die Deportation nach Auschwitz überlebt, musste dort aber mit ansehen, wie sein kranker Bruder Ernst abgeholt wurde. Er starb in der Gaskammer wie auch Mannheimers junge Frau Eva, seine Mutter und seine jüngere Schwester. Als Max Mannheimer befreit wird, schwört er sich, niemals einen Fuß auf deutschen Boden zu setzen. Dann geht er doch in das Land der Täter zurück, weil seine zweite Frau Fritzi, die er nach Kriegsende in seiner Heimatstadt Neutitschein kennengelernt hat, mit der kleinen Tochter zurück will.

Jahrzehntelang verdrängt er die traumatischen Ereignisse. Er redet nicht darüber, was er in Auschwitz erlebt hat, selbst nicht mit seiner Frau und den Kindern. Auch nicht mit dem Bruder Edgar, der ebenfalls das KZ überlebt hat und als Kunsthändler in Zürich reüssiert. »Wir haben nur über die positiven Erinnerungen unserer Kindheit und Jugend gesprochen«, sagt Mannheimer. Er arbeitet bei einer jüdischen Hilfsorganisation in Frankfurt und fährt am Wochenende zur Familie nach München. Äußerlich ist alles in Ordnung, aber in seinem Inneren brodelt es. Doch er lässt nichts nach außen, an die Oberfläche. Stattdessen geht er ins Kino. »Jeden

Abend«, sagt er, manchmal habe er zwei Filme hintereinander gesehen, nur um die schrecklichen Erlebnisse zu verdrängen. Später malt er, um zu vergessen. Doch irgendwann ist seine Psyche nicht mehr stark genug. 1979 kommt ein Freund aus dem KZ zu Besuch. Er hatte dem kranken Bruder Ernst noch seine Jacke gegeben, bevor der umgebracht wurde. Max Mannheimer braucht Beruhigungstabletten, um den Besuch zu verkraften. Als er ein paar Tage später mit seiner dritten Frau, einer gebürtigen Amerikanerin, Verwandte in der Nähe von Boston besucht, kommt es zum Zusammenbruch.

Auf einer Mauer auf der Atlantikinsel Cuttyhunk entdeckt Max Mannheimer ein Hakenkreuz. Er kann es nicht fassen. Von der Tante seiner Frau lässt er sich Werkzeug geben und versucht, das Hakenkreuz abzuschlagen. Es gelingt ihm nicht, er bricht zusammen. Er kommt in eine psychiatrische Klinik in der Nähe von Boston. Der Arzt muss ihn beruhigen, bevor er die Beruhigungsspritze gibt – eine Spritze, das weckt schlechte Erinnerungen. Auch in die Gemeinschaftsdusche traut er sich zunächst nicht; er dreht vorsichtig den Hahn auf, um zu sehen, ob tatsächlich Wasser herauskommt. Nach zwölf Tagen wird er entlassen. In München geht Mannheimer erneut in Behandlung. Die KZ-Erlebnisse verschweigt er jedoch und erzählt den Ärzten nur, dass ihm die politischen Verhältnisse zu schaffen machen.

Erst seit Mitte der Achtzigerjahre hält Max Mannheimer in Schulklassen Vorträge über die Zeit im KZ oder liest aus seinen Erinnerungen. Am Anfang ging das nur mit Tabletten und bei der Passage über seinen ermordeten Bruder Ernst musste er immer rausgehen und die Lehrerin hat weitergelesen. Heute sieht er den Zusammenbruch als Wende, als, wie er brutal formuliert, »seelisches Auskotzen«. Vorher hatte er immer rückwärtsgewandt gelebt, immer an die Toten gedacht, heute lebe er mit dem Gedenken. Die Vorträge helfen ihm dabei, seine posttraumatische Belastungsstörung zu bewältigen.

Die ersten Patienten, bei denen diese Krankheit diagnostiziert wurde, waren Soldaten aus dem Ersten Weltkrieg, die schwer traumatisiert von den Kämpfen zurückgekehrt waren. Sie wurden in Deutschland auch »Kriegszitterer« genannt, weil viele von ihnen das für Angst und Panikattacken typische Symptom zeigten.

Angstzustände beruhen auf einer Fehlregulierung von Angst. Weil Furcht eine evolutionär alte Reaktion des Gehirns ist, kann man sie an Tieren studieren. Zum Beispiel an Mäusen oder Ratten, die normalerweise offene Räume meiden, um nicht von ihren Feinden entdeckt zu werden. Bei einem klassischen Versuch schickt man eine Maus in ein Labyrinth mit offenen und geschlossenen Gängen. Erwartungsgemäß verbringt das Tier mehr Zeit in den geschlossenen Gängen. Wenn es aber zuvor Benzodiazepine, also Beruhigungsmittel, geschluckt hat, hält es sich länger in den offenen Bereichen auf.

Mit solchen Experimenten kann man Tieren auch die Angst vor bestimmten Reizen antrainieren. Sie lernen dann, dass ein Ton gleichbedeutend mit Gefahr ist, sie sind auf das Signal konditioniert. Beim posttraumatischen Stress scheint es so zu sein, dass die Konditionierung von Angst übermäßig stark ist – es reichen dann kleine Hinweise, um die Angstreaktion auszulösen. Bei Max Mannheimer war es das Hakenkreuz auf der Mauer. Die übermäßige Angstreaktion verändert zugleich den physiologischen, emotionalen und kognitiven Zustand – zum Beispiel kann sie Schlafstörungen bewirken oder die Aufmerksamkeit verringern.

Gehirnbilder zeigen deutlich, dass an Angststörungen die Amygdala beteiligt ist. Wenn gesunde Versuchspersonen Fotos von angstverzerrten Gesichtern gezeigt bekommen, ist in ihrem Gehirn ein bestimmter Bereich der Amygdala, die basolaterale Region, ungewöhnlich aktiv – als ob hier gewissermaßen berechnet würde, welche Gefahr droht. Derselbe Bereich läuft bei Menschen mit Angststörungen immer auf Hochtouren. Außerdem ist bei ihnen der Hippocampus geschrumpft. Es sind also offenbar ähnliche Mechanismen im Gehirn, die zu Depressionen und Angststörungen führen. Dafür spricht auch, dass Antidepressiva wie die selektiven Serotonin-Wiederaufnahmehemmer die Symptome einer Angststörung verringern.

Allerdings helfen diese Medikamente sehr unspezifisch; ihre Wirkungsweise lässt sich nicht genau erklären. Bessere Therapien kann man aber nur entwickeln, wenn man weiß, was im Gehirn bei einem lang anhaltenden Angstzustand passiert. Forscher am Massachusetts Institute of Technology in Cambridge haben entdeckt, dass Angst offenbar über eine Verbindung zwischen dem basolateralen Bereich der Amygdala und dem Hippocampus vermittelt wird.

Sie machten den Versuch mit Mäusen in offenen und geschlossenen Gängen und verstärkten mithilfe der Optogenetik die Verbindung zwischen Amygdala und Hippocampus oder schwächten sie ab. Wenn die Verschaltung aktiv war, verbrachten die Mäuse mehr Zeit in den geschlossenen Gängen, das heißt, sie hatten mehr Angst. Wenn die Nervenzellen in Amygdala und Hippocampus nicht kommunizieren konnten, zeigten sich die Mäuse abenteuerlustig und verbrachten viel Zeit damit, die offenen Bereiche auszukundschaften. Es scheint also einen oder mehrere Schaltkreise zu geben, mit denen das Gehirn entscheidet, ob wir Angst haben müssen oder nicht.

Inzwischen können Wissenschaftler mittels Optogenetik sogar einzelne Neuronen im Hippocampus identifizieren, die an Angsterinnerungen beteiligt sind. Fast jeder hat schon einmal ein Erlebnis gehabt, bei dem er einen gehörigen Schrecken eingejagt bekommen hat, zum Beispiel das Berühren eines Elektrozaunes. Wenn wir uns später an diesen Elektroschock erinnern, wissen wir noch genau, wo das unangenehme Ereignis passiert ist. Wir haben nicht nur den schmerzhaften Reiz im Gedächtnis gespeichert, sondern auch den dazugehörigen Ort. Forscher vermuten schon länger, dass diese beiden Erinnerungen verknüpft sind, wussten aber bislang nicht, wie die Verbindung zustande kommt.

Mittlerweile haben sie die Interneuronen entdeckt, Nervenzellen, die gewissermaßen als Vermittler zwischen den Pyramidenzellen fungieren. Die Pyramidenzellen sind Nervenzellen, deren Fasern besonders weit reichen und die einen Großteil der neuronalen Nachrichtenübermittlung leisten. Sie sind eingebunden in ein Geflecht anderer Neuronen, die ihre Aktivität dämpfen, die also hemmend auf die Pyramidenzellen wirken.

Offenbar sorgen diese Interneuronen dafür, dass die Erinnerung an einen Angst auslösenden Reiz und an die dazugehörige Umgebung verknüpft werden. Forscher der New Yorker Columbia University haben Mäuse trainiert, Angst vor einer Schachtel zu haben: Sie versetzten den Tieren jedes Mal einen Stromschlag, wenn sie in der Schachtel saßen. Schalteten sie mittels optogenetischer Tricks die Interneuronen einer bestimmten Region des Hippocampus aus, hatten die Mäuse keine Angst vor der Schachtel, obwohl sie dort die Elektroschocks bekommen hatten. Es ist, als ob sich dann keine

Erinnerungsspur des gefährlichen Ortes verfestigen kann. Vielleicht könnte man Menschen mit posttraumatischen Angststörungen helfen, indem man die entsprechenden Nervenzellen ausschaltet.

Tragischerweise setzt sich Angst nicht nur im Hippocampus und damit im Gedächtnis fest, sondern auch in den Genen. Schlechte Erfahrungen können über Generationen hinweg vererbt werden, wie Versuche mit Mäusen gezeigt haben. US-Forscher haben dabei wiederum ein klassisches Konditionierungsexperiment gemacht. Sie brachten die Tiere dazu, Angst vor Kirschblütenduft zu haben, indem sie die Mäuse dem Geruch aussetzten und ihnen gleichzeitig kleine Elektroschocks verpassten. Danach ließen sie die Tiere Nachkommen zeugen. Zur Überraschung der Forscher fürchteten sich auch diese Mäuse – unnötigerweise – vor dem Kirschblütenduft.

Wie kann das sein? Als die Forscher die Gehirne der Mäuse untersuchten, fanden sie heraus, dass Regionen verändert waren, die an der Verarbeitung von Gerüchen beteiligt sind. Und zwar sowohl bei den ersten Versuchstieren als auch bei ihren Nachkommen. Die Angst vor Kirschblütenduft hatte sich nicht nur ins Gehirn als Gedächtnisspur eingebrannt, sondern diese Gedächtnisspur war noch dazu vererbt worden. Vermutlich geschieht das durch epigenetische Veränderungen. Normalerweise mutieren Gene, indem einzelne Bausteine ausgetauscht werden. Es gibt aber auch chemische Veränderungen – zum Beispiel, dass sich eine Methylgruppe an ein Gen heftet, ohne dass das Molekül der Erbsubstanz, die Desoxyribonukleinsäure (DNS) verändert wird. Allerdings kann diese chemische Veränderung dafür sorgen, dass das Gen anders exprimiert wird, das heißt, dass andere Eiweißstoffe im Körper entstehen.

Auf diesem Weg können sich innerhalb einer Generation Nervennetze dauerhaft umbauen und – im ungünstigen Fall – an die Nachkommen weitergegeben werden.

Solche chemischen Veränderungen im Erbgut beobachtet man auch bei Ratten, die in den ersten Tagen nach der Geburt nicht ausreichend von ihren Müttern geleckt und umsorgt wurden. Sie haben ihr ganzes Leben Probleme mit der Stressregulation – das heißt, sie reagieren anders als gesunde Tiere auf das Stresshormon Cortisol im Körper und neigen dazu, übermäßig ängstlich zu sein. Diese Folge fehlender »Mutterliebe« kennt man seit Langem auch bei Menschen. Nur wusste man bisher nicht, wodurch sie entsteht. Offenbar heften sich besonders viele Methylgruppen an die DNS eines Neugeborenen, wenn es von seiner Mutter vernachlässigt wird. Die Zellen im Gehirn bilden dann weniger Andockstellen für Cortisol und können daher später weniger gut auf einen Anstieg des Stresshormons reagieren. Die Tiere werden anfälliger für Stress.

Epigenetik baut also unser Gehirn ständig um, weil das Erbgut sich wegen einer sich wandelnden Umwelt permanent biochemisch verändert. Forscher hoffen, die Veränderungen rückgängig machen zu können, indem sie die chemischen Verbindungen an der DNS wieder entfernen. Aber das ist noch Zukunftsmusik.

Die äußeren Einflüsse auf die Gene machen es auch schwierig, klare genetische Muster als Ursache für Depressionen zu identifizieren. Bis heute ist es nicht gelungen, Biomarker zu finden, also biologische Hinweise auf die Krankheit – so wie ein hoher Zuckerspiegel im Blut ein untrügliches Signal dafür ist, dass jemand mit großer Wahrscheinlichkeit Diabetes entwickeln wird.

Einen kleinen Trost gibt es für Menschen, die an

Depressionen leiden oder als Risikopatienten gelten. Ärzte sind immer stärker davon überzeugt, dass Sport Depressionen entgegenarbeitet. Mehr noch: Körperliche Betätigung wirkt sogar vorbeugend. Wer eine halbe Stunde täglich läuft oder im Garten arbeitet, verringert sein Risiko zu erkranken, haben kanadische Forscher in einer großen Längsschnittstudie herausgefunden. Auch Dutzende andere Studien belegen, dass Sport den Betroffenen hilft.

Ich habe Gino Locatoni gesagt, dass er sich mehr bewegen sollte. Nordic Walking, Fahrrad fahren, schwimmen – das alles könnte von Nutzen sein, seine Depressionen in den Griff zu bekommen. Er hat mich ungläubig angeschaut. Sport gegen Depression? Aber er will es versuchen, verspricht er.

7 Gespenster im Kopf

Schizophrenie oder: Wie das Gehirn die Welt erkennt

Haben Sie von jemandem aus Ihrem Bekannten- oder Freundeskreis schon einmal den Satz gehört: Ich leide an Schizophrenie? Es ist selten, dass Menschen sich dazu bekennen. Viele psychische Krankheiten werden heute nicht mehr totgeschwiegen, selbst erfolgreiche Manager geben zu, Depressionen zu haben. Anders bei Schizophrenie. Schizophrenie wird immer noch ignoriert, die Betroffenen werden ausgegrenzt. Diese Krankheit hat man einfach nicht.

Der Grund für die Tabuisierung sind vor allem die Halluzinationen und Wahnvorstellungen, die damit einhergehen. Depressiv wird gleichgesetzt mit traurig, niedergeschlagen, mutlos, antriebsarm, zurückgezogen. Schizophren hingegen mit verrückt und wahnsinnig. Aber schizophrene Menschen leben nicht nur in einem Zustand geistiger Zerrüttung, sondern entwickeln auch depressive Symptome und ihre Fähigkeit, zu denken und zu planen lässt merklich nach. Schizophrenie ist eine Krankheit, die viele Fertigkeiten des Gehirns beeinträchtigt. Sie ist wie ein schweres Krebsleiden, bei dem sich bereits Metastasen gebildet haben und mehrere Organe befallen sind. Nur stirbt man in der Regel daran nicht, abgesehen von den Betroffenen, die Selbstmord begehen.

Wie der Cousin von Fredy. Wenn er Radio hörte, war er überzeugt, dass man über ihn redet. Als er den Wahnsinn in seinem Kopf nicht mehr aushielt, nahm er sich das Leben. Das ist etwa 15 Jahre her, Fredy war gerade 14 Jahre alt. Der Tod seines Cousins habe ihn damals sehr beschäftigt, sagt er heute. Er dachte viel darüber nach, ob sich der Wahnsinn seines Cousins so ähnlich anfühlte wie das, was er selbst spürte. Auch in seinem Kopf lief nicht alles rund, das merkte Fredy schon als Jugendlicher. Wir sitzen an einem lauen Frühlingsabend im Innenhof der Psychiatrischen Universitätsklinik in der Nussbaumstraße in München, als er mir seine Geschichte erzählt. Seit Weihnachten ist er hier, aus eigenem Antrieb, weil die Wahnvorstellungen in seinem Kopf so stark geworden waren, dass er sie nicht mehr aushielt.

Es sind vor allem Gesichter, die ihm zu schaffen machen. »Ich laufe auf der Straße und glaube, dass jeder weiß, was ich denke«, erzählt er. Um ihn herum alles Spione, die in seinen Kopf hineinschauen. Und Menschen, die ihn anpöbeln, der 29-Jährige leidet unter Mobbing-Halluzinationen. »Manche Tage sind richtig fies«, sagt er, »regelrechte schwarze Tage.« Jetzt nimmt er Leponex, ein sogenanntes atypisches Neuroleptikum, das Patienten verschrieben wird, bei denen die klassischen Schizophreniemedikamente nicht helfen. Seine Symptome haben sich abgeschwächt, andere Menschen wirken nicht mehr bedrohlich. Trotzdem sei dieses Gefühl, dass sie wissen, was er denkt, noch immer da, sagt er, auch wenn wir beide reden.

Seit Fredy 20 ist, kämpft er mit der Krankheit. Sein Leben: psychiatrische Kliniken, Medikamente, immer wieder das Bemühen, Fuß zu fassen. Er hat schon versucht, ohne Medikamente auszukommen, aber das ging schief. Fredy ist gelernter Maschinist. Er hat auch eine Ausbildung als Betreuungsassistent für Demenzkranke gemacht, weil er helfen wollte. Aber er braucht selbst zu viel Hilfe, um sein Leben in den Griff zu bekommen. Zu seinen Eltern hat er kaum noch Kontakt, sie waren vor seiner Geburt als Gastarbeiter aus Slowenien gekommen und sind zurückgegangen. Wenn er nicht in der Klinik ist, lebt er mit seiner Freundin in Garmisch. Aber die hat selbst Probleme, ist schwere Alkoholikerin.

Fredy denkt viel darüber nach, was in seinem Leben und seinem Gehirn schiefläuft. Er sei schon als Kind komisch gewesen, glaubt er, impulsiv, aggressiv. Ein Außenseiter. Gewalt, Ladendiebstahl, Drogen – Fredy ist mehr als einmal mit der Polizei aneinandergeraten. Jetzt wirkt er zahm, auch ein wenig sediert durch die Medikamente, das Sprechen fällt ihm schwer. Er will verstehen, was die Krankheit mit ihm macht, deshalb nimmt er auch gerne an Studien teil. Kürzlich lag er zwei Stunden lang im Kernspin. Er sollte sich Gesichter anschauen und dabei wurde seine Gehirnaktivität genau vermessen.

Viele Künstler litten an Schizophrenie, etwa der französische Bildhauer Camille Claudel und der Maler Vincent van Gogh. Der inzwischen berühmteste Patient ist John Forbes Nash, amerikanischer Mathematiker und Wirtschafts-Nobelpreisträger. Bekannt geworden durch den großartigen Film »Genie und Wahnsinn« (im Original *»A beautiful mind«*), in dem der Schauspieler Russell Crowe auf beeindruckende Weise den kranken Nash spielt.

Als John Nash in Princeton beginnt, Mathematik zu studieren, gilt er bereits als Sonderling – und als Genie. Er hat nur wenige Freunde und benimmt sich gelegentlich versponnen. Dass er überhaupt mit der jungen Frau spricht, die er später heiraten wird, ist wohl eher ihrer Entschlossenheit, ihn näher kennenzulernen, als ihm zu verdanken. Aber noch wirkt er liebenswürdig und umgänglich, ein junger, etwas spleeniger Professor. Erst als die CIA ihn bittet, an der Entschlüsselung eines geheimen Codes der Sowjets zu arbeiten, gerät sein Leben außer Kontrolle, er bekommt psychotische Anfälle. Zunächst glaubt man, er arbeite für die CIA, doch dann stellt sich heraus, dass es die Agenten nur in seinen Wahnvorstellungen gibt und das Rechenzentrum der CIA in Wahrheit Nashs unordentliches, mit wirren Zetteln zugepflastertes Büro in Princeton ist.

Nash wird in die geschlossene Psychiatrie eingewiesen. Als er wieder nach Hause kommt, hat er keinen Job mehr. Seine Frau nimmt eine Stelle an. Nachdem Nash eines Tages die kleine Tochter versehentlich in der Badewanne mit offenem Wasserhahn sitzen lässt und das Baby dabei fast ertrinkt, bricht auch das Familienleben auseinander.

Später kehrt Nash, weitgehend genesen aber gealtert und von der Krankheit gezeichnet, an sein altes Institut in Princeton zurück. Sein Comeback gelingt, er unterrichtet wieder. Schließlich bekommt er für seine bahnbrechenden Jugendarbeiten über die Spieltheorie 1994 den Nobelpreis für Wirtschaftswissenschaften verliehen.

Der Film vermittelt ein überwiegend realistisches Bild von Schizophrenie. Allerdings leiden die meisten Betroffenen weniger unter visuellen Halluzinationen als vielmehr unter akustischen Täuschungen; sie hören Stimmen. John Nash hatte die wahnhafte Vorstellung, Botschaften aus dem All zu bekommen. Er sagte später einmal, dass diese Botschaften auf exakt dieselbe Weise in seinem Kopf entstanden seien wie seine mathematischen Ideen. Daher habe er sie ernst genommen.

Unter allen Krankheiten des Gehirns ist Schizophrenie die zerstörerischste und verstörendste überhaupt. Sie greift einen Menschen massiv an, weil sie seine Selbstwahrnehmung und die der Außenwelt stark beeinträchtigt. Ihre Bezeichnung kommt vom Griechischen *s'chizein,* was so viel heißt wie abspalten, und *phrēn,* die Seele. Geprägt hat sie der Schweizer Psychiater Eugen Bleuler Anfang des 20. Jahrhunderts. Bleuler vermutete, die Betroffenen würden unter einer Spaltung ihrer emotionalen und geistigen Fähigkeiten leiden. Lange Zeit sah man Menschen mit Schizophrenie als »gespaltene Persönlichkeiten«, und bis heute bezeichnen wir etwas als schizophren, wenn wir meinen, es sei widersprüchlich oder absurd. Ungefähr zur selben Zeit wie Bleuler hatte sich der Münchner Psychiater Emil Kraepelin mit der Erkrankung beschäftigt, die er *Dementia praecox* nannte, also frühzeitige Demenz. Das ist aus heutiger Sicht irreführend, weil Menschen mit Schizophrenie nicht dement sind – allerdings leiden sie tatsächlich unter kognitiven Störungen.

Schizophrenie hat im Vergleich zu anderen Krankheiten des Gehirns eine eher schlechte Prognose. Das heißt, man erholt sich in der Regel – anders als John Nash – nicht wieder davon, selbst bei einer Behandlung mit Medikamenten. Fast 6 von 10 Betroffenen leiden ihr ganzes Leben lang unter den Symptomen. Bei Menschen mit Depressionen sind es nur 5 Prozent.

Schizophrenie ist nicht nur für die Betroffenen eine Katastrophe. Sie verursacht zudem hohe Kosten für die Gesellschaft; laut Weltgesundheitsorganisation ist sie die Krankheit, die die Gesundheits- und Sozialsysteme am stärksten beansprucht. Die Betroffenen können selten einen richtigen Job ausüben, nur jeder Fünfte kann sich auf dem Arbeitsmarkt behaupten, die meisten haben Hilfsstellen oder sind wie Fredy arbeitslos. In den USA haben viele kein richtiges Zuhause und wenn sie noch dazu nicht krankenversichert sind, bekommen sie auch keine Medikamente. Häufig leiden ungepflegt aussehende Menschen, die laut mit sich selbst sprechen, wie man sie in den USA viel häufiger sieht als in Europa, an einer Schizophrenie, die nicht behandelt wird. Man wechselt dann gern die Straßenseite, aber im Grunde sind diese Menschen harmlos wie die meisten an Schizophrenie Erkrankten.

Allerdings gibt es auch Betroffene, die unter derart starken Wahnvorstellungen leiden, dass sie für andere gefährlich werden. So zum Beispiel der Amokläufer Ernst Wagner, der 1913 zunächst seine Frau und die vier gemeinsamen Kinder und dann weitere zwölf Menschen umbrachte.

Weltweit erkrankt zwischen 0,5 und 1 Prozent der Bevölkerung an Schizophrenie. Das heißt, von 1000 Menschen sind 5 bis 10 betroffen. Schizophrenie ist auf keine gesellschaftliche Gruppe beschränkt und ist auch keine moderne Krankheit; schon Schriften aus Mesopotamien beschreiben Menschen mit ähnlichen Symptomen. Männer und Frauen leiden gleich häufig an der Krankheit, wobei Männer früher erkranken, die meisten von ihnen sind etwa 20 Jahre, wenn die ersten Symptome offensichtlich werden. Frauen dagegen sind beim ersten Anfall in der Regel bereits zwischen 30 und 40.

Was läuft schief im Gehirn, wenn Ärzte Schizophrenie diagnostizieren? Wie bei vielen Krankheiten des zentralen Nervensystems gibt es auch bei Schizophrenie keinen eindeutigen Biomarker – also keine messbaren Größen wie Antikörper, die sich als Reaktion auf Entzündungen bilden, oder hoher Blutdruck, der vor einem Herzinfarkt warnt. Auch die anatomischen Veränderungen im Gehirn von Betroffenen sind weniger ausgeprägt als bei anderen Krankheiten wie beispielsweise Alzheimer. Daher müssen Psychiater sich bei der Diagnose zunächst auf die Symptome verlassen.

Negativ und positiv: Die Symptome von Schizophrenie

Fachleute unterteilen die Symptome von Schizophrenie in drei Gruppen: positive, negative und kognitive. Zu den positiven zählen Halluzinationen, Ängste und Wahnvorstellungen. Am Anfang hört ein Betroffener vielleicht Stimmen, Musik oder Geräusche. Er hat das Gefühl, dass jemand ihn ruft. Wenn er sich dann umdreht, ist jedoch niemand da. Ein merkwürdiges, ja schreckliches Gefühl. Manchmal geben die inneren Stimmen Befehle, andere Menschen umzubringen oder sich selbst etwas anzutun. Tatsächlich begehen fünf Prozent aller Menschen mit Schizophrenie Selbstmord. Die Sinnestäuschungen können so stark sein, dass die Betroffenen ihre eigene Realität nicht in Zweifel ziehen. Sie sind felsenfest davon überzeugt, dass ihre Vorstellungen real sind. Die Welt um sie herum ist dann oft voller versteckter Hinweise, die nur sie verstehen können; sie glauben, dass sie beobachtet werden und fühlen sich verfolgt.

Als wenn das nicht genug wäre, leiden die Betroffenen zudem an den negativen Symptomen. Sie sind niedergeschlagen, zeigen Anzeichen einer Depression oder reagieren unangemessen. Sie ziehen sich zurück und vernachlässigen soziale Kontakte.

Die kognitiven Symptome schließlich beeinträchtigen

das Denken. Patienten können sich schlecht konzentrieren, ihr Gedächtnis lässt nach, sie sind unfähig, ihr tägliches Leben zu planen. Schizophrene gelten fälschlicherweise oft als hochintelligent, dabei liegt ihr IQ laut einer Studie des führenden Schizophrenie-Experten David Lewis von der University of Pittsburgh 1,5 Standardabweichungen unter dem Mittelwert. Das heißt, sie haben im Durchschnitt einen IQ von etwa 80 gegenüber 100 Punkten bei Gesunden. Dass jemand wie John Nash trotzdem brillante Entdeckungen machte, liegt daran, dass er extrem intelligent war.

Sowohl die negativen als auch die kognitiven Symptome können schon früh auftreten, lange bevor die Betroffenen an Halluzinationen leiden: Sie verhalten sich dann merkwürdig, exzentrisch, isolieren sich von ihren Freunden und Bekannten und sind antriebsarm. Manche Betroffene leiden plötzlich unter Schlafstörungen und Angstzuständen und fühlen sich ihren Aufgaben nicht mehr gewachsen. Dann beginnen viele sich verfolgt zu fühlen. Fachleute sind davon überzeugt, dass vor allem die Einbußen bei den kognitiven Fähigkeiten schon bald zu sehen sind und sich weitaus früher bemerkbar machen als die Halluzinationen.

Schizophrenie hat auch genetische Ursachen, weshalb Forscher sich für Zwillinge interessieren. Vergleicht man Videos von eineiigen Zwillingen, bei denen nur einer später an Schizophrenie erkrankt, sieht man deutliche Unterschiede. Der erkrankte Zwilling verhält sich als Kind körperlich ungeschickter und sozial schwieriger. Wie wir noch sehen werden, konzentrieren sich Psychiater derzeit darauf, Schizophrenie möglichst früh zu erkennen, um die Krankheit behandeln zu können.

Ungleichgewicht der Botenstoffe: Die Dopamin-Hypothese

Wie im richtigen Leben spielt auch in der Forschung der Zufall eine wichtige Rolle. 1950 wurde beim französischen Chemiekonzern Rhône-Poulenc die Substanz Chlorpromazin synthetisiert. Zunächst ging man davon aus, dass es sich um ein gewöhnliches Antihistamin handelte, eine Substanz, die die Wirkung des Botenstoffes Histamin blockiert, indem sie die Histaminrezeptoren besetzt, und die heute vor allem gegen Allergien eingesetzt wird. Verschiedene Forscher testeten das Mittel – unter anderen der französische Chirurg Henri Laborit, der nach einem muskelentspannenden Medikament als Betäubungsmittel für Operationen suchte. Chlorpromazin lockerte aber nicht nur die Muskeln seiner Patienten, sondern verringerte auch deren Angst vor dem Eingriff. Aus dieser Beobachtung heraus entwickelte Laborit ein Medikament gegen Schizophrenie. Chlorpromazin war eines der ersten Neuroleptika – Substanzen, die gegen Angst, Verwirrtheit, Wahnvorstellungen und Halluzinationen helfen. Neuroleptika haben das Leben vieler Patienten revolutioniert, die mit ihrer Hilfe ein halbwegs normales Leben führen können.

Allerdings helfen die Mittel nicht gegen die negativen Symptome und die kognitiven Probleme, die mit einer Schizophrenie einhergehen. Außerdem haben die Neuroleptika der ersten Generation wie Chlorpromazin erhebliche Nebenwirkungen: Sie verursachen Muskelzittern, Steifheit und Bewegungsprobleme – Symptome, die auch bei Parkinson-Patienten auftreten.

Die Beobachtung, dass Chlorpromazin einerseits die Symptome von Schizophrenie lindert und andererseits parkinsonähnliche Symptome hervorruft, half den Wissenschaftlern zu verstehen, was im Gehirn der Betroffenen passiert. Denn Menschen mit Parkinson haben ein gravierendes Defizit des Botenstoffes Dopamin. Das brachte den schwedischen Pharmakologen und Medizin-Nobelpreisträger Arvid Carlsson darauf, dass Neuroleptika wirken, indem sie die Dopaminrezeptoren blockieren und so dem Gehirn den Botenstoff entziehen. Das wiederum lässt den Schluss zu, dass im Gehirn von Schizophrenie-Patienten das Gleichgewicht des Botenstoffes gestört ist.

Es gibt drei wichtige Dopaminsysteme im Gehirn, Nervenbahnen also, bei denen eine Gruppe von Nervenzellen ihre Signale mittels Dopamin übermittelt. Eines davon verbindet Hypothalamus und Hypophyse und kontrolliert die Freisetzung von Hormonen. Das zweite Dopaminsystem beginnt in der Substantia nigra, im Mittelhirn, und endet in den Basalganglien. Die Substantia nigra sind jene schwarzen Zellen, die bei Parkinson-Patienten absterben und die typischen Symptome wie Zittern hervorrufen, wie in Kapitel 3 beschrieben.

Das dritte Dopaminsystem verbindet dopaminhaltige Zellen im Mittelhirn, direkt neben der Substantia nigra, mit vielen Bereichen der Hirnrinde. Dieses System ist vermutlich bei Schizophrenie gestört. Allerdings durch ein Überangebot an Dopamin im Mittelhirn und nicht einen Mangel wie bei Parkinson. Die Hyperaktivität trägt vermutlich zu den positiven Symptomen bei. Gleichzeitig scheint es aber zu wenig Dopamin in der Hirnrinde zu geben, was die kognitiven Symptome hervorrufen könnte. Jedenfalls haben Betroffene in manchen Bereichen des Präfrontalkortex weniger Dopaminrezeptoren.

Die sogenannte zweite Generation von Neuroleptika

wie Chlozapin, das unter dem Markennamen Leponex vertrieben wird, dockt nur noch teilweise an Dopaminrezeptoren an und sucht sich stattdessen Serotoninrezeptoren. Das deutet darauf hin, dass nicht nur das Gleichgewicht von Dopamin im Gehirn gestört ist, sondern auch von Serotonin und vermutlich weiteren Neurotransmittern.

Auch Glutamat scheint eine Rolle bei Schizophrenie zu spielen. Die Substanzen Phencyclidin und Ketamin, die ursprünglich als Narkosemittel entwickelt wurden, verstärken bei Betroffenen die positiven Symptome. Ketamin verursacht sogar bei gesunden Menschen kognitive Störungen, ähnlich wie die, unter denen Schizophrene leiden. Beide Substanzen besetzen einen bestimmten Glutamatrezeptor. Daher gehen Forscher davon aus, dass auch das Glutamatsystem gestört ist.

Allerdings reicht das Bild des Ungleichgewichts der Neurotransmitter längst nicht aus, um die komplexe Krankheit in all ihren Facetten zu erklären. Zwar zeigen Medikamente Wirkung, aber eben nur gegen bestimmte Symptome. Zudem sind auch die Neuroleptika der zweiten Generation, die gar nicht speziell auf die Dopaminrezeptoren wirken, sondern insbesondere in das Serotoninsystem eingreifen, sehr effektiv. Anders als bei der Parkinsonkrankheit kann man bei Schizophrenie also nicht sagen, dass lediglich Dopamin fehlt. Vielmehr scheint das gesamte Gleichgewicht der Botenstoffe gestört zu sein.

Eine weitere Beobachtung deutet auf die Schwäche der Dopamin-Hypothese: Wenn man ein Neuroleptikum eingenommen hat, sind spätestens nach zwei Stunden alle Dopaminrezeptoren besetzt. Das Mittel wirkt allerdings häufig erst, wenn es über Wochen hinweg eingenommen wird. Daher vermutet man, dass Neuroleptika gegen die Psychosen helfen, nicht indem sie die Dopaminrezeptoren blockieren, sondern weil sie mit einer gewissen Zeitverzögerung verhindern, dass die Nervenzellen depolarisieren und unkontrolliert feuern.

Vieles deutet darauf hin, dass Schizophrenie zahlreiche Ursachen hat. Im Gehirn der Betroffenen zeigen sich anatomische Auffälligkeiten, zum Beispiel im Präfrontalkortex, in den Schläfenlappen und im Scheitellappen, wo an manchen Stellen das Gewebe regelrecht ausgedünnt erscheint. Besonders ausgeprägt sind diese Bereiche im Präfrontalkortex, vermutlich dort, wo sich das Arbeitsgedächtnis befindet. Die Veränderungen sind allerdings subtil, man sieht sie nur durch den Vergleich der Aufnahmen von Zwillingen oder Familienmitgliedern, bei denen einer an Schizophrenie leidet oder wegen seiner familiären Belastung ein erhöhtes Risiko hat, daran zu erkranken.

Anders als bei Parkinson oder Alzheimer sind es nicht die Zellkörper, die absterben. Vielmehr schrumpft die weiße Materie, also die Axone und die Dendriten. Auch die Zahl der dendritischen Dornen nimmt ab, mit der Folge, dass Nervenzellen weniger Kontakte bilden können. Wenn das Gewebe ausdünnt, weiten sich die Ventrikel, also die Hohlräume im Gehirn. Das hat man bereits vor 40 Jahren auf den ersten CT-Aufnahmen gesehen, konnte sich allerdings lange Zeit keinen Reim darauf machen. Erst die Kernspinbilder in hoher Auflösung haben gezeigt, dass die Ventrikel erweitert sind, weil das Nervengewebe regelrecht atrophiert, also abstirbt. Die Folge: die Betroffenen haben kognitive Defizite – also Schwierigkeiten, sich zu konzentrieren, ihren Alltag zu planen und etwas Neues zu lernen.

Die Ursachen der Atrophie vermuten Forscher mittlerweile in einer Fehlentwicklung des Gehirns schon während der Pubertät. Im Jugendalter, zwischen 14 und 20 Jahren, finden im Gehirn enorme Umbauten statt. Das Gehirn reift, indem es auf viele unterschiedliche Einflüsse reagiert, zum Beispiel auf die Sexualhormone, die während der Pubertät den Körper überschwemmen. Auch einschneidende Erlebnisse, wie die Trennung von Eltern und Geschwistern, verändern die Nervennetze im Gehirn. In der Schule wird viel verlangt, man muss seinen Abschluss machen, sich behaupten, sich verlieben – kurzum erwachsen werden.

Das Gehirn passt sich an, indem zahlreiche Kontakte zwischen Nervenzellen gekappt werden. Davon betroffen ist vor allem der Präfrontalkortex, gewissermaßen die Planungsinstanz des Gehirns. Bei Kindern ist der Präfrontalkortex noch nicht vollständig ausgebildet, weshalb sie häufig die Folgen ihres Verhaltens nicht absehen und auch die Zukunft schlecht planen können. Erst mit der Pubertät reifen die Nervennetze des Präfrontalkortex umfassend. Auch das Dopaminsystem bildet sich dann vollständig aus.

Vergleicht man den Verlust an Nervengewebe in den Gehirnen von jungen Erwachsenen mit und ohne Schizophrenie, sieht man deutliche Unterschiede im Präfrontalkortex, aber auch in den Schläfenlappen, wo das Arbeitsgedächtnis seinen Sitz hat, und in bestimmten Bereichen, die für die Bewegungssteuerung wichtig sind. Die Unterschiede treten vor allem dann zutage, wenn Aufgaben gelöst werden sollen, die das Arbeitsgedächtnis beanspruchen – zum Beispiel beim Ergänzen von schwierigen Wörtern, die man sich merken muss.

Dabei geht es vor allem um einen Bereich des Präfrontalkortex, den sogenannten dorsolateralen Präfrontalkortex, wie Forscher vermuten (dorsal steht für oben, lateral für seitlich, es handelt sich also um den oberen, seitlichen Präfrontalkortex). Hier fügen sich Gedächtnisinhalte, Gedanken und Gefühle, die an anderen Orten im Gehirn verarbeitet werden, zu einem ganzheitlichen Bild.

Vom Sinnesreiz zum Erkennen

In Kapitel 5 haben wir gesehen, wie einzelne Zellen Signale empfangen und weitergeben und wie ein kleines Netz von Zellen Daten speichern und verarbeiten kann. Die Hirnrinde besteht aus Milliarden solcher kleiner Netze, allein jeder Kubikmillimeter enthält etwa 100 000 Nervenzellen mit einer Milliarde Verbindungen. Doch was unter dem Mikroskop nach einem heillosen Durcheinander aussieht, folgt strengen Organisationsprinzipien: Benachbarte Zellen erledigen ähnliche Aufgaben. Daher besteht die Hirnrinde aus Bereichen, von denen jeder für eine bestimmte Aufgabe zuständig ist: Es gibt Areale, deren Nervenverbünde Seheindrücke verarbeiten, andere kümmern sich um das Hören, wiederum andere führen Bewegungen aus. Die Hirnrinde kann man sich als eine Landkarte vorstellen, auf der die Länder Regionen sind, die unterschiedliche kognitive und motorische Aufgaben übernehmen.

Einer der Pioniere bei der Erforschung dieser Regionen war der russische Neurologe Alexander Lurija, der nach dem Zweiten Weltkrieg die Organisation der Hirnrinde studierte. Lurija ist gewissermaßen ein früher russischer Oliver Sacks. In »Der Mann, dessen Welt in Scherben ging« beschreibt er den Fall des russischen Soldaten Sasszki, der mit schweren Hirnverletzungen von der Front zurückkommt. Als er aus der Bewusstlosigkeit aufwacht, ist die Welt wie in Scherben zerfallen. Er spürt seinen Körper, seine Arme, seine Beine, kann aber nicht sagen, welcher der rechte Arm ist und welcher der linke. Sassezki kann noch sehen, hören und fühlen, weiß aber nichts mit seinen Sinneseindrücken anzufangen. Der Grund für die fragmentierte Welt in seinem Kopf: Wichtige Teile des Assoziationskortex sind zerstört, wo Informationen aus den verschiedenen Sinnesarealen zusammenlaufen.

Diese Sinnesareale liefern die Basis für unser Bild von der Welt. Sie arbeiten alle nach einem hierarchischen Prinzip: Die Sinnesorgane schicken Signale zum Gehirn, die zunächst vom Thalamus vorsortiert werden. Von dort wandern sie in die »primären« Sinnesareale, wo sie von zunehmend spezialisierten Nervenzellen verarbeitet werden, zum Beispiel in der Region V1, wo Zellen Kanten erkennen können. Diese leiten ihre Signale zu dem Areal V2 weiter, wo Nervenzellen die Oberfläche eines Objekts analysieren, und so weiter. In V4 werden die Informationen über Farbe und Form zusammengefügt, die Zellen in V5 sind dafür zuständig, Bewegungen zu erkennen. All diese Areale liegen dicht beieinander und es gibt auch Rückkopplungen zwischen ihnen. Der Londoner Gehirnforscher Semir Zeki hat diese ersten Schichten des Sehsystems mit einem Postamt verglichen: Dort treffen alle Briefe und Pakete – die Signale von der Netzhaut – ein. Sie werden nach Farbe, Form und Bewegung vorsortiert und dann zu verschiedenen Adressen – den noch spezialisierteren Arealen – geschickt.

Wenn einer dieser Bereiche geschädigt ist, kann es zu sehr speziellen Ausfällen kommen. Manche Menschen sehen zum Beispiel die Welt wie in einem Schwarz-Weiß-Fernseher. Wenn sie etwas malen, benutzen sie nur eine Farbe. Auch wenn sie gebeten werden, eine farbige Zeichnung zu kopieren, machen sie daraus eine schwarzweiße Skizze. Während eine Sehstörung wie zum Beispiel die Rot-Grün-Blindheit auf einem genetischen Defekt beruht, bei dem anstelle der drei farbempfindlichen Fotorezeptoren in der Netzhaut nur zwei existieren, basiert die gehirnbedingte Farbenblindheit auf einer Schädigung in Areal V4, meistens hervorgerufen durch einen Schlaganfall oder Tumor.

Beim Sehen zerlegt unser Gehirn also gewissermaßen die Welt in ihre Bestandteile. Objekte werden erst einmal nach ihren Umrissen, ihren Farben, ihrer Oberflächentextur verarbeitet – um später wieder zusammengesetzt zu werden. Zum Glück sehen wir ja einen Holztisch nicht als »braun« und »viereckig« und »glatt«, sondern als einen Tisch. Wie bindet das Gehirn diese Eigenschaften zu einem braunen, glatten Objekt mit vier Ecken zusammen?

An dieser Frage, dem sogenannten Bindungsproblem, haben sich Generationen von Gehirnforschern die Zähne ausgebissen. Inzwischen glauben Wissenschaftler am Salk Institute im kalifornischen La Jolla, der Lösung des Rätsels näher gekommen zu sein. Die Sehrinde, also der Bereich der Hirnrinde, der für das Erkennen von Objekten zuständig ist, orientiert sich möglicherweise an der zeitlichen Abfolge von Aktionspotenzialen. Visuelle Informationen wie Kanten oder Farbe eines Objekts bindet das Gehirn zusammen, wenn die entsprechenden Nervenzellen etwa zur gleichen Zeit ein elektrisches Signal feuern. Terry Sejnowski vom Salk Institute hat dazu ein Computermodell entworfen. Es bildet jeweils eine Handvoll Zellen der Areale wie V1 oder V4 ab. Wenn diese Zellen ihre Aktionspotenziale synchronisieren, signalisieren sie damit: Wir haben einzelne Reize zu einem Gesamteindruck zusammengefügt. Die zeitliche Abfolge von Nervensignalen wäre demnach ein wesentlicher Bestandteil der »Sprache« der Nervenzellen.

Auch Aufmerksamkeit könnte zustande kommen, indem Nervenzellen synchron feuern. Zeitlich aufeinander abgestimmte elektrische Impulse würden die Bedeutung einer bestimmten Wahrnehmung oder einer Erinnerung betonen, meint Sejnowski. Diese Synchronisierung haben Wissenschaftler im Gehirn gemessen: Wenn Affen einen Reiz aufmerksam betrachten, steigt die Zahl der Nervenzellen in der Hirnrinde, die gleichzeitig elektrische Impulse feuern. Das macht sich im Gamma-Band des EEG bemerkbar, das Schwingungen mit Frequenzen zwischen 30 und 80 Hertz umfasst. Für das Gamma-Frequenzband interessieren sich auch Forscher, die Schizophrenie verstehen wollen. Menschen mit Schizophrenie haben in ihrem EEG einen deutlich geringeren Anteil an Gammawellen, was darauf schließen lässt, dass ihre Nervenzellen sich weniger synchronisieren. Wie wir noch sehen werden, könnte das an einer Fehlverschaltung von Nervenzellen im Stirnlappen liegen.

Interessanterweise gibt es Menschen, die Gegenstände sehen, aber nicht erkennen. Objektagnosie heißt dieser Ausfall des Gehirns, wobei Agnosie die Störung einer Sinneswahrnehmung bedeutet, ohne dass dabei die zuständigen Sinnesorgane – in diesem Fall die Augen – defekt wären. Oliver Sacks erzählt in seinem Bestseller von solch einem Fall: Der Musiker Dr. P. sollte einen Handschuh beschreiben. Für P. war der Handschuh »eine durchgehende Oberfläche, die in sich gefaltet ist mit fünf Ausstülpungen«. Das ist eine durchaus treffende Beschreibung. Allerdings konnte P. nichts mit dem Objekt anfangen, er wusste nicht, dass es sich dabei um einen Handschuh handelte, den man benutzt, um seine

Hände zu wärmen. P. litt übrigens nicht nur an Objektagnosie, sondern auch an Prosapagnosie, der Unfähigkeit, Gesichter zu erkennen – weshalb er gelegentlich seine Frau für einen Hut oder einen anderen Gegenstand hielt. Er malte Bilder und als Sacks sie eines Tages sah, fiel ihm etwas Ungewöhnliches auf: Während die frühen Gemälde naturgetreu und detailreich waren, zeigten die späteren Bilder geometrische Formen und wirkten regelrecht kubistisch. Die letzten Bilder, die P. malte, erschienen Sacks nur noch als chaotische Linien und Farbflecke. Es sei gewesen, als ob P. mit dem fortschreitenden Tumor im visuellen Kortex die Welt nur noch bruchstückhaft wahrnehmen würde.

Die Verarbeitung von Sinneseindrücken geschieht also weitgehend hierarchisch – vom Lichteindruck auf der Netzhaut bis zum Erkennen eines Gegenstands oder von der Schwingung einer Haarzelle im Innenohr bis hin zum Höreindruck der kleinen Nachtmusik von Mozart. Es gibt aber in der Hirnrinde auch Bereiche, die so komplexe Aufgaben ausführen, dass sie nicht mehr einfach nur einer Sinneswahrnehmung zuzuordnen sind. Vielmehr integrieren sie unterschiedliche Sinne und kognitive Fähigkeiten. Diese Areale sind in den verschiedenen Teilen der Hirnrinde angesiedelt, also im Scheitel- und Schläfenlappen, im Frontal- und Okzipitallappen, und man bezeichnet sie als Assoziationskortex.

Die Assoziationsareale bekommen Eingangssignale von verschiedenen Bereichen der Hirnrinde, das heißt, ihr Input ist weitaus größer als der der einfachen sensorischen oder motorischen Bereiche, die lediglich ein Bild erkennen oder den kleinen Finger bewegen. Zum Beispiel braucht man den Assoziationskortex im Scheitellappen, um sich im Raum orientieren zu können; hier werden visuelle Eindrücke und Bewegungen verknüpft. Damit wir beim Frühstück zielgenau nach einer Kaffeetasse greifen können, muss unser Gehirn zunächst die Augenbewegung steuern, damit wir die Tasse überhaupt sehen. Anschließend berechnet es die genaue Lage der Tasse auf dem Tisch und steuert dann den Arm dorthin. Patienten mit einer Schädigung des Assoziationskortex im Scheitellappen tun sich schwer damit, zum Beispiel ihre Hand in einen Schlitz zu stecken oder ihre Finger zu krümmen, um nach einem Ball zu greifen. Dabei haben sie kein Problem mit dem Greifen selbst: Wenn man sie bittet, im Dunkeln ihr Knie zu berühren, gelingt ihnen das problemlos. Sie können nur nicht ihre Sinneseindrücke mit der Bewegung richtig kombinieren.

Auch das Gefühl für unsere Gliedmaßen entsteht im Assoziationskortex des Scheitellappens. Es gibt Menschen, die bestreiten, dass ihr Bein ihnen gehört, obwohl sie es sehen und beschreiben können. Offensichtlich klaffen bei ihnen Wahrnehmung und Wirklichkeit auseinander. Solche Ausfälle entstehen in der Regel durch einen Schlaganfall oder Tumor in den Assoziationsbereichen. Aber es ist denkbar, dass die Halluzinationen und Wahnvorstellungen, unter denen Menschen mit Schizophrenie leiden, auch in den Assoziationsbereichen ihren Ursprung haben – und zwar in fehlenden oder falschen Verdrahtungen.

Innenwelt und Außenwelt

Etwa drei Viertel aller Schizophrenie-Patienten leidet unter akustischen Halluzinationen; visuelle Halluzinationen, wie John Nash sie erlebt, wenn er mit einem CIA-Agenten spricht, sind weitaus seltener. Dabei kann man die inneren Stimmen nicht vergleichen mit Selbstgesprächen, also Gedanken und Überlegungen, die wir in unserem Gehirn laut formulieren, wie: Du darfst nicht vergessen, die Rechnung für den Handwerker zu bezahlen. Auch die meisten Betroffenen sagen, dass sie zwischen solchen Selbstgesprächen und ihren Halluzinationen durchaus unterscheiden können. Bei einer Halluzination klingt die Stimme so, als käme sie von außen. Sie entsteht im Gehirn, aber das Gehirn nimmt sie nicht als intern wahr, ähnlich wie das Bein, das ein Patient nach einem Schlaganfall als fremd empfindet.

Warum die Unterscheidung zwischen Innen- und Außenwelt nicht mehr funktioniert, weiß man nicht. Manche Forscher vermuten, dass die sogenannten internen Darstellungen fehlerhaft sind. Das Modell der internen Darstellungen, in der Fachsprache auch Efferenzkopien genannt, kann zum Beispiel erklären, wie das Gehirn Bewegungen plant. Wenn wir einen Apfel essen wollen, berechnet demnach das Nervensystem, wie sich Hand und Unterarm bewegen müssen, damit der Apfel im Mund landet. Zugleich legt es eine Kopie der imaginären Bewegung an und bemisst, ob diese Bewegung tatsächlich dazu führt, dass wir den Apfel essen können. Man kann die Efferenzkopie mit dem Entwurf eines Kaufvertrags vergleichen. Bevor es PCs, Drucker und Kopierer gab, tippte man solche Verträge noch auf der Schreibmaschine auf mehrere Blätter, zwischen die man Kohlepapier legte, um einen Durchschlag zu machen. Diesen Durchschlag bekommt der Käufer. Wenn er damit einverstanden ist, ist der Kauf perfekt. Ähnlich könnte es im Gehirn sein: Wenn die Berechnung der Efferenzkopie das gewünschte Ergebnis erbringt, führt das Gehirn die geplante Bewegung aus.

Die Vorstellung, dass wir von jeder Bewegung, die

wir machen wollen, einen Plan anlegen, den wir gegenchecken, erscheint kompliziert. Allerdings ist es auch sehr schwierig, eine Bewegung zu planen und auszuführen. Das sieht man daran, wie schwer Forscher sich damit tun, Roboter zu bauen, die sich in einer unbekannten Umgebung bewegen sollen, ohne irgendwo anzuecken und etwas zu überfahren. Es reicht nicht, den Roboter mit einem einfachen künstlichen Nervennetz auszustatten, er braucht ein relativ komplexes System, das sich auf interne Repräsentationen der Umwelt stützt.

Menschen mit Schizophrenie leiden oft an verfälschten Wahrnehmungen. Sie haben zum Beispiel das Gefühl, dass eine fremde Macht sie kontrolliert. Sie greifen nach einem Stift, um zu schreiben, sind aber davon überzeugt, dass ein Fremder ihre Finger bewegt. Sie wissen zwar, dass es sich um ihre eigene Hand mit ihren fünf Fingern handelt, aber es fehlt ihnen die Wahrnehmung für die Bewegung. Es ist, als ob die interne Repräsentation der Bewegung nicht existiert oder nicht aktiviert ist. Welche Nervennetze in diesem Fall versagen, ist bislang unbekannt – aber es scheint, als ob das Gehirn nicht in der Lage wäre, den Sinneseindruck vorherzusagen, der durch die Bewegung der Finger entsteht.

Im Assoziationsbereich des Schläfenlappens kommen verschiedene Sinneswahrnehmungen zusammen: Seh- und Höreindrücke sowie somatosensorische Erlebnisse, also solche, die durch die Haut vermittelt werden. Dort ist aber auch semantisches Wissen gespeichert: ein Großteil unseres Wortschatzes. Mithilfe der Nervenzellen in diesem Assoziationsbereich können wir zum Beispiel Gegenstände erkennen und sie beim Namen nennen. Wir wissen wie ein Telefon aussieht, dass es klingelt und wir mit jemandem, der nicht in der Nähe ist, sprechen können. Dieses Wissen kann verloren gehen, wenn die Nervennetze im Assoziationsbereich des Schläfenlappens geschädigt sind, zum Beispiel durch die Alzheimerkrankheit. Herr Thomas, den wir in Kapitel 5 kennengelernt haben, hat zunehmend Probleme, Alltagsgegenstände zu erkennen. Er sieht das Telefon auf dem Tisch stehen, weiß aber nicht mehr, dass es sich um ein Gerät handelt, mit dem er seine Tochter anrufen kann.

Besonders tragisch ist es, wenn die Assoziationsbereiche im Stirnhirn geschädigt sind. Dort werden Wahrnehmung, Motorik und Emotionen zusammengebunden, um Handlungen zu planen. Menschen mit Schäden in diesem Bereich zeigen in ihrer Wahrnehmung und ihren Bewegungen nichts Ungewöhnliches. Bei den klassischen Intelligenztests schneiden sie völlig normal ab. Aber sie versagen im täglichen Leben, weil ihre Gefühle abnormal sind und sie sich nicht konzentrieren können.

Insbesondere ein Bereich des Stirnlappens, der dorsolaterale Präfrontalkortex, kurz DLPFC, ist wichtig für diverse kognitive Aufgaben. Patienten, die hier geschädigt sind, schneiden bei klassischen Intelligenztests schlecht ab. Zum Beispiel, wenn sie möglichst viele Wörter finden müssen, die mit dem Buchstaben R beginnen. Oder bei Spielen der Art »Ich packe meinen Koffer« oder auch, wenn sie mit einer Einkaufsliste losgeschickt werden. Daraus folgern Forscher, dass bei ihnen sowohl das Arbeitsgedächtnis als auch die Planung von Handlungen nicht richtig funktionieren.

Weil Menschen, die an Schizophrenie leiden, auch Probleme mit solchen kognitiven Tests haben, vermuten Fachleute, dass ihr dorsolateraler Präfrontalkortex fehlerhaft arbeitet. Tatsächlich ist der DLPFC der Bereich im Gehirn, der sich besonders langsam entwickelt und somit erst im Jugendalter voll funktionsfähig wird. Weil in dieser Zeit die ersten Anzeichen einer Schizophrenie sichtbar werden, vermuten Forscher, dass etwas im DLPFC schiefläuft. Inzwischen gibt es Hinweise darauf, dass die Nervennetze im DLPFC von schizophrenen Patienten nicht intakt sind und deshalb weniger gut arbeiten als bei gesunden Menschen.

Wenn Nervenzellen nicht richtig verschaltet sind

Schaut man sich einen kleinen Ausschnitt der Hirnrinde an, dann sieht man, dass er aus mehreren Schichten von Nervenzellen besteht, die jeweils untereinander verbunden sind. Eine dieser Schichten setzt sich aus Pyramidenzellen zusammen, deren Zellkörper einer winzigen Pyramide ähneln und die mit ihren langen Fasern gewissermaßen die Verbindungszellen zu anderen Hirnregionen darstellen. Alle anderen Zellen wirken nur in ihrem unmittelbaren Umfeld, auch die sogenannten Kandelaberzellen, deren Dendriten wie die Arme eines Leuchters aussehen, und die Korbzellen, deren Faserbaum einem Korb ähnelt. Kandelaber- und Korbzellen zählen zu den Interneuronen, die für die Verknüpfungen zwischen Pyramidenzellen sorgen und deren Aktivität dämpfen.

Unter dem Mikroskop sieht man, dass diese Zellen im dorsolateralen Präfrontalkortex bei Menschen mit Schizophrenie auffällig sind. Gehirnschnitte unter dem Mikroskop zeigen deutliche Veränderungen des Gewebes: Die Pyramidenzellen haben kleinere Zellkörper und die Dendriten weniger Dornen, an denen die Kontaktstellen anderer Nervenzellen andocken können. Es sieht also so aus, als hätten die Pyramidenzellen zu wenige Synapsen und könnten deshalb nur unzureichend mit anderen Hirnbereichen kommunizieren. Das macht sich in der frühen Jugend noch nicht bemerkbar, weil es dann noch relativ viele Kontaktstellen zwischen den Nervenzellen gibt. Wenn aber später im Zuge des Reifungsprozesses im Gehirn Synapsen gezielt beseitigt werden, werden womöglich zu viele Verbindungen gekappt. Irgendwann hat das Gehirn keine Reserven mehr, und die Zahl der Synapsen reicht nicht mehr aus, um funktionierende Nervennetze zu bilden. Die Folge sind die massiven kognitiven Störungen, unter denen die Betroffenen leiden.

Die Frage ist, was die Pyramidenzellen in ihrer Entwicklung bremst. Der Schizophrenie-Forscher David Lewis vermutet, dass die Kandelaberzellen die Reifung der Pyramidenzellen behindern. Das zu beweisen, ist natürlich schwierig. Allerdings gibt es inzwischen hoch entwickelte gentechnische Methoden, um bestimmte Zelltypen im Gehirn an- und auszuschalten: Man knipst gewissermaßen die zugehörigen Gene an und aus. Tatsächlich haben Forscher auf diese Weise entdeckt, dass man mit dem An- und Ausschalten der Kandelaber- und der Korbzellen die elektrische Aktivität im präfrontalen Kortex herauf- beziehungsweise herunterregeln kann.

Darüber hinaus stellte Lewis fest, dass wenn Nervenzellen den Botenstoff GABA ausschütten, die Neuronen, mit denen sie verschaltet sind, kurzzeitig ruhig gestellt werden. GABA wirkt inhibitorisch auf Nervenzellen und bremst also deren elektrische Aktivität. Das ist wichtig, damit sie anschließend wieder ein elektrisches Signal aussenden können. Wenn man Betroffenen ein Medikament gibt, das an die GABA-Rezeptoren der Kandelaber- und Korbzellen andockt, verändert sich das elektrische Muster in ihrem Präfrontalkortex: Die Gammawellen, also die Schwingungen mit einer Frequenz von mehr als 30 Hertz, nehmen zu. Diese Gammawellen treten vor allem dann auf, wenn wir uns konzentrieren und etwas Neues lernen. Gammawellen sind also ein Indiz dafür, dass Nervenzellen sich koordinieren und ein Signalfeuer entsteht. Diese koordinierte Aktivität ist nicht nur notwendig für Aufmerksamkeit und das Erkennen von Objekten, sondern auch für das richtige Funktionieren des Arbeitsgedächtnisses.

Es sieht also alles danach aus, dass bei Schizophrenie die Nervenzellen im DLPFC nicht richtig verschaltet sind und daher kein koordiniertes Signalfeuer zustande kommt. Das könnte erklären, warum sich die Betroffenen schwer damit tun, wichtige von unwichtigen Informationen zu trennen und sich auf eine Aufgabe zu konzentrieren. Aber nicht nur die Verschaltungen innerhalb des DLPFC scheinen gestört zu sein, auch die Verbindungen zu anderen Hirnregionen. Jedenfalls haben Wissenschaftler bei der Übersicht von mehr als zwei Dutzend Studien über Gehirnbilder Auffälligkeiten gefunden: Die weiße Substanz, also die Kabel, die Gehirnbereiche verbinden, ist bei Menschen mit Schizophrenie dünner und ungeordneter als normal. Offenbar liegt das daran, dass im Gehirn der Betroffenen fast ein Drittel weniger Oligodendrozyten vorhanden sind als bei Gesunden, also jene Zellen, die die isolierende Schicht um die Nervenfasern herum bilden und bei Multiple Sklerose zerstört werden.

Die Indizien für fehlerhafte Verbindungen sind inzwischen so vielfältig, dass viele Forscher Schizophrenie vor allem als eine Störung der Verschaltungen im Gehirn verstehen. Das leuchtet ein – aber wie passt dieses Bild mit der Dopamin-Hypothese zusammen? Dass also bei den Betroffenen im Mittelhirn zu viel, im Frontalkortex zu wenig Dopamin vorhanden ist und Schizophreniemedikamente bei Halluzinationen helfen, indem sie auf das Dopaminsystem einwirken? Es muss einen Zusammenhang zwischen Dopamin und fehlerhaften Verschaltungen geben. Doch wie er aussieht, ist bisher nicht geklärt. Es könnte sein, dass die Dopamin-Fehlfunktion dazu führt, dass sich die Zellen im Präfrontalkortex falsch verschalten. Es könnte aber auch sein, dass die fehlerhaften Verbindungen das Dopaminmuster im Gehirn verändern.

Betrachtet man das System der Neurotransmitter, dann ist Dopamin der Botenstoff, den man zum Denken braucht. Er kommt überall ins Spiel, wo Zellen kognitive Aufgaben erledigen müssen. Dabei hat Dopamin eine Bremse – das sogenannte GABA-erge-System, in dem Botenstoffe wie GABA inhibitorisch wirken. Und es hat ein Gaspedal, das sind Glutamat und andere exzitatorische Botenstoffe. Bei Schizophrenie funktioniert die Regulierung des Dopamins nicht mehr. Einerseits klemmt das Gaspedal: Das glutamaterge System versagt, das heißt, die entsprechenden Zellen feuern zu heftig oder nicht ausreichend. Andererseits fehlt die Bremse, weil die inhibitorischen Neurotransmitter wie GABA gestört sind. Wenn dann zu viel Dopamin im Gehirn ist, reagiert es psychotisch.

Weil die gängigen Neuroleptika auf das dopaminerge System wirken, verringern sie nur die positiven Symptome von Schizophrenie, also typischerweise Halluzinationen oder Verfolgungswahn. Sie beseitigen nicht die negativen Symptome wie schlechte Stimmung und Antriebslosigkeit oder die kognitiven Störungen. Sie wirken gewissermaßen wie ein Hammer, der Dopamin verändert und die psychotischen Gedanken reduziert, wie es der Münchner Psychiater Peter Falkai beschreibt. Die Neuroleptika dagegen sind wie eine Feuerwehr: Sie kippen Wasser auf den Brand, also die Halluzinationen. Man kann sich schwere Psychosen vorstellen wie einen Waldbrand. Das gesamte Nervennetz im präfrontalen Bereich gerät außer Kontrolle. Den Brand löscht man mit den Medikamenten – aber dann müssen Bäume nachwachsen.

Die Nervenzellen und Verbindungen müssen sich also regenerieren. Das ist sehr langwierig und in der Regel erholt sich das Gehirn nur teilweise von solch einem psychotischen Anfall. Das erklärt auch, warum die Aussichten auf Heilung nach einer Schizophrenie weitaus schlechter sind als nach einer Depression oder anderen psychischen Störungen: Fast 6 von 10 Betroffenen leiden trotz einer Behandlung weiterhin an Symptomen der Krankheit. Viele können keiner geregelten Arbeit nachgehen und leben selten in einer festen Partnerschaft. Manche Fachleute halten Neuroleptika sogar für kontraproduktiv. Sie lindern zwar die positiven Symptome, könnten aber die synaptische Plastizität stören, also die Fähigkeit der Kontaktstellen zwischen den Nervenzellen sich anzupassen. Das heißt, das Gehirn erholt sich nicht so gut.

Wie sich Patienten nach einer Hüftoperation oder einem Bandscheibenvorfall in einer Rehaklinik erholen sollen, so muss sich auch das Gehirn nach einer Psychose regenerieren. Hilfreich könnten sogenannte NMDA-Agonisten sein. NMDA steht für N-Methyl-D-Aspartat und ist ein Rezeptor für Glutamat und andere exzitatorische Botenstoffe. NMDA-Agonisten sorgen dafür, dass die exzitatorischen Botenstoffe an die Rezeptoren andocken und so ihre Wirkung entfalten können. Doch ob NMDA-Agonisten die negativen Symptome von

Schizophrenie reduzieren, muss noch bewiesen werden. Auch Psychotherapien und kognitive Trainings tragen zur Erholung bei.

Die Psychiaterin Sophia Vinogradov von der University of California in San Francisco hat ein kognitives Training speziell für das Hören entwickelt. Wenn Schizophrenie-Patienten, die zuvor an akustischen Halluzinationen litten, einige Wochen lang Computerspiele machen, die das Hörzentrum trainieren, verbessern sich ihr Zustand und auch ihre kognitiven Fähigkeiten. Vinogradov testet die Methode an elf Zentren in den USA – wenn die Versuche gut laufen, könnte das Training durch die amerikanische Lebensmittel- und Medikamentenbehörde FDA zugelassen werden und von Ärzten als Therapie verschrieben werden.

Auch Sport kann helfen, die negativen Symptome zu verringern und die kognitiven Fähigkeiten zu verbessern, wie Peter Falkai und seine Kollegen herausgefunden haben. Sie haben Patienten dreimal wöchentlich für jeweils eine halbe Stunde auf einem Fahrrad trainieren lassen und mit einer Gruppe verglichen, die nur Tischfußball spielte. Nach drei Monaten fühlten sich die Patienten, die das Ausdauertraining gemacht hatten, emotional ausgeglichener als die Tischfußballer und ihr Kurzzeitgedächtnis war besser. Zudem legte bei den Patienten, die das Fahrradtraining absolviert hatten, der Hippocampus wieder an Volumen zu.

Das Gehirn kann sich demnach auch bei neurobiologischen Erkrankungen wie Schizophrenie erholen. Allerdings umso besser, je früher die Rehaphase beginnt. Wenn Halluzinationen und Wahnvorstellungen gewütet haben, ist es eigentlich fast schon zu spät, meint der Experte Falkai. Denn die psychotischen Symptome sind nur der besonders tragische Höhepunkt der Erkrankung.

Wenn man die Betroffenen rechtzeitig mit Psychotherapie, Kognitionstraining oder Medikamenten gegen die Negativsymptome behandeln würde, könnte man dem späteren, heftigen Ausbruch der Krankheit vorbeugen. Deshalb sind Forscher auf der Suche nach Möglichkeiten, die Krankheit zu erkennen, bevor sie voll ausgebrochen ist und mit Neuroleptika behandelt werden muss. Sie suchen also nach Vorboten der Schizophrenie, in der Fachsprache Prodrome genannt. Anders als bei Herz-Kreislauf-Erkrankungen, die sich zum Beispiel durch hohen Blutdruck ankündigen, fehlen bei Schizophrenie solche Biomarker. Möglicherweise wird man mit einer Kombination von Kernspinbildern und klinischen Symptomen eine genauere Vorhersage darüber treffen können, wer ein hohes Risiko hat, an Schizophrenie zu erkranken. Allerdings besteht – wie bei jeder Früherkennung – immer die Gefahr, eine falsche Prognose zu machen. Manche Psychiater warnen daher davor, gerade Jugendliche damit zu konfrontieren, dass sie ein erhöhtes Risiko haben. Allein die Angst, schizophren zu werden, könnte dazu führen, dass die Krankheit ausbricht.

Mit dieser Angst müssen aber Kinder, die von der Krankheit betroffene Verwandte haben, in jedem Fall leben. Zwar gibt es nicht das *eine* Schizophrenie-Gen, sondern eine Vielfalt von Genmutationen, die die Krankheit begünstigen. Aber das Risiko zu erkranken ist höher, wenn man solche Gene erbt. Bei eineiigen Zwillingen beträgt es knapp 50 Prozent – das heißt, wenn ein Zwilling an Schizophrenie leidet, ist die Wahrscheinlichkeit, dass der andere auch erkrankt, fast 1 zu 2. Bei zweieiigen Zwillingen liegt es nur bei knapp 20 Prozent und bei Geschwistern bei höchstens 10 Prozent.

Bisher hat sich die Suche nach den genetischen Ursachen äußerst schwierig gestaltet. Mindestens 22 Abschnitte im Erbgut, so ist inzwischen bekannt, stehen vermutlich im Zusammenhang mit Schizophrenie. Alles in allem können mehrere 100 bis 1000 unterschiedliche Mutationen zu der Krankheit führen. Das ist jedenfalls das Ergebnis der bisher weltweit größten genetischen Studie. Unter anderem hat man eine Gruppe von Veränderungen in den Genen gefunden, die das Wachstum der Dornen auf den Dendriten kontrolliert. Das passt zu der Beobachtung, dass bei Betroffenen die Dendriten weitaus weniger Dornen haben als normal und daher Nervenzellen weniger Kontakte bilden können. Wenn aber zu wenige Kontakte zwischen Nervenzellen entstehen, können diese schlechter miteinander kommunizieren und die Netze bilden, die man braucht, um komplexere Aufgaben zu lösen.

Da so viele Abschnitte im Erbgut betroffen sein können, besteht wenig Hoffnung, die Zusammenhänge in absehbarer Zeit klären zu können. Zumal die Mutationen aller Wahrscheinlichkeit nach unterschiedliche Nervennetze im Gehirn betreffen. Und doch hilft es, eine Art Katalog der genetischen Fehler bei Schizophrenie zu erstellen: Wenn man weiß, welche Mutationen ein Patient in seinem Erbgut hat, kann man möglicherweise eines Tages bessere »personalisierte«, also maßgeschneiderte Behandlungen entwickeln.

Eine gute Nachricht gibt es immerhin: Auch wer eines der Risikogene im Erbgut trägt, muss nicht zwangsläufig erkranken. Aber wenn Risikofaktoren hinzukommen, steigt die Wahrscheinlichkeit. Solche Risikofaktoren sind zum Beispiel Stress oder Drogenkonsum, der häufig Psychosen auslöst. Auch Infektionen vor der Geburt, Viren also, die von der Mutter auf das ungeborene Kind übertragen werden, stehen im Verdacht, eine genetische Schwäche zu verstärken. Oder Stress bei der Geburt, etwa wenn die Nabelschnur sich um den Hals wickelt und das Baby eine Zeit lang wenig Luft bekommt. Belastende Erlebnisse in Kindheit und Jugend zählen auch zu den möglichen Auslösern von Schizophrenie. Wie eine große Studie in Schweden Anfang 2014 belegt hat, sind vor allem kleine Kinder gefährdet, die den Tod – oder noch schlimmer, den Selbstmord – eines Eltern- oder Geschwisterteils miterleben mussten.

Fredy weiß nicht, ob sein Erbgut Risikogene enthält. Es würde ihm auch nicht weiterhelfen – er muss versuchen, mit seinem Leben zurechtzukommen. Noch hat er sich nicht aufgegeben. Er will einen Neuanfang wagen, weggehen von der Freundin, die den Alkoholkonsum nicht in den Griff bekommt. Er hat sich in der Herzogsägmühle angemeldet, einem Dorf im bayerischen Voralpenland, wo Menschen mit Behinderungen leben. Wenn alles gut geht, bekommt er einen Platz. Und dann kann er, so sein Plan, eine Ausbildung zum Bürokaufmann machen. Weil, wie er sagt, man da nicht so viele Menschen um sich hat.

8 Ausfallerscheinungen

Schlaganfall oder: Wie das Gehirn Sprache verarbeitet

Der Schlag trifft meinen Bekannten Max Huber spätabends. Der 58-jährige Literaturprofessor ist mit seiner Frau und den zwei Söhnen beim Essen gewesen und liegt im Bett, als ihm plötzlich schlecht wird. Er springt auf, rennt zur Toilette, wo er sich übergeben muss. Eine halbe Stunde später erlebt er dasselbe noch einmal: wieder Übelkeit, wieder Toilette. Beim zweiten Anfall fühlt er sich so schwindlig und schwach, dass er auf dem Boden sitzen bleibt. Merkwürdig, denkt er, eine Magenverstimmung kommt doch nicht so plötzlich, sie kündigt sich in aller Regel durch ein Grummeln in den Eingeweiden an.

Weil er zu schwach ist, um aufzustehen, ruft seine Frau den Notarzt. Eine Ärztin kommt und schimpft erst einmal, dass er auf dem Boden sitzt und nicht im Bett liegt. Sie verschreibt Vomex, ein Medikament gegen Übelkeit, und denkt nicht daran, den Blutdruck zu messen oder andere neurologische Tests zu machen, obwohl Schwindel und Erbrechen sehr oft mit einem Schlaganfall zusammenhängen – das steht in jedem neurologischen Lehrbuch. »Sie hat mich noch nicht einmal ins Bett gebracht«, erinnert sich Max. Er weiß noch, wie mühselig es war, durch die vier Türen von der Toilette zum Schlafzimmer zu gehen – ohne Gleichgewicht, torkelnd, sich an den Türrahmen festhaltend.

Um drei Uhr morgens schläft er endlich ein – und schläft einen ganzen Tag und eine ganze Nacht. Am Morgen danach ruft er seinen Internisten an, bei dem er wegen erhöhten Blutdrucks in Behandlung ist. »Da habe ich gelallt«, sagt er. Der Arzt schickt ihn per Telefon sofort ins Krankenhaus, wo er im Rollstuhl zur Intensivstation gebracht wird. Die Diagnose: Wallenberg-Syndrom. Bei dieser besonderen Form des Schlaganfalls sind Arterien im Halsbereich verstopft. Die Folge: Es kommt zum Infarkt, bei dem Nervengewebe geschädigt wird, weil es ohne Blut und damit ohne Sauerstoff bleibt. Und zwar in der *Medulla oblongata,* dem »verlängerten Mark«.

Die Medulla liegt im Nackenbereich; sie ist der am weitesten unten gelegene Teil des Gehirns und gehört zum Hirnstamm, der in Kapitel 9 genauer beschrieben ist. In der Medulla sind Nervenzellen angesiedelt, die Blutkreislauf und Atmung regeln. Auch Nies-, Hust-, Schluck- und Saugreflex werden von dieser Region des Hirnstamms kontrolliert. Außerdem befinden sich dort Nervenzellen, die Gifte im Blut aufspüren. Das ist insofern bemerkenswert, als dass normalerweise die Blut-Hirn-Schranke verhindert, dass Neuronen in direkten Kontakt mit Körperblut kommen. In diesem Bereich gibt es Blutgefäße, die gewissermaßen kleine Fenster haben, durch die die Neuronen das Blut untersuchen können. Haben wir verdorbene Nahrungsmittel gegessen und sind Gifte im Blut, alarmieren diese Nervenzellen weitere Neuronen in der Medulla. Sie lösen einen Brechreflex aus und bewirken so, dass sich der Verdauungstrakt entleert. Das erklärt auch, warum sich Max übergeben musste.

Wenn große Teile der Medulla geschädigt sind, zum Beispiel nach einer Verletzung der Wirbelsäule, hat das für den Betroffenen meist tödliche Folgen, denn alle Nervenbahnen, die das Gehirn mit dem Körper verbinden, verlaufen durch die Medulla. Zum Glück für Max Huber war bei ihm nur ein Teil des verlängerten Marks geschädigt, obwohl gleich zwei Arterien verstopft gewesen waren und zwei Infarkte ausgelöst hatten. Nach einer Woche auf der Intensivstation kam er in die Schlaganfallabteilung. Er konnte liegen und sprechen, laufen anfangs nur mit einem Rollator, bei dem man sich mit den Armen aufstützt, weil die Beine nicht so wollen wie der Kopf. Auch der Schwindel war noch da, zum Beispiel immer dann, wenn er an das Ende des langen Krankenhausflurs schaute. Von einem Wallenberg-Syndrom erholt man sich nur langsam. Max Huber kam nach zwei Monaten Krankenhaus in eine Rehaklinik. Ein Vierteljahr Training, um Messer und Gabel wieder halten zu können, den Löffel zum Mund führen, den Körper gerade halten, laufen. Danach weitere drei Monate ambulantes Training in einer anderen Klinik.

Wie das Gehirn versorgt wird

Das Gehirn hat einen extrem hohen Stoffwechsel, das heißt, es setzt eine große Menge an Nährstoffen um. Deshalb braucht es, wenn der Körper sich nicht bewegt, ein Fünftel des Sauerstoffs aus dem gesamten Blutkreislauf – obwohl es nur 2 Prozent des Körpergewichts ausmacht. Zwischen 40 und 50 Milliliter Blut durchlaufen pro Minute 100 Gramm Gewebe. Bei einem durchschnittlichen Gehirngewicht von etwa 1,3 Kilogramm ist das ein knapper Liter Blut pro Minute. Dabei benötigt die graue Substanz, also die Nervenzellen, deutlich mehr Blut als die Fasern, die weiße Substanz.

Das Gehirn reagiert extrem empfindlich, wenn es zu wenig Sauerstoff, Glukose und andere Nährstoffe erhält, die das Blut zum Nervengewebe transportiert. Eine Zeit lang kann es mit weniger Blut auskommen, indem es den Sauerstoff effizienter nutzt. Wenn aber die Durchblutungsrate auf weniger als 15 Milliliter pro Minute und 100 Gramm Gewebe sinkt, fangen die Nervenzellen an abzusterben. Schon Sekunden nachdem die Blutzufuhr unterbrochen wurde, machen sich neurologische Symptome bemerkbar wie Kribbeln in Körperteilen bis hin zu Lähmungserscheinungen. Nach wenigen Minuten sind die Schäden irreversibel – die Nervenzellen sterben ab, es kommt zur Bewusstlosigkeit und später zum Tod.

Vier große Schlagadern versorgen das Gehirn mit sauerstoffreichem Blut, zwei für jede Gehirnhälfte. Zwei Arterien liegen auf der Vorderseite des Halses, das sind die inneren Halsschlagadern. Zwei befinden sich hinten, sie heißen Wirbelarterien. Zwischen dem vorderen und dem hinteren Adernsystem verläuft eine Art Ringarterie. Sie macht es möglich, dass ein Mensch im Prinzip überleben kann, auch wenn nur eine einzige statt vier Arterien Blut in das Gehirn transportiert. Die Schlagadern verzweigen sich in kleinere Arterien, die die einzelnen Regionen der Hirnrinde mit Blut versorgen.

Schäden an den Blutgefäßen gehören zu den zahlreichsten neurologischen Erkrankungen; sie sind die dritthäufigste Todesursache bei Erwachsenen in Industrieländern und lassen Millionen Menschen behindert zurück. Solche Schäden sind entweder Risse in den Gefäßen, die Blutungen oder Verstopfungen in einem

Blutgefäß zur Folge haben. Eine Blockade ist deshalb so problematisch, weil dem Nervengewebe dann auch Glukose fehlt. Außerdem werden die Stoffwechselprodukte nicht mehr abtransportiert. Einige von ihnen aber sind giftig – etwa Milchsäure, die entsteht, wenn Nervenzellen aus Glukose Energie gewinnen. Wenn der Blutfluss eine Zeit lang blockiert ist und Zellen geschädigt werden, weil ihnen Glukose fehlt, spricht man von einem Infarkt.

Die meisten Infarkte entstehen, wenn sich an den Gefäßen Blutfette oder Kalk ablagern oder in den Arterien Blutgerinnsel bilden. Bei Schlaganfällen, die durch Blutungen verursacht werden, sind in der Regel ein Aneurysma, also eine Auswölbung der Arterienwand oder hoher Blutdruck im Spiel. Aber auch Gewalteinwirkung wie ein heftiger Schlag auf den Schädel oder eine Entzündung ebenso wie Umweltgifte können einen Infarkt auslösen.

So erging es zum Beispiel meinem Bekannten Will Chipman. Er wollte in seiner Garage einen alten Schrank abbeizen und war vermutlich etwas unvorsichtig beim Umgang mit dem Lösungsmittel. Vielleicht war auch die Garage nicht ausreichend belüftet, jedenfalls wurde ihm plötzlich schlecht. Die Ärzte im Krankenhaus diagnostizierten einen Gehirnschlag. Ob das Gift Blutgefäße im Gehirn geschädigt oder eine schon bestehende Durchblutungsstörung verschlimmert hat, ließ sich im Nachhinein nicht mehr sagen.

Je nachdem, wo die Blutgefäße geschädigt sind, machen sich spezifische Ausfälle des Gehirns bemerkbar. Ein Infarkt im Bereich der mittleren Gehirnarterie, die große Teile der Hirnrinde versorgt, ist besonders häufig. Die Betroffenen haben in einer Körperseite kein Gefühl mehr, ihr Sehsystem ist gestört und sie haben –

falls die linke Gehirnhälfte geschädigt ist – Sprachstörungen, weil, wie wir noch sehen werden, diese für die Sprachverarbeitung zuständig ist. Auch Will Chipman konnte nach seinem Schlaganfall nur noch langsam sprechen und suchte permanent nach Wörtern. An Namen konnte er sich gar nicht mehr erinnern, noch nicht einmal an den seiner Frau Cindy.

Sprache, eine zutiefst menschliche Eigenschaft

Tiere laufen, schwimmen und fliegen. Sie sehen, hören, riechen, schmecken und fühlen. Sie lieben und hassen sich. Sie kommunizieren, verständigen sich mit Mimik und Gebärden. Aber sie können – im Gegensatz zum Menschen – nicht sprechen. Selbst unsere nächsten Verwandten, die Schimpansen, mit denen wir 98 Prozent des Erbguts teilen, beherrschen nur eine Laut- und Gestensprache, die viel ärmer ist als die menschliche. Nur weil Menschen sprechen und zuhören, weil sie schreiben und lesen können, hat sich ihre Kultur so weit entwickelt. Sprache führt dazu, dass Wissen sich vermehrt, denn Erfahrungen können von einer Generation zur nächsten weitergegeben werden, sei es mündlich oder schriftlich. Sprache ist aber nicht nur ein Mittel der Verständigung, sondern entscheidend im Prozess der Erkenntnis, wie der russische Neurologe Alexander Lurija in seinem Buch »Der Mann, dessen Welt in Scherben ging« schreibt. Und der französische Biochemiker und Medizin-Nobelpreisträger Jacques Monod meinte sogar, dass die Sprache den Menschen erschaffen haben könnte, und nicht der Mensch die Sprache.

Sprache ist ein zentrales Thema der Gehirnforschung.

Wissenschaftler versuchen herauszufinden, wie wir einen einfachen Satz wie »Paul gibt Anna den Apfel« in seine Bestandteile zerlegen und warum manche Menschen Probleme haben, den Satz »Paul isst den Apfel, den Anna ihm gegeben hat« zu verstehen. Es kann nämlich passieren, dass man nach einem Schlaganfall den ersten Satz versteht, den zweiten aber nicht. Was passiert im Gehirn, wenn wir Wörter und Grammatik analysieren? Und warum lernen Kinder alle nach demselben Muster sprechen? Mit einem Jahr sagen sie die ersten Worte, mit zwei Jahren setzen sie Wörter zusammen und mit drei Jahren bilden sie Sätze – ein langwieriger Lernprozess verglichen mit laufen und essen.

Über diese Frage haben sich Forscher in der zweiten Hälfte des 20. Jahrhunderts heftige Gefechte geliefert. Auf der einen Seite die Vertreter des Behaviorismus mit dem US-Psychologen B.F. Skinner, die den Spracherwerb als reinen Lernprozess betrachteten. Demnach würden Kinder Sprache lernen wie Versuchstiere, die man auf Aufgaben trainiert – durch Belohnung. Auf der anderen Seite die Anhänger des amerikanischen Linguisten Noam Chomsky. Er war überzeugt davon, dass Menschen mit einer universellen Grammatik und einem Baukasten von Sprachlauten auf die Welt kommen, von denen viele wieder verschwinden, wenn sie nicht gebraucht werden.

Heute weiß man, dass weder eine reine Lerntheorie erklären kann, wie das Gehirn sprechen lernt, noch die Vorstellung, dass Sprache angeboren ist. Vielmehr ist Spracherwerb ein subtiler Prozess, in dem angeborene Fähigkeiten durch die Umwelt geformt werden. Schon Neugeborene können Laute unterscheiden. Japanische Babys beispielsweise halten R- und L-Laute auseinander, womit erwachsene Japaner große Probleme haben.

Diese Fähigkeit geht allerdings verloren, kurz bevor sie die ersten Wörter sprechen lernen. In einem Versuch hat man amerikanische und japanische Babys getestet. Bis zum Alter von 6 Monaten gab es keine Differenzen, zwischen 8 und 10 Monaten aber wurden die kleinen Amerikaner immer besser beim Unterscheiden von Wörtern, die die Buchstaben L und R enthielten, etwa *ball* und *bar*. Japanische Babys dagegen verlernten während dieser Zeit die R- und L-Laute – es sei denn, sie hatten ein Elternteil oder ein Au-pair, das mit ihnen Englisch sprach. Interessanterweise bringt es nur wenig, ihnen eine CD mit englischen Liedern oder Kinderreimen vorzuspielen. Sie brauchen den sozialen Bezug, damit sie die Laute nicht verlernen.

In dem Moment, in dem Babys zu sprechen beginnen, verlernen sie die für sie fremden Laute. Am Anfang lallen sie natürlich mehr als dass sie sprechen, und diese Lalllaute sind universell. Gegen Ende des ersten Lebensjahres aber versuchen Kinder, die Laute zu imitieren, die sie hören. Dabei schreiben sich die Laute, die sie immer wieder hören und nachsprechen, in ihrem Gehirn fest, die anderen werden aus dem Repertoire gelöscht. Vögel machen es übrigens ähnlich. Wenn die Jungen aus dem Ei geschlüpft sind, zwitschern sie munter drauflos und produzieren eine Vielfalt von Tönen. Mit zunehmendem Alter lernen sie den für ihre Art typischen Gesang, und ihr Repertoire schrumpft auf ein paar Töne zusammen.

Auch das Lächeln ist ein interessantes Beispiel dafür, wie angeborene Verhaltensweisen von der Umgebung verstärkt werden. Lange Zeit dachte man, Babys lächeln gewissermaßen zwangsläufig – als Teil der normalen Gehirnentwicklung – mit 6 bis 8 Wochen nach der Geburt. Das stimmt aber nur für westliche Kulturen, wie Entwicklungspsychologen der Universität Münster herausgefunden haben. In Afrika lächeln Säuglinge in der Regel später und auch nicht so häufig. Das liegt offenbar daran, dass sie seltener diese starke, positive Rückmeldung auf ihr erstes Lächeln bekommen, die westliche Eltern ihren Kindern geben. In Deutschland beispielsweise verbringen Mütter oder Väter viel Zeit mit ihren Babys und legen sie auch meist so hin, dass sie sie anschauen können. In Kamerun dagegen, wo die Forscher aus Münster ihre Feldversuche machten, tragen Mütter ihre Kinder viel auf dem Rücken, sie haben also seltener Blickkontakt und legen auch gar keinen großen Wert darauf. Und wenn sie sich mit den Babys beschäftigen, stimulieren sie eher deren Körper als deren Mimik. Lächeln finden sie weniger wichtig und erwidern die ersten freundlichen Grimassen der Kinder nicht unbedingt. Mit dem Ergebnis, dass die Babys dort viel später lächeln als die Babys hierzulande.

Zurück zur Sprache: Man vermutet, dass das Gehirn auf Kommunikation vorbereitet ist und die Sprachzentren bei der Geburt bereits angelegt sind. Deshalb sind auch Kinder, die wegen eines Defektes an den Ohren oder des Hörzentrums im Gehirn Laute nicht hören oder verarbeiten können, nicht stumm. Wenn sie ein paar Monate alt sind, lallen sie wie andere Babys und können später die Gebärdensprache ähnlich nutzen wie eine gesprochene Sprache, also Worte zusammensetzen und Sätze bilden. Weil gehörlose Kinder aber nie Laute hören, lernen sie nicht sprechen. Auch Kinder, die in jahrelanger Isolation leben, sind in ihrer Sprachentwicklung gestört. Selbst wenn sie später sprechen üben, kommen sie über ein bestimmtes Niveau nicht hinaus.

Solch ein Wolfskind ist Genie. Sie wurde 1970 in

Kalifornien entdeckt, als sie 13 Jahre alt war. Bis dahin war sie von ihren Eltern in einem abgedunkelten Zimmer wie ein Tier gehalten worden, nachts in einem Gitterbett liegend und tagsüber meistens auf einem Toilettenstuhl festgebunden. Ihr größerer Bruder durfte nicht mit ihr sprechen und sie selbst wurde bestraft, wenn sie einen Laut von sich gab. Obwohl sie später in Pflegefamilien lebte und ein intensives Training bekam, lernte Genie nie richtig sprechen. Sie benutzte nur eine rudimentäre Kindersprache und verlernte auch diese Fähigkeit wieder. Genie durchlebte eine Odyssee durch diverse Pflegeheime und konnte nie irgendwo Fuß fassen.

Es gibt demnach auch beim Spracherwerb wie beim Sehen oder Hören ein kritisches Zeitfenster in der Entwicklung, das sich wieder schließt. Wenn Kinder nicht innerhalb dieser Zeit sprechen lernen, können sie sich später nur schlecht verständigen. Das aber erklärt nur teilweise, warum wir als Kinder Fremdsprachen fast spielend lernen und uns schon als Jugendliche damit schwertun – obwohl unsere kognitiven Fähigkeiten mit dem Alter zunehmen. Forscher vermuten, dass das Gehirn von Menschen mit einer Muttersprache sich gewissermaßen auf diese Sprache festlegt. Die Nervennetze sind auf deren Laute eingestellt, sie reagieren besonders gut auf die gängigen Lautkombinationen. Dieses Tuning ermöglicht uns, eine Sprache perfekt zu erkennen, es hat aber auch seinen Preis: Die Nervenzellen tun sich schwer, andere Laute zu entschlüsseln und die motorischen Signale zu erzeugen, damit wir sie auch richtig aussprechen.

In der frühen Kindheit dagegen lässt sich das Gehirn noch auf zwei oder sogar drei Sprachen ein. Wie es das schafft, ist unklar. Gibt es spezialisierte Schaltkreise für jede Sprache? Oder nutzen mehrsprachige Erwachsene teilweise dieselben Strukturen für die verschiedenen Sprachen? Das lässt sich schwer sagen, weil bildgebende Verfahren zwar sichtbar machen, welche Hirnregionen aktiv sind, wenn wir Wörter hören oder Sätze sprechen, nicht aber die genauen Verschaltungen. So viel ist sicher: Entscheidend ist der Zeitpunkt, an dem eine zweite Sprache gelernt und wie gut sie gesprochen wird. Bei Menschen, die als Baby mit zwei Sprachen aufgewachsen sind, scheinen beide Sprachen in denselben Hirnregionen verarbeitet zu werden. Erwachsene, die eine zweite Sprache lernen, nutzen für sie offenbar andere Areale als für ihre Muttersprache.

Wenn die Worte wegbleiben

Welches sind die Areale, die wir brauchen, um Sprache zu verstehen und selbst zu sprechen? Vieles von dem, was Forscher wissen, haben sie aus der Beobachtung von Menschen mit Aphasien wie Will Chipman gelernt. Aphasie heißt wörtlich übersetzt Sprachlosigkeit. Fachleute bezeichnen damit eine Sprachstörung, die bei Menschen auftritt, die zuvor sprechen konnten. Sie kann nach einem Tumor, einem Schlaganfall oder bei Demenzen auftreten. Menschen mit Aphasien haben Probleme, Sprache zu verstehen oder selbst zu sprechen – sie können aber hören und auch ihre Motorik ist ohne Beeinträchtigung.

Die bekanntesten Sprachausfälle sind die Broca- beziehungsweise Wernicke-Aphasien. Pierre Paul Broca war ein französischer Nervenarzt, der Mitte des 19. Jahrhunderts in Paris forschte. 1861 stellte er bei einem Treffen der Anthropologischen Gesellschaft einen besonderen Fall vor: Tan-Tan. Der Mann hatte mehr als

20 Jahre in einer Anstalt für Geisteskranke gelebt, nachdem er – mit Ausnahme des Wortes »Tan« – nicht mehr sprach, ansonsten aber im vollen Besitz seiner geistigen Kräfte war. Als der Mann starb, machte Broca eine Autopsie seines Gehirns und entdeckte, dass eine Stelle in der linken Gehirnhälfte deutlich geschädigt war, und zwar in der Mitte des vorderen Schläfenlappens. Dort musste die Fähigkeit zu sprechen lokalisiert sein, folgerte Broca. Diese Region heißt noch heute Brocas'sches Areal.

Patienten mit einer Broca-Aphasie sprechen stockend, im Telegrammstil, oder gar nicht. Sie benutzen vor allem Hauptwörter, selten Artikel oder Präpositionen. Man versteht sie schlecht – sie selbst dagegen verstehen andere problemlos. Auch beim Lesen haben sie keine Schwierigkeiten. Menschen mit einer nach dem deutschen Sprachforscher Karl Wernicke benannten Aphasie dagegen sprechen flüssig, aber ihre Sätze sind Kauderwelsch, sie ergeben keinen Sinn. Eine Wernicke-Aphasie tritt auf, wenn das sogenannte Wernicke-Areal im hinteren oberen Schläfenlappen der linken Gehirnhälfte geschädigt ist.

Bei fast allen Menschen, auch bei einem Großteil der Linkshänder, liegen beide wichtigen Sprachregionen, das Broca- und das Wernicke-Areal, in der linken Gehirnhälfte. Nur bei 5 Prozent der Rechtshänder und 30 Prozent der Linkshänder ist der Aufbau spiegelverkehrt; ihre Sprachzentren befinden sich in der rechten Hemisphäre. Anders also als die meisten Gehirnfunktionen, die sowohl rechts als auch links angesiedelt sind, ist Sprache, wie Fachleute sagen, lateralisiert. Sogar gehörlose Menschen nutzen bei der Gebärdensprache die linke Gehirnhälfte. Warum, bleibt bis heute ein Rätsel – vor allem, weil die Spezialisierung auf eine Gehirnhälfte einen großen Nachteil mit sich bringt: Es gibt bei einem Ausfall der Sprachareale keinen Ersatz.

Allerdings ruht sich die rechte Gehirnhälfte nicht aus, wenn wir sprechen oder Sprache verstehen. Ihr ist es zu verdanken, dass wir unsere Gefühle ausdrücken und die Emotionen unserer Gesprächspartner erkennen können. In seinem Buch »Der Mann, der seine Frau mit einem Hut verwechselte« beschreibt Oliver Sacks eine lustige Szene in der Station eines Krankenhauses, wo Patienten mit Aphasien behandelt werden. Sie verfolgten im Fernsehen eine Rede des damaligen US-Präsidenten Ronald Reagan. Sie konnten wegen ihrer schweren Sprachstörungen kein Wort verstehen, krümmten sich aber vor Lachen. Warum, fragte sich Sacks.

Aphasiker mögen kein Wort verstehen, häufig aber können sie einer Unterhaltung ziemlich gut folgen. Sie hören nämlich sehr gut, vielleicht sogar besser als Gesunde, die Intonation der Stimme und deren Melodie (in der Fachsprache Prosodie) und sie sehen die Gesten des Sprechenden. Und die brachten Sacks Patienten zum Lachen wie die Grimassen und falschen Töne in der Stimme des ehemaligen Schauspielers Reagan, der sein Handwerk noch gut beherrschte. Die emotionale Färbung in Reagans Stimme klang in den Ohren der für Töne und Gesten so sensiblen Aphasiker falsch. Genau das Gegenteil trifft bei Menschen mit Schädigungen der rechten Hemisphäre zu. Sie tun sich oft schwer damit, zu erkennen, ob ihr Gegenüber wütend oder traurig spricht. Auch Witze verstehen sie schlechter als andere. Wenn sie selber sprechen, betonen sie häufig falsch und was sie sagen, klingt flach und gefühllos.

Um zu verstehen, was in den zwei wichtigsten Sprachzentren beim Sprechen vor sich geht, kann man sich folgende Aufgabe vorstellen: Auf einem Tisch stehen mehrere Dinge, zum Beispiel eine Tasse und ein Teller, und man soll einen Gegenstand benennen. Zunächst muss das Sehzentrum Form, Farbe und Tiefe der Tasse analysieren. Diese Informationen werden im Assoziationskortex im Scheitellappen zusammengefügt und der optische Reiz wird als Tasse erkannt. Vom Assoziationskortex wandert ein Signal zum Wernicke-Areal. Dort, so vermuten Sprachforscher, wird das Konzept der Tasse in das Wort »Tasse« übersetzt. Das ist deshalb möglich, weil das Wernicke-Areal eine Art Lexikon ist, das die Gedächtnisspuren gesprochener und geschriebener Wörter enthält. Mithilfe dieser Gehirnregion kann man sich demnach auch vorstellen, wie »Tasse« auf einem Stück Papier geschrieben aussieht.

Die Tasse, die jetzt als Wort im Kopf existiert, wandert über eine Nervenbahn zum Broca-Areal. Ähnlich wie in einem Lexikon sind dort die Wörter als Folge von Bewegungen der Sprachmuskeln abgelegt. Das Wort »Tasse« wird in dieser Region in die Laute »Ta-ss-e« übersetzt. Diese werden von Mund und Kehlkopf als Töne erzeugt. Das Broca'sche Sprachzentrum kann aber noch mehr: Es verbindet mehrere zusammenhängende Konzepte zu einem grammatikalisch korrekten Satz. Wir können daher nicht nur »Tasse«, »Tisch« und »stehen« sagen, sondern: »Die Tasse steht auf dem Tisch.«

Genau das fällt einem Patienten mit Broca-Aphasie schwer. Er hat zwar die Tasse erkannt und gesehen, dass sie auf dem Tisch steht. Er kennt die Wörter, ist jedoch unfähig, aus dieser Erkenntnis einen korrekten Satz zu konstruieren. Darüber hinaus hat er Schwierigkeiten, ganze Sätze zu verstehen, wenn diese etwas komplexer sind. Einfache Sätze wie »Paul gibt Anna einen Apfel« bereiten ihm keine Probleme, hängt aber die Bedeutung von der Grammatik ab wie zum Beispiel bei dem Satz

»Der Apfel, den Paul ihr gegeben hat, schmeckt Anna gut«, scheitert er. Bei Menschen, die unter einer Wernicke-Aphasie leiden, kommt es gar nicht so weit. Bei ihnen, so vermutet man, wird das visuelle Konzept der Tasse nicht in ein gesprochenes oder geschriebenes Wort übersetzt.

Doch die Verbindung zwischen den Arealen von Broca und Wernicke scheint nicht nur in eine Richtung zu verlaufen. Vielmehr werden Informationen hin- und hergeschickt. Wenn diese Verbindung gestört ist, spricht man von einer Leitungsaphasie. Die Betroffenen verstehen einfache Sätze und sprechen halbwegs verständlich, aber sie können keine ganzen Sätze wiederholen und haben Schwierigkeiten, Gegenstände zu benennen und Bilder zu beschreiben. Es ist, als ob sie keinen richtigen Zugang zu den Konzepten haben, die in den Broca- und Wernicke-Arealen gespeichert sind.

Wenn wir sprechen und schreiben, sind, wie man mittlerweile weiß, auch noch andere Regionen des Gehirns beteiligt. Sie befinden sich ebenfalls in der linken Gehirnhälfte, und zwar in den Assoziationsregionen des Stirn-, Scheitel- und Schläfenlappens. Auch im Präfrontalkortex und Cingulum, dem ringförmigen Bereich im Inneren der Großhirnrinde, hat man Nervennetze gefunden, die zum Arbeitsspeicher und zur Aufmerksamkeit beitragen, ohne die sprechen und erkennen von Sprache kaum möglich sind. Nicht zuletzt gibt es Hinweise, dass die Inselrinde, eine schmale, verborgene Region zwischen Schläfenlappen und limbischen Strukturen, an der Produktion von Sprache beteiligt ist.

Für die Sprachverarbeitung wird also ein weitreichendes Netzwerk gebraucht. Das sieht man auch daran, dass es neben den Broca- und Wernicke-Aphasien eine ganze Reihe weiterer Sprachstörungen gibt. Sie treten auf, wenn andere Teile geschädigt sind. Will Chipman etwa hatte eine Aphasie, die man anomisch oder amnestisch nennt, da sie mit Gedächtnisstörungen einhergeht. Bei ihm war ein Bereich hinter dem Wernicke-Areal geschädigt, weshalb er die Erinnerung an Substantive und Namen verloren hatte. Manche Patienten können keine Tiere mehr benennen, andere haben Schwierigkeiten mit der Bezeichnung von Werkzeugen.

Von Alexie oder Agraphie spricht man, wenn Menschen nach einem Schlaganfall nicht mehr lesen oder schreiben können. Manchmal tritt auch beides gleichzeitig auf. Im Gegensatz zur gesprochenen Sprache ist die geschriebene eine relativ neue Errungenschaft der Menschheit. Vor weniger als 5000 Jahren haben Menschen die ersten Schriftzeichen benutzt, und erst vor 100 bis 200 Jahren haben sie in großer Zahl angefangen, zu schreiben und zu lesen. Daher ist es unwahrscheinlich, dass sich in so kurzer Zeit eine Region im Gehirn herausgebildet hat, die für das Lesen zuständig ist. Vermutlich beruht unsere Fähigkeit zu lesen darauf, dass Sehsystem und Sprachzentren miteinander verbunden sind: Die visuellen Nervenzellen erkennen die geschriebene Sprache als Muster, ihre Bedeutung aber entsteht in den Spracharealen.

Eine Alexie ohne Aphasie, also eine Lesestörung ohne Sprachprobleme, beruht daher vermutlich auf einer fehlerhaften Verschaltung zwischen den Seh- und den Sprachzentren. Dass beim Lesen die Sehzentren auf beiden Seiten des Gehirns beteiligt sind, weiß man seit dem Jahr 1892. Damals hatte der französische Neurologe Jules Dejerine einen intelligenten und wortgewandten Mann untersucht, der plötzlich die Fähigkeit zu lesen verloren hatte. Er konnte nach wie vor Wörter buchstabieren und verstand sie auch, wenn man sie ihm buchstabierte. Nach seinem Tod untersuchte Dejerine das Gehirn und fand eine Schädigung im hinteren Teil der linken Hemisphäre. Vermutlich war das der Grund dafür, dass Signale vom linken und rechten Sehsystem nicht mehr zu den Spracharealen der linken Gehirnhälfte gelangen konnten.

Die tragischste Form der Sprachstörung ist die globale Aphasie, bei der die Sprachzentren zu einem großen Teil zerstört sind. Ursache ist oft eine blockierte mittlere Hirnarterie, weshalb kein Blut mehr zu den seitlichen Teilen der Großhirnrinde gelangt und das Nervengewebe abstirbt. Die Betroffenen verstehen nicht mehr, was andere sagen, und können selbst nicht mehr sprechen, im besten Fall bringen sie noch ein paar Wörter heraus, die sie memoriert haben, etwa die Tage der Woche. Sie leiden in der Regel auch an Lähmungen ihrer gesamten rechten Körperhälfte inklusive der rechten Gesichtsmuskeln. Zusammen mit den Sprachzentren sind weite Teile der Motorik in Mitleidenschaft gezogen. Teilweise sind auch die Sehsysteme betroffen.

Sprache ist, wie bereits erläutert, die einzige kognitive Fähigkeit des Menschen, die in einer Gehirnhälfte angesiedelt ist. Warum eine Hemisphäre dominiert, weiß man nicht. Aber diese Tatsache ist für Forscher eine Fährte auf der Suche danach, wie Sprache entstanden ist. Im Wesentlichen gibt es dabei zwei konkurrierende Theorien: Die einen Experten meinen, dass Sprache aus der Vokalisation entstanden und somit eine Weiterentwicklung der Laute ist, die auch Affen nutzen. Wer zum Beispiel im Münchner Zoo das Freilandgehege mit den Makaken besucht, versteht oft sein eigenes Wort nicht, weil die Tiere ständig laut rufen oder schreien. Diese Laute allerdings entstammen dem limbischen System unterhalb der Hirnrinde, das sehr stark an der Gefühlsverarbeitung beteiligt ist, wie der Münchner Psychiater und Gehirnforscher Detlev Ploog eindrucksvoll an Totenkopfäffchen belegt hat. Totenkopfäffchen stammen aus Südamerika und verfügen über ein breites Repertoire an Lauten: Sie knurren, zwitschern, schreien, piepsen. Wenn man ihr limbisches System mithilfe eingepflanzter Mikroelektroden anregt, stoßen sie Laute aus. Reizt man hingegen die Hirnrinde, erhält man keine Reaktion, die Tiere bleiben stumm.

Auch wenn Menschen aus Angst, Wut oder Lust schreien, entstehen diese Laute im limbischen System. Es könnte also durchaus sein, dass unsere heutige Sprache sich aus einer frühen Lautsprache entwickelt hat. Interessanterweise scheint es bei vielen Affenarten auch eine Dominanz einer Gehirnhälfte zu geben: Sie nutzen, wenn sie über Schreie kommunizieren, eine Gehirnhälfte stärker als die andere. Auch das spricht dafür, dass aus der Lautsprache der Tiere die menschliche Sprache entstanden ist.

Allerdings kommunizieren Affen auch über Gesten. Sie könnten sich, so die andere Theorie, im Laufe der Evolution aufgerichtet haben, vor allem, um ihre Gliedmaßen zur Verständigung zu nutzen. Aus dieser Gebärdensprache hätte sich dann die gesprochene Sprache entwickelt. Falls diese Vorstellung zutrifft, hätte man möglicherweise auch eine Antwort auf die Frage, warum die meisten Menschen eine bevorzugte Hand haben, mit der sie essen, schreiben und Aufgaben erledigen, die im wahren Sinn des Wortes Fingerspitzengefühl benötigen. Diese Hand wird von der entgegengesetzten Gehirnhälfte gesteuert, bei Rechtshändern also von der linken. Dort befinden sich auch die Sprachzentren. Linkshänder dagegen haben häufig ihre Sprachzentren auf der rechten Seite des Gehirns. Allerdings trifft das nur auf ein Drittel der Linkshänder zu, weshalb der Zusammenhang zwischen Sprache und bevorzugter Hand nicht ganz eindeutig ist.

Ist Sprache aus Lauten oder aus Gesten entstanden? Das letzte Wort in diesem Expertenstreit ist noch nicht gesprochen und möglicherweise trifft beides zu – dass sowohl die Laut- als auch die Gebärdensprache der Menschenaffen Vorläufer der menschlichen Sprache gewesen sind.

Linkes Hirn, rechtes Hirn

Frau S. ist ein weiterer Fall von Oliver Sacks. Sie hat einen Schlaganfall erlitten, der große Teile ihrer rechten Gehirnhälfte zerstört hat. Manchmal beklagt sie sich bei den Schwestern im Krankenhaus, dass man ihr keinen Nachtisch gebracht hat. Dabei steht er auf der linken Seite des Tabletts. Manchmal murrt sie, dass die Portionen zu klein sind, was daran liegt, dass sie nur die rechte Seite ihres Tellers aufgegessen hat, die linke hat sie nicht angerührt. Es kommt ihr nicht in den Sinn, dass ihr Körper auch eine linke Seite hat: Manchmal trägt sie Lippenstift auf, aber nur auf die rechten Seite ihres Mundes.

Die Nervenbahnen, die den Körper mit dem Gehirn verbinden, kreuzen sich: Die Fasern von der rechten Seite führen in die linke Gehirnhälfte und umgekehrt. Auch die optischen Bahnen, die Nervenleitungen vom Auge zum Sehzentrum, kreuzen sich, allerdings sind nicht alle Fasern des rechten Auges mit der linken Gehirnhälfte verbunden, sondern nur jeweils die Fasern des rechten Gesichtsfeldes beider Augen. Diese Aufteilung in rechts und links führt bei Menschen, die wie

Frau S. einen schweren Infarkt in einer Gehirnhälfte erlitten haben, zu sonderbaren Folgen. Sie sind nicht vollständig gelähmt, aber nehmen die Hälfte des Raumes und ihres Körpers nicht mehr wahr, obwohl ihre Sinnesorgane vollkommen intakt sind. Dieses Phänomen heißt in der Fachsprache Neglect (aus dem Lateinischen neglegere, was vernachlässigen, nicht wissen bedeutet). Wenn die gesamte Körperhälfte betroffen ist, spricht man von Hemineglect.

Schätzungen zufolge leidet ein Drittel aller Schlaganfall-Patienten an einem Neglect. Fast immer ist dabei die linke Körperseite nach einem Schlaganfall in der rechten Gehirnhälfte betroffen. Der Grund: Eine Region im Schläfenlappen ist zuständig für die räumliche Wahrnehmung. Offenbar kann die rechte Gehirnhälfte einen Ausfall dieses Bereichs der linken Gehirnhälfte kompensieren, die linke Hirnhälfte jedoch nicht; sie ist nur für die rechte Raumhälfte zuständig und kann einen Schaden in der rechten Hirnhälfte somit nicht ausgleichen.

Das Phänomen des Hemineglect zeigt, dass die Hirnhälften nicht vollkommen symmetrisch sind. Lange Zeit hielt man sie sogar für grundverschieden. Die linke Hälfte beherberge nicht nur die Sprachzentren, also die verbale Seite, sondern sei auch für Logik und Analyse zuständig. Die rechte Hälfte dagegen, so die Vorstellung, sei intuitiv und denke ganzheitlich. Zudem sei sie emotional, während die linke rational und intellektuell sei – kurzum die linke Hemisphäre verkörpere die Denkweise des technologisch orientierten, rationalen Westens, während die rechte einem mystischen, orientalischen Stil gerecht würde.

Diese Idee wurde vor allem von dem amerikanischen Psychologen Robert Ornstein in den Siebzigerjahren vertreten. Seiner Meinung nach nutzen zumindest wir

Menschen in der westlichen Welt nur die Hälfte unserer geistigen Fähigkeiten, weil wir zu stark auf Sprache und logisches Denken ausgerichtet seien. Die linke Gehirnhälfte sei bei uns gut trainiert, die rechte dagegen etwas zurückgeblieben. Die gelte es zu fördern – etwa durch das Hören von Musik, während wir Vokabeln oder Formeln lernen. Eine amerikanische Kunsterzieherin schlug damals vor, man solle gezielt die linke Gehirnhälfte beim Malen unterdrücken. Denn ihr würde es wegen ihrer analytischen Fähigkeiten an künstlerischem Talent mangeln, gleichzeitig würde sie die rechte stören.

Doch diese Vorstellungen haben sich nicht nachweisen lassen. Die meisten kognitiven Funktionen – mit der erwähnten Ausnahme der Sprache – werden von beiden Gehirnhälften übernommen. Sehen und hören sowie die räumliche Vorstellung sind bilateral organisiert. Manche Rechenfähigkeiten scheinen verstärkt von der linken Gehirnhälfte geleistet zu werden, was aber möglicherweise damit zusammenhängt, dass man beim Rechnen auch die Sprache braucht.

Jungbrunnen Gehirn

Wenn wie bei einem Schlaganfall eine Arterie blockiert ist und nicht mehr genug Blut durch das Nervengewebe fließt, fehlt den Neuronen Sauerstoff und andere Nährstoffe. Ist die Zufuhr an lebenswichtigen Molekülen zu lange unterbrochen, sterben Nervenzellen und Fasern ab. Doch können sie wieder nachwachsen? Vermag das Gehirn sich zu erholen?

Vor 20 Jahren hätten die meisten Forscher diese Frage wohl kategorisch verneint: Das zentrale Nervensystem regeneriert sich nicht mehr nach der Geburt. Anders als das periphere Nervensystem, also die Zellen und Fasern im übrigen Körper, verkümmert in Großhirn, Hirnstamm und Rückenmark das Gewebe, wenn es geschädigt ist. So das Dogma, das der durch seine Studien an Nervenzellen legendär gewordene spanische Anatom Ramon y Cajal bereits Ende des 19. Jahrhunderts aufgestellt hat. Alles kann absterben, nichts kann sich regenerieren, schrieb er.

Hundert Jahre später hat die Wissenschaft eine andere Antwort auf die Frage, ob das Gehirn sich regenerieren kann. Heute weiß man mehr darüber, welche subtilen molekularen Mechanismen das Wachstum von Nervenzellen ankurbeln oder bremsen. Man kennt Details über das Wachstum der Axone und man hat entdeckt, dass – allen Dogmen zum Trotz – auch im erwachsenen Gehirn neue Nervenzellen entstehen. Das macht nicht nur Schlaganfall-Patienten neue Hoffnung, sondern auch Querschnittsgelähmten, bei denen die Nervenleitungen im Rückenmark unterbrochen sind.

Was passiert, wenn ein Axon, das zwei Zellkörper miteinander verbindet, geschädigt ist? Eine gesunde Faser ist, wie wir in Kapitel 1 gesehen haben, umhüllt von einer Fettschicht namens Myelin. Schneidet man das Axon durch, kann man unter dem Mikroskop beobachten, wie zunächst das Ende der Faser an der Kontaktstelle zur Nervenzelle zu degenerieren beginnt. Anschließend zerbröselt nach und nach die Myelinschicht. Aber nicht nur die Faser selbst verkümmert, auch die Zellkörper, die sie verbindet, werden in Mitleidenschaft gezogen.

Lange Zeit haben Forscher gedacht, dass diese Degeneration ein passiver Prozess ist. Inzwischen weiß man, dass bestimmte Proteine den Zerfall der Nervenfaser in Gang setzen. Es gibt nämlich Mutanten von Mäusen, also Tiere mit einer Veränderung im Erbgut, die spontan auftritt. Bei ihnen verschrumpelt das Ende der Nervenfaser nicht – wie gewöhnlich – innerhalb von Stunden, sondern bleibt mehrere Wochen mehr oder wenig intakt. Der Grund: In den Faserenden ist ein anderes Protein enthalten, das offenbar zumindest eine Zeit lang verhindert, dass das Gewebe degeneriert.

Das macht natürlich Hoffnung: Man könnte eventuell mithilfe dieses Eiweißmoleküls den Zerfallsprozess aufhalten – zum Beispiel bei der Amyotrophen Lateralsklerose, kurz ALS, einer tückischen Erkrankung von Nervenzellen, die für die Bewegung zuständig sind. Die Motorneuronen im Gehirn degenerieren und bewirken, dass die Betroffenen ihre Muskeln nicht mehr steuern können. Die Lähmungen erfassen den ganzen Körper, bis hin zu den Muskeln, die die Schluckbewegungen koordinieren. Auch bei Parkinson und Alzheimer degenerieren Nervenzellen – und vielleicht wird man eines Tages etwas dagegen tun können.

Wenn das Axon beschädigt ist, reagieren nicht nur die Zellkörper, die es verbindet, sondern auch die die Neuronen umgebenden Gliazellen. Diese haben viele Aufgaben: Einige von ihnen stützen das Nervengewebe, andere produzieren Myelin. Wiederum andere, die Oligodendrozyten, sondern Stoffe ab, welche bewirken, dass die Makrophagen im Blut an die geschädigte Stelle geschwemmt werden. Die Makrophagen, auch Fresszellen genannt, beseitigen dann die Überreste der Myelinschicht.

Diese Aufräumarbeiten funktionieren reibungslos in den Nervenfasern von Armen, Beinen oder Händen. In Gehirn und Rückenmark hingegen gelingt es den Oligodendrozyten nicht, das beschädigte Myelin zu beseitigen, und die Blut-Hirn-Schranke verhindert, dass Makrophagen zum geschädigten Nervengewebe vordringen. Aufräumen können Microglia, bestimmte Gliazellen, die aber nur in kleinen Mengen vorhanden sind. Wo nicht aufgeräumt ist, kann auch keine Erholung stattfinden. Außerdem bewirken die Gliazellen offenbar, dass auch Neuronen in der Umgebung geschädigt werden – beides erklärt zumindest teilweise, warum sich das Gewebe im zentralen Nervensystem nicht regeneriert.

Immer wieder haben sich Forscher gefragt, warum es derart gravierende Unterschiede zwischen dem Nervenwachstum vor und nach der Geburt gibt. Wenn sich bei einem Embryo das Nervensystem bildet und die Fasern wachsen, tun sie das nach einem ausgeklügelten Mechanismus, wie in Kapitel 4 beschrieben. Das Ende der Faser sondert bestimmte Wachstumsfaktoren ab, die die Faser gewissermaßen entlang von Zellmembranen zu den Nervenzellen dirigieren, mit denen sie eine Kontaktstelle bilden wollen. Ähnliches geschieht nach einer Verletzung im peripheren Nervensystem: Die Fasern wachsen und bilden neue Kontakte. Auch kaputte Myelinhüllen werden repariert. Im zentralen Nervensystem dagegen verkümmern die Enden der Fasern, wenn sie geschädigt sind. Manchmal wachsen zwar noch kleine Fortsätze, aber nach einer Weile bleibt nur ein Trümmerfeld von Myelin, Makrophagen und Gliazellen zurück.

Warum aber ist es so in der Natur angelegt, dass Neuronen und Axone im zentralen Nervensystem die Fähigkeit, sich zu regenerieren, verlieren – zumindest im erwachsenen Gehirn? Denn beim Embryo wachsen die Nervenzellen schließlich noch mit. Auch bei niedrigeren Wirbeltieren wie Fröschen und Fischen kann sich das Gehirn von Schäden erholen. Es klingt paradox, aber vermutlich rührt diese Schwäche unseres Gehirns von seiner Stärke her. Es passt sich ständig seiner Umwelt an und lernt aus Erfahrungen, was nur dann funktioniert, wenn die Nervennetze die neuen Informationen auch speichern und sich nicht permanent umbauen. Es gibt also einen guten Grund dafür, dass das Gehirn sich nicht selbst repariert. Womöglich würde es sonst neu gespeicherte Informationen immer wieder löschen.

Was aber genau bewirkt, dass sich im Gehirn in der Regel keine neuen Nervenzellen bilden und keine Fasern wachsen? Wenn man ein Stück Nervenfaser – zum Beispiel aus dem Arm – ins Rückenmark verpflanzt, wächst diese Faser, wie der argentinische Neurowissenschaftler Albert Aguayo in viel beachteten Experimenten gezeigt hat. Umgekehrt kann eine Nervenfaser aus dem Rückenmark, die dort verkümmern würde, im peripheren Nervensystem zumindest ein paar Zentimeter zulegen. Offensichtlich spielt nicht nur die Herkunft der Fasern eine Rolle, sondern auch ihre Umgebung.

Wie man mittlerweile weiß, sondern Zellen im peripheren Nervensystem Eiweißmoleküle ab, die die Nervenfasern wachsen lassen. Leider wirken diese sogenannten Wachstumsfaktoren nicht oder nur wenig im zentralen Nervensystem. Offenbar kommt es dort zu Reaktionen, die sie ausbremsen. So ist im Erbgut von Säugetieren ein Gen vorhanden, das speziell die Regeneration von Nervenzellen in der Netzhaut und im Sehnerv verhindert. Auch bestimmte Gliazellen und die Bruchstücke von Myelin, die entstehen, wenn eine Faser geschädigt ist, bremsen das Wachstum – aber die genauen Abläufe kennt man noch nicht.

Selbst wenn Fasern in Gehirn und Rückenmark schlecht wachsen, können intakte Fasern, wie man mittlerweile weiß, durchaus neue Kontaktstellen bilden. Nervennetze können sich nach einer Verletzung umorganisieren. Im Rückenmark knüpfen dann gesunde Fasern neue Kontakte, sodass die verletzte Stelle umgangen wird und Signale weitergeleitet werden können. Auch im Motorkortex, dem Bereich, der Bewegungen steuert, und im Hirnstamm haben Forscher beobachtet, dass Nervennetze sich neu verdrahten. Daher hoffen sie auf Therapien, die nach einer Verletzung solche Umorganisationen begünstigen.

Nach einem Infarkt oder neurodegenerativen Krankheiten wie Parkinson sterben aber nicht nur Fasern, sondern auch Nervenzellen ab. Doch anders als lange vermutet, existieren selbst im erwachsenen Gehirn Reservoirs von Stammzellen, die bei Bedarf abgestorbenes Gewebe ersetzen können. Diese Stammzellen schlummern – zumindest bei Mäusen – in einer Region des Hippocampus, dem *Gyrus dentatus,* und damit in der Nähe des größten Ventrikels, also Hohlraums im Gehirn. Von dort wandern sie entweder zum Riechkolben oder zu anderen Regionen des Hippocampus, bilden dort Axone und Dendriten und fügen sich so in die bestehenden Nervennetze ein.

Dieser Eingliederungsprozess funktioniert besonders gut, wenn die Mäuse in einer Umgebung leben, die viele Reize bietet – in der Fachsprache nennt man das *enriched environment*, wörtlich übersetzt: angereicherte Umgebung. Für Labormäuse ist das ein Käfig mit viel Spielzeug wie Laufrädern oder Labyrinthen. Je weniger Anregungen die Nager bekommen, umso schlechter wachsen die neuen Nervenzellen. Das gilt ebenso für Stress: Werden die Tiere stressigen Situationen ausgesetzt, verringert sich ihr Nervenwachstum.

Auch beim Menschen haben Forscher Hinweise auf solche Stammzellen gefunden. Dass es gewissermaßen einen Jungbrunnen im Gehirn gibt, ist natürlich eine aufregende Erkenntnis: Wenn man wüsste, wie man diese Zellen dazu bringen könnte, zu verletzten Hirnregionen zu wandern, wüsste man, wie Schlaganfall oder Parkinson zu heilen sind. Bei Parkinson verpflanzt man heute schon embryonale Stammzellen ins Gehirn. Diese Zellen sind äußerst variabel; sie können sich in alle möglichen Zelltypen verwandeln und deshalb die Aufgaben der abgestorbenen, in diesem Fall Dopamin produzierenden Zellen übernehmen. Allerdings wirft die Verwendung embryonaler Stammzellen ethische Fragen auf, denn sie müssen aus Embryonen gewonnen werden.

Eine andere heute praktizierte Methode arbeitet mit induzierten pluripotenten Stammzellen, kurz iPS. Das sind körpereigene Zellen, etwa aus der Haut, die man durch genetische Umprogrammierung dazu bringt, zu Nervenzellen zu werden. Bei Mäusen ist es gelungen, mithilfe der Transplantation solcher Zellen Symptome der Parkinsonkrankheit zu lindern. Allerdings sind Forscher von einer Anwendung beim Menschen noch weit entfernt, bei den Versuchen sind Tumore entstanden. Größere Hoffnung setzt man in die Aktivierung der Stammzellen, die im erwachsenen Gehirn schlummern – aber auch das ist noch Zukunftsmusik. Denn dafür muss man erst verstehen, warum das Gehirn diese Möglichkeit, kaputtes Gewebe zu regenerieren, nicht bereits nutzt.

So ermutigend die Forschung ist, der Regeneration des zentralen Nervensystems sind deutliche Grenzen gesetzt. Man wird vermutlich nie dahin kommen, dass das Gehirn sich genauso erholen kann wie etwa die Haut, meinen Experten wie der Münchner Neurologe Martin Dichgans. Wenn wir uns in den Finger schneiden, setzt ein ausgeklügelter Mechanismus der Wundheilung ein:

Er beginnt damit, dass der Blutfluss gestoppt wird, und endet, wenn sich eine neue Hautschicht bildet. Nach einem Schlaganfall dagegen sind die Nervenzellen in der Umgebung der geschädigten Stelle innerhalb kürzester Zeit unwiederbringlich tot. Man kann versuchen, noch gesundes Gewebe anzuregen, sich zu regenerieren – aber das ist, wie wir gesehen haben, äußerst schwierig. Vielversprechender für Patienten ist es daher, das Gehirn dazu zu bringen, den Ausfall der geschädigten Regionen zu kompensieren.

Nach einem Schlaganfall sind nicht nur die Zellen betroffen, die sich in der unmittelbaren Umgebung des verstopften Blutgefäßes befinden. Offenbar leiden auch entfernte Hirnareale, wie Dichgans und sein Team zeigen konnten. Mithilfe der speziellen Technik der Diffusionskernspintomografie konnten sie Bündel von Nervenfasern sichtbar machen und erkennen, welche Bereiche mit der geschädigten Stelle verbunden sind. Die Forscher fanden heraus, dass in diesen Regionen das Nervengewebe deutlich schrumpft. Wusste man bislang, dass bei Patienten nach einem Schlaganfall viele kognitive Fähigkeiten nachlassen, so versteht man jetzt warum: Die mit der Infarktregion verbundenen Bereiche werden in Mitleidenschaft gezogen. Jemand, der einen Schlaganfall im Sprachzentrum erleidet, kann auch einen Teil seiner kognitiven Fähigkeiten einbüßen. Wie diese Fernwirkung zustande kommt, ist nicht ganz klar – aber die Entdeckung hat wichtige Folgen für die Rehabilitation: Man muss versuchen, auch die entfernten Areale zu trainieren, damit sie nicht weiter verkümmern.

Ein Schlaganfall muss aber nicht zwangsläufig einen größeren Bereich des Gehirns schädigen. Es gibt auch winzige Hirnschläge, die Mikroverletzungen des Nervengewebes verursachen. Wenn sie sich häufig wiederholen, spricht man von vaskulärer Demenz, eine tückische Krankheit. Denn häufig bleiben die kleinen Schlaganfälle unbemerkt, weil keine offensichtlichen Hirnschäden auftreten wie eine Lähmung oder Sprachstörung. Außerdem treffen sie unterschiedliche Regionen des Gehirns, sie verursachen also nicht wie der klassische Schlaganfall einen großen, sondern viele kleine Schäden. Mit dem Ergebnis, dass die geistige Leistungsfähigkeit der Betroffenen schwankt. Mal wirken sie verwirrt, dann phasenweise wieder klar. Deshalb werden die Symptome häufig ignoriert beziehungsweise auf das Alter geschoben.

Das Beste, um solch eine Demenz zu verhindern, ist – neben gesunder Ernährung und körperlicher Bewegung – Bildung. Wer sein Gehirn viel einsetzt, hat das, was Fachleute eine »kognitive Reserve« nennen. Kognitive Reserve ist gewissermaßen die Widerstandsfähigkeit des Gehirns gegenüber Schäden. Je größer die kognitive Reserve, umso besser kann das Nervengewebe die Ausfälle kompensieren, die durch Alzheimer-Plaques oder verstopfte Arterien entstehen. Ein hoher IQ, eine gute Ausbildung, ein anspruchsvoller Beruf lassen auf eine große kognitive Reserve schließen – allerdings sind sie keine Garantie dafür, dass man nicht an Demenz erkrankt. Auch Intellektuelle können betroffen sein, wie der Tübinger Rhetoriker und Schriftsteller Walter Jens. Kognitive Reserve ist wohl nur einer von vielen Einflussfaktoren, meint Martin Dichgans.

Verhindern kann man die Folgen der giftigen Eiweißansammlungen bei Alzheimer oder der Infarkte nicht. Aber die kognitive Reserve wirkt den Symptomen entgegen, sie treten später auf. Vermutlich sind bei Betroffenen wie Walter Jens im Gehirn schon früher Plaques oder viele Mikroinfarkte vorgekommen. Die Folgen der

Schäden werden allerdings zu einem späteren Zeitpunkt sichtbar als bei Personen mit einer geringeren kognitiven Reserve. Bei Menschen lässt sich dieser Effekt im Moment nur nachträglich beweisen: Die Gehirne von Menschen mit hoher Bildung, die an einer Alzheimerkrankheit oder vaskulären Demenz gelitten haben, sind nach ihrem Tod ebenso geschädigt wie die von Betroffenen mit niedriger Bildung. Aber ihre Symptome sind – dank der kognitiven Reserven – weitaus später aufgetreten, wie Martin Dichgans und sein Team gezeigt haben.

Bei Mäusen ist der Beleg bereits gelungen: Eine anregende Umwelt kann die Nager vor den Folgen eines Schlaganfalls schützen, wie Göttinger Forscher nachgewiesen haben. Das bereits erwähnte *enriched environment* bewirkt nicht nur, dass das Gehirn erwachsener Tiere so anpassungsfähig bleibt wie das jugendlicher Tiere. Die richtige Umgebung führt auch dazu, dass die Nager nach einem Schlaganfall trotzdem ein flexibles Gehirn beibehalten, sie schützt die Nervennetze gewissermaßen davor, zu starr zu werden.

Die Forscher untersuchten Mäuse in großen Käfigen mit Laufrädern und Labyrinthen sowie der Möglichkeit, mit Artgenossen zu kommunizieren. Sie maßen dabei, wie aktiv die Sehrinde war, also jener Bereich im Gehirn, der visuelle Reize verarbeitet. Das Ergebnis: Die Gehirne der Tiere waren besonders plastisch, sie konnten sich also anpassen. Nach einem Schlaganfall blieb die Plastizität länger erhalten. Auch das macht Hoffnung: Geistige Anregung und soziale Kontakte können offenbar nicht nur vor einem Infarkt schützen, sondern auch Schlaganfall-Patienten dabei helfen, dass ihr Gehirn sich erholt.

Training ist (fast) alles. Auch mein Bekannter Max hat sich dank einer langen Rehabilitation gut erholt und er arbeitet wieder Teilzeit als Hochschullehrer. Sein Schlaganfall liegt jetzt vier Jahre zurück. Trotzdem ist Max nicht hundertprozentig wiederhergestellt, es sind Spätschäden des Infarkts geblieben. Zum Beispiel Gleichgewichtsprobleme – vor allem wenn es dunkel ist muss er sich festhalten, damit er nicht fällt. Und noch immer ist sein Körper, vor allem die linke Körperhälfte, unempfindlich für Temperatur. Ein typischer Ausfall nach einem Infarkt im Hirnstamm. »Baden in der Wanne ist nur der halbe Spaß«, sagt Max. Das fehlende Empfinden allerdings hat auch eine gute Seite: Er braucht im Winter keine Handschuhe.

9 Der ewige Schlaf

Wachkoma oder: Wie Bewusstsein entsteht

Von Anja Mair habe ich über Umwege gehört. Bei der Recherche über Menschen, die sich mit außergewöhnlicher Hingabe für andere einsetzen, bin ich auf sie gestoßen. Für mich ist die Frau aus der Steiermark eine Heldin des Alltags; sie selbst spricht lieber von einer Lebensaufgabe als von Aufopferung. Ihre Lebensaufgabe ist ihr Mann Franz, den sie seit mehr als 16 Jahren pflegt.

So lange liegt Franz Mair schon im Wachkoma: ein Mann mit scheinbar wachem Blick, der seine Augen bewegt, aber ansonsten nicht reagiert. Er kann keinen Finger rühren, keinen Fuß bewegen, geschweige denn sich alleine aufsetzen oder laufen. Er kann nicht sprechen, nicht fragen, nicht antworten. Ist er bei Bewusstsein? »Ja«, sagt seine Frau. Wenn er gut drauf ist, kann er ihr mit Lidbewegungen ein Zeichen geben, manchmal blinzelt er Ja und Nein. Wenn sie nervös und angespannt ist, merkt er das. Dann macht er sich steif, waschen und anziehen ist dann fast unmöglich. »Wir haben«, sagt Anja Mair, »ein Band, das uns verbindet.« Auch seine Freunde von der Bergwacht, mit denen er vor seinem Unfall selbst Leben rettete, sind überzeugt davon, dass der Franz sie erkennt. Ist das Bewusstsein? Schwer zu sagen.

Franz Mair erlitt mit Ende 50 einen Herzinfarkt, nicht ungewöhnlich für einen Mann in diesem Alter und damals mit leichtem Übergewicht. Er war zur Erholung in einer Rehaklinik gewesen und zwei Tage vor seiner Entlassung, als er mit dem Fahrrad auf einem einsamen Feldweg unterwegs war, mit einem Kreislaufkollaps zusammengebrochen. Als man ihn fand, war es zu spät. Sein Gehirn hatte zu wenig Sauerstoff bekommen und war unwiderruflich geschädigt.

Doch Frau Mair gibt ihren Mann nicht auf. Sie holt ihn nach Hause, obwohl die Ärzte ihr davon abraten, die Pflege zu übernehmen. Zu viel Arbeit, zu schwere Arbeit, sagen sie. Sie aber will ihren Mann nicht in einem Pflegeheim unterbringen, sie weiß, wie wichtig Rehabilitation ist. Jeden Tag macht sie Übungen mit ihm, massiert sein Gesicht, seine Arme, seine Beine, erklärt ihm dabei, welche Körperteile sie berührt, damit er wieder lernt, seinen Körper zu spüren. Sie holt ihn aus dem Bett, setzt ihn in den Rollstuhl, damit er auch noch etwas anderes sieht als nur die Schlafzimmerdecke. Alle paar Tage kommen Freunde und helfen ihr dabei, ihren Mann aufzustellen, damit er nicht verlernt, was laufen ist, zumindest theoretisch.

Wachkoma, auch »Dauerhafter Vegetativer Zustand« oder früher appalisches Syndrom genannt, ist von allen wohl die schwerste Schädigung des Gehirns, die ein Mensch überleben kann. Dabei fällt praktisch das gesamte Großhirn aus, vom zentralen Nervensystem funktionieren nur noch Zwischenhirn, Hirnstamm und Rückenmark. Weil viele Reflexe und Spontanregungen wie Zähneknirschen oder Grunzen und auch der Schlaf-Wach-Rhythmus von Nervenzellen im Hirnstamm kontrolliert werden, wirken die Betroffenen wach. Auf den ersten Blick erkennt man nicht, dass sie so gut wie aller ihrer Sinne, der Motorik, der Sprache und des Denkens beraubt sind. Ihr Gehirn ist wie ein Baum, dem man alle Äste und Blätter abgeschnitten hat und der nur noch als nackter Stamm dasteht. In Deutschland, so schätzt man, gibt es jährlich einige Tausend dieser Fälle. Etwa jeder Zehnte findet zurück ins Bewusstsein. Der Baum kann also unter Umständen auch wieder austreiben.

Neurologen haben sich auf eine Definition des Wachkomas geeinigt: Der Zustand liegt dann vor, wenn der Patient erstens sich selbst und seine Umwelt nicht mehr wahrnimmt und auch nicht mehr kommunizieren kann. Zweitens verlieren die Betroffenen die Fähigkeit, ihr Verhalten zu verändern, zu sprechen und zu verstehen. Sie können Harndrang und Stuhlgang nicht mehr kontrollieren. Unverändert sind dagegen alle Reflexe, die über den Hirnstamm, den Hypothalamus und das Rückenmark vermittelt werden.

Wachkoma ist also nicht gleichzusetzen mit dem Locked-In-Syndrom, bei dem die Betroffenen vollständig gelähmt, wie eingeschlossen in ihrem Körper, aber bei Bewusstsein sind. Der großartige Film »Schmetterling und Taucherglocke« erzählt eine solche Geschichte aus der Sicht des Betroffenen und beruht auf einer wahren Begebenheit. Der französische Journalist Jean-Dominique Bauby hat sie selbst nach seinem Hirnschlag aufgeschrieben, ohne Stift oder Tastatur, nur mithilfe des Blinzelns eines Auges. Das war möglich, weil seine Großhirnrinde intakt geblieben war. Locked-In-Patienten bekommen alles mit, können sich wegen der Lähmungserscheinungen aber nicht mitteilen. Der wesentliche Unterschied zwischen Wachkoma- und Locked-In-Syndrom-Patienten: Bei Ersteren ist die Großhirnrinde massiv geschädigt, der Hirnstamm aber größtenteils intakt, weshalb sie Reflexe haben, wach aussehen und schlucken können, aber – wenn überhaupt – nur minimal fühlen und denken. Bei Letzteren ist es umgekehrt: Sie sind dank einer weitgehend funktionierenden Hirnrinde im Besitz ihrer geistigen Kräfte, doch sie können keinen einzigen Muskel rühren. Allein die motorischen Nervenzellen, die die Augenmuskeln steuern, funktionieren noch, weshalb Betroffene wie Jean-Dominique Bauby über Blinzeln kommunizieren. Manche allerdings können noch nicht einmal das: Bei der mittlerweile verstorbenen Schriftstellerin Julia Tavalaro, die nach einem Schlaganfall im Locked-In-Zustand dahinvegetierte, dauerte es sechs Jahre, bis eine Physiotherapeutin ein kaum sichtbares Blinzeln bemerkte.

Ohne Hirnstamm kein Leben

Wenn man das Rückenmark gedanklich nach oben verlängert, kommt man zum Hirnstamm. Der Hirnstamm liegt also zwischen Rückenmark und Großhirn und bildet gewissermaßen eine Brücke zwischen beiden. Wie bereits in Kapitel 4 beschrieben, gehört der Hirnstamm zu den evolutionsbiologisch ältesten Teilen des Gehirns und übernimmt Körperfunktionen, die wir zum Überleben brauchen. Der Hirnstamm sorgt zum Beispiel dafür, dass wir atmen oder unser Blutdruck relativ konstant bleibt.

Der Hirnstamm besteht aus drei Teilen: Die Medulla (auf Deutsch: verlängertes Mark) schließt sich direkt an das Rückenmark an und ist ähnlich aufgebaut. Die überlebenswichtigen Gruppen von Nervenzellen in der Medulla regeln den Blutdruck und den Atem.

Ein zweiter Teil des Hirnstamms ist der Pons. Das bedeutet Brücke, und dieser Bereich ist tatsächlich eine

Brücke, denn er besteht aus wichtigen Verbindungen zwischen Kleinhirn und Großhirn. Auch der dritte Teil des Hirnstamms, das Mittelhirn, ist eine wichtige Station zwischen Teilen des Bewegungsapparats – also im Wesentlichen zwischen Kleinhirn, Basalganglien und Großhirn.

Bevor es die Möglichkeit gab, Ultraschallbilder während der Schwangerschaft zu machen, kamen gelegentlich Kinder zur Welt, die kein Großhirn hatten. In den ersten Lebenswochen waren sie kaum zu unterscheiden von gesunden Säuglingen: Sie weinten, lächelten, saugten und bewegten ihre Augen, Gesicht, Arme und Beine. Aber sie lernten nie laufen, sprechen oder sehen. Ihr trauriges Schicksal zeigt, dass der Hirnstamm im

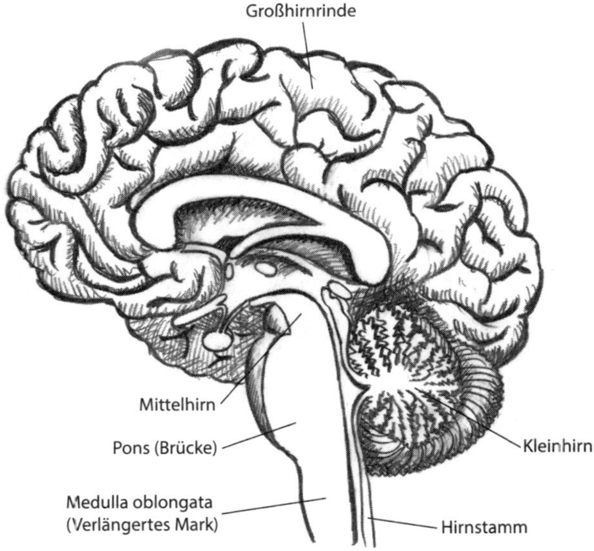

Der Hirnstamm verbindet Rückenmark und Großhirn. Er besteht aus drei Teilen: Verlängertes Mark (Medulla oblongata), Brücke (Pons) und Mittelhirn.

Wesentlichen alle Verhaltensweisen von Neugeborenen steuern kann und das Großhirn dafür nicht braucht.

Im Hirnstamm kommen einerseits die Nervenfasern aus der Wirbelsäule zusammen, andererseits die Nervenbahnen des Schädels. Zum Beispiel der Sehnerv von den Augen oder der Trigeminus. Dieser Nerv steuert die Muskeln in Gesicht und Mundhöhle. Wenn der Trigeminus geschädigt ist, etwa durch eine Entzündung, fühlen sich die Gesichtsmuskeln taub an und die Kiefer verrutschen häufig, weil die Muskeln, die sie halten, nicht mehr richtig gesteuert werden.

In den verschiedenen Bereichen des Hirnstamms befinden sich auch Gruppen von Nervenzellen, die für bestimmte reflexartige Verhaltensweisen sorgen. Zum Beispiel für die Atmung. Mit 11 bis 13 Wochen beginnt ein Embryo regelmäßig ein- und auszuatmen. Zu diesem Zeitpunkt werden Nervenzellen im Hirnstamm aktiv, die das Muster des Ein- und Ausatmens generieren, indem sie – wie kleine Uhrwerke – regelmäßig Aktionspotenziale feuern. Diese elektrischen Signale werden über eine Nervenfaser zum Zwerchfell weitergeleitet, das sich genauso regelmäßig zusammenzieht und wieder entspannt und auf diese Weise bewirkt, dass Sauerstoff in die Lunge gelangt und Kohlendioxid herausgeführt wird. Die Atemzellen in der Medulla arbeiten demnach als Taktgeber für das Zwerchfell. Wenn man eine dünne Gewebeschicht aus der Medulla entnimmt und in eine Nährlösung gibt, bleiben die Zellen aktiv und feuern weiter ihre Aktionspotenziale – ein Beleg dafür, dass es sich bei der Atmung um ein reflexartiges und unbewusstes Verhalten handelt.

Auch andere unwillkürliche Verhaltensmuster entstehen mithilfe von Nervenzellen im Hirnstamm. Zum Beispiel der Brechreiz, der, wie schon erwähnt, über ein raffiniertes Warnsystem funktioniert. Damit giftige Substanzen, die über den Magen ins Blut gelangen, nicht ins Gehirn vordringen und die empfindlichen Nervenzellen dort schädigen können, filtert die Blut-Hirn-Schranke Krankheitserreger, Gifte und Botenstoffe heraus. Dabei gibt es einen kleinen Bereich oberhalb des Hirnstamms, der wie eine Schleuse für das Blut funktioniert. Dort befinden sich Nervenzellen, die Gifte erkennen können: Wenn sie eine toxische Substanz im Blut aufspüren, schlagen sie Alarm und aktivieren Nervenzellen in der Medulla, die wiederum den Muskeln des Magens den Befehl zum Auspumpen geben.

Auch Gesichtsausdrücke beruhen zum Teil auf Reflexen. Wir lachen, wenn wir einen Witz hören oder ziehen die Augenbrauen hoch, wenn wir überrascht sind. Und zwar beide Augenbrauen. Nervenzellen auf beiden Seiten des Hirnstamms sorgen nämlich dafür, dass die entsprechenden Gesichtsausdrücke immer symmetrisch sind. Selbst Patienten, die einen Schlag auf der einen Seite des Gehirns erlitten haben und die Muskeln auf der anderen Gesichtshälfte nicht mehr willentlich bewegen können, lächeln symmetrisch und ziehen beide Augenbrauen hoch.

Aber der Hirnstamm ist keine von den anderen Bereichen des Gehirns unabhängige Einheit. Ein Säugling kann dank des Hirnstamms überleben, wenn er auf die Welt kommt, indem er weint, um sich bemerkbar zu machen, und saugt, um an die Muttermilch heranzukommen. Im Laufe der Zeit aber entwickelt sich das Großhirn und die Verbindungen zum Hirnstamm verstärken sich. Gefühle und Wille können dann die reflexartigen Verhaltensweisen teilweise beeinflussen. Ein Schauspieler tut das, um authentisch zu wirken: Wenn er lachen soll, stellt er sich vor, dass er fröhlich ist. Er versetzt so sein Gehirn in den Zustand, der die Gesichtsmuskeln zu einem Lachen verzieht.

Der Hirnstamm sorgt auch dafür, dass wir wach sind und die Nervenzellen im Großhirn auf Reize reagieren. Daher ist der Hirnstamm viel mehr als nur ein aus Sicht der Evolution primitives Reflexzentrum. Er beeinflusst die Aufmerksamkeit, die Stimmung und das Gedächtnis. Das geschieht über Gruppen von Neuronen, die ihre Fasern in viele Hirnregionen senden und als Botenstoffe Acetylcholin sowie Monoamine wie Serotonin, Dopamin und Histamin benutzen. Unser Verhalten hängt ganz wesentlich davon ab, wie Nervenzellen im Hirnstamm über diese Botenstoffe die elektrische Aktivität von Nervenzellen im Großhirn anregen.

Wenn bei Wirbeltieren Hirnstamm und Großhirn auf der Höhe der Medulla getrennt werden, sind sie gelähmt, weil keine Signale mehr vom Gehirn in die Gliedmaßen gelangen können. Sie sind aber weiterhin wach und aufmerksam. Werden dagegen die Nervenbahnen weiter oben beim Mittelhirn gekappt, fallen die Tiere in eine Art Koma. Das heißt, der Abschnitt zwischen Medulla und Mittelhirn sorgt dafür, dass das Gehirn im Wachzustand bleibt. Stimuliert man die Nervenzellen in diesem Bereich, verändert sich die Erregbarkeit des Gehirns, wie das EEG zeigt. Dort wo das Mittelhirn aufhört und in das Diencephalon, eine in Kapitel 4 beschriebene Struktur innerhalb der Großhirnrinde, übergeht, teilen sich die Nervenbahnen in zwei Äste. Der eine verläuft bis zum Thalamus, der andere geht bis zum Hypothalamus und von dort weiter in die Großhirnrinde. Wenn eine dieser beiden Nervenbahnen geschädigt ist, hat das Bewusstseinsstörungen zur Folge, wie wir noch sehen werden.

Schaltpult Thalamus

Der Thalamus ist ein kleiner Bereich zwischen Großhirnrinde und Mittelhirn. Er besteht aus mehreren Kernen, also Gruppen von Nervenzellen. Man kann sich den Thalamus als eine Art altertümliches Telefonschaltpult vorstellen, an dem – wie früher üblich – Telefongespräche vermittelt werden, indem man elektrische Leitungen umsteckt. Sinnesreize kommen im Thalamus an, werden dort verarbeitet und an die spezialisierten Regionen in der Hirnrinde weitergeleitet. Elektrische Signale von der Netzhaut zum Beispiel werden zu einem speziellen Kern im Thalamus geschickt und von dort zu V1, dem primären visuellen Kortex im Okzipitallappen am Hinterkopf weitergeleitet.

Lange Zeit hat man den Thalamus als reine Vermittlungsstation gesehen, die Sinnesreize zur Hirnrinde weiterleitet. Heute weiß man, dass der Thalamus von dort auch Signale empfängt. Er steht in enger Verbindung mit zahlreichen Regionen im Kortex, die für das Fühlen und Denken wesentlich sind. Man spricht daher von thalamocorticalen Schaltkreisen. Der Thalamus ist zudem mit dem Kleinhirn verbunden, das wir brauchen, um unsere Bewegungen zu steuern und neue Bewegungsabläufe zu lernen. Ob Hören, Sehen, Geschmack, Gleichgewicht oder Bewegung – kaum eine Gehirnfunktion hängt nicht auch mit dem Thalamus zusammen. Insgesamt kann man sagen, dass der Thalamus wie ein Filter arbeitet, der ständig entscheidet, welche Informationen für den Organismus wichtig sind. Kein Wunder also, dass er ganz wesentlich für das Bewusstsein ist.

Wie überall im Gehirn beeinflusst die Chemie unser Verhalten. Die Substanzen Acetylcholin und Monoamine, wie Serotonin, Dopamin oder Histamin, sind, wie erwähnt, die Botenstoffe, über die Nervenzellen im Hirnstamm ihre Signale an den Rest des Gehirns übermitteln. Das ist gut so, denn Nervenzellen, die diese Neurotransmitter verwenden, zeichnen sich durch eine hohe elektrische Aktivität aus. Sie können auch dann noch feuern, wenn sie keine Signale von anderen Zellen bekommen. Insofern sind sie ideale Taktgeber oder Antreiberzellen. Aus diesem Grund wirken sich auch Medikamente, die die Konzentration von Acetylcholin und Monoaminen verändern, auf die Wachheit aus. Antihistamine zum Beispiel, die die unangenehmen Symptome von Allergien verringern, machen gleichzeitig schläfrig. Das liegt daran, dass sie die Menge an Histaminen im Körper verringern, indem sie die Andockstellen für Histamine blockieren. Auch Parkinson-Patienten, bei denen bestimmte Nervenzellen absterben, die Dopamin produzieren, und die deshalb zu wenig von dem Botenstoff im Gehirn haben, leiden tagsüber unter Schläfrigkeit.

Über die Nervenfasern im Hirnstamm werden also Signale zum Großhirn transportiert und ebenso von dort empfangen. Außerdem modulieren die Botenstoffe der Nervenzellen im Hirnstamm die Aktivität vieler Bereiche der Großhirnrinde. Man kann diese Nervenbahnen deshalb als eine Art Wachheitssystem bezeichnen, das etwa in der Mitte des Hirnstamms, auf der Höhe des Pons, beginnt. Verletzungen unterhalb dieser Stelle führen zum Locked-In-Syndrom. Die Betroffenen sind wach, können aber, abgesehen von den Augen, kein Körperteil mehr bewegen. Ganz anders die Wachkoma-Patienten, deren Hirnstamm intakt ist, weshalb sie wach und aufmerksam wirken.

Lange Zeit ist man davon ausgegangen, dass Wachkoma-Patienten wie Franz Mair kein Bewusstsein von sich selbst und ihrer Umwelt haben. Was im Inneren ihres Gehirns vor sich geht, ist schwer zu erforschen und auch das EEG liefert wenig Anhaltspunkte, da die Hirnströme immer nur die Summe der elektrischen Aktivität von Nervenzellen in der Nähe der Elektroden auf der Schädeldecke abbildet. In der Regel sehen Hirnströme von Menschen im Wachkoma abgeflacht aus im Vergleich zu jenen von Gesunden und zeigen Schwingungen, die für den Schlafzustand typisch sind. Aber das ist kein Beleg dafür, dass die Betroffenen nichts empfinden. Menschen, die aus einem Wachkoma wieder aufwachen, berichten, dass sie ferne Stimmen gehört und die Umrisse von Menschen gesehen haben. Wer allerdings das Wachkoma überlebt und wieder zu Bewusstsein kommt, hat weniger schwere Hirnschäden als jene, die im Stadium der Bewusstlosigkeit verharren. Und womöglich hat er die Sinneseindrücke auch erst in der Phase des Aufwachens erlebt.

Viele Angehörige von Wachkoma-Patienten sind davon überzeugt, dass diese nicht völlig ohne Bewusstsein sind – im Gegensatz zu Ärzten, die solche Beobachtungen oft für Einbildung halten. Viele Mediziner glauben, dass Wachkoma-Patienten zu keiner Reaktion mehr in der Lage sind, was für die Angehörigen schmerzhaft ist und sie verärgert. Auch Frau Mair ist sich sicher, dass ihr Mann merkt, wie es ihr geht, obwohl er seit fast 16 Jahren im Koma liegt. Gibt es Funken von Aufmerksamkeit und Empfinden im Gehirn der Menschen, die ansonsten ohne jede Regung sind? Ausgeschlossen ist es nicht.

Um das herauszufinden haben Ärzte der Tel Aviv University mehrere Wachkoma-Patienten untersucht. Sie haben ihnen Fotos von Menschen gezeigt, die sie kannten und liebten, und solche, die sie nie gesehen hatten. Dabei konnten die Forscher mithilfe der funktionellen Kernspintomografie sichtbar machen, welche Bereiche des Gehirns jeweils besonders aktiv waren. Jedes Mal leuchtete jener Bereich im Sehzentrum auf, der an der Erkennung von Gesichtern beteiligt ist. Bei den Gesichtern, die die Koma-Patienten kannten, waren zudem noch Gehirnbereiche aktiv, die mit der Verarbeitung von Gefühlen und emotionalen Gedächtnisinhalten beschäftigt sind. Zwei der Patienten zeigten sogar Gehirnreaktionen bei der Aufforderung der Forscher, sich die Gesichter ihrer Eltern vorzustellen – allerdings handelte es sich dabei um die Patienten, die zwei Monate später aus dem geistigen Tiefschlaf erwachten.

Ein weiteres Experiment sorgte 2006 für Aufsehen. Eine junge Engländerin war nach einem Verkehrsunfall ins Koma gefallen und befand sich danach im Wachkoma. Sie öffnete also manchmal die Augen, reagierte aber nicht, wenn jemand sie ansprach. Einige Monate nach dem Unfall untersuchte der britische Forscher Adrian Owen die Patientin. Er spielte ihr Tonbänder mit Alltagsgeräuschen und kleinen begleitenden Kommentaren vor wie: »Er tut Milch und Zucker in den Kaffee.« Gleichzeitig machte er eine Kernspinaufnahme des Gehirns. Bei den Kaffee-Sätzen leuchtete eine Region im mittleren Schläfenlappen auf, die daran beteiligt ist, Wörter und die Bedeutung von Sätzen zu erkennen. Das heißt, die Nervenzellen dort müssen aktiv gewesen sein, denn auch bei gesunden Menschen sind diese Regionen aktiv, wenn man ihnen die Sätze vorspielt.

Doch das Aufleuchten einer Hirnregion bedeutet noch nicht, dass die Patientin die Sätze bewusst wahrgenommen hat. Daher haben Owen und seine Kollegen weitere Versuche gemacht. Sie baten die Frau, sich vorzustellen, dass sie Tennis spielt – sie war vor ihrem Unfall eine begeisterte Tennisspielerin gewesen. Tatsächlich zeigten auf den Hirnbildern die Bereiche Aktivität an, in denen wir Bewegungen planen. Als die Patientin sich vorstellen sollte, dass sie durch ihre Wohnung geht, leuchteten die Regionen für räumliche Orientierung auf, wie es auch bei gesunden Menschen der Fall ist.

Für die Hirnforscher war die Engländerin ganz eindeutig bei Bewusstsein, da sie auf die Tests reagierte. Die klassischen neurologischen Untersuchungen dagegen ergaben weiterhin, dass sie sich im Wachkoma befand. Nun heißt das nicht, dass alle Betroffenen bewusst fühlen. Die englische Patientin war jung und der Schaden an ihrem Gehirn nicht so gravierend. Außerdem lag sie erst kurze Zeit im Wachkoma, sodass eine gewisse Chance bestand, wieder aufzuwachen.

Inzwischen gehen Hirnforscher davon aus, dass es unterschiedliche Zustände von Bewusstsein gibt. Steven Laureys von der Universität Lüttich in Belgien, der zu den weltweit anerkannten Spezialisten für Wachkoma gehört, versucht diese Unterschiede zu kategorisieren. Laureys hat viele Wachkoma-Patienten untersucht und war auch an den Tennistests mit der jungen Britin beteiligt. Bei etwa einem Drittel der Wachkoma-Patienten, die Laureys mithilfe bildgebender Verfahren untersucht hat, entdeckte er Signale im Gehirn. Anders als das EEG und die klassischen neurologischen Tests, deuten Positronenemission- und Kernspintomografie also darauf hin, dass im Gehirn ein Rest an Nervenaktivität vorhanden ist. Laureys und viele seiner Kollegen unterscheiden daher heute zwischen vegetativem Zustand ohne Bewusstsein und einem »Zustand minimalen Bewusstseins«.

Wie bewusst Wachkoma-Patienten ihre Umgebung wahrnehmen, bleibt eine schwierige Frage, denn man weiß bis heute nicht, wie Bewusstsein im Gehirn entsteht. Aber man kann versuchen, das Bewusstsein genauer zu definieren, indem man es von den unbewussten Zuständen abgrenzt. Tatsächlich verbringen wir einen großen Teil unseres Lebens in einem unbewussten Zustand: dem Schlaf.

Das Geheimnis des Schlafs

Der Mensch schläft ein Drittel seines Lebens, zusammengerechnet sind das etwa 25 Jahre. Aber warum schlafen wir? Die Gründe sind weitgehend unbekannt, ebenso warum wir träumen und was dabei im Gehirn passiert. Und doch ist Schlaf lebensnotwendig: Ratten, die daran gehindert werden zu schlafen, sterben nach drei bis vier Wochen, weil ihre Stoffwechselprozesse zusammenbrechen. Man stirbt schneller durch Schlaf- als durch Kalorienentzug.

Aus evolutionsbiologischer Sicht kann man die Bedeutung von Schlaf damit erklären, dass der Ruhezustand das Überleben sichert, weil der Körper sonst zu viel Energie verbrauchen würde. Wenn Ressourcen knapp sind, kann es sinnvoll sein, den Stoffwechsel eine Zeit lang herunterzufahren. Möglicherweise hat die Evolution den Schlaf auch erfunden, um die Lebewesen vor den Gefahren der Dunkelheit zu schützen: Die Sinne der meisten Tiere sind auf Helligkeit getrimmt. Wenn es dunkel ist, können sie leichter Opfer von Angreifern werden. Schlaf könnte auch notwendig sein, damit wir lernen. Viele Forscher sind davon überzeugt, dass im Schlaf Gedächtnisinhalte konsolidiert werden. Bewiesen ist das allerdings nicht – im Übrigen können Menschen mit einer Depression, die Medikamente nehmen, jahrelang ohne den sogenannten REM-Schlaf (*Rapid Eye Movement,* schnelle Augenbewegung) auskommen, also jene Schlafphase, in der die Augen zucken. Trotzdem leiden die Betroffenen nicht unter Gedächtnisstörungen, obwohl neue Lerninhalte sich vorzugsweise während des REM-Schlafs verfestigen.

Auch wenn die Rolle des Schlafs geheimnisvoll bleibt, wissen wir heute viel darüber, was auf der Ebene der Nervenzellen passiert, wenn das Gehirn in seinen inaktiven Zustand übergeht. Die Unterschiede sind vor allem im Elektroenzephalogramm sichtbar. Wenn wir wach sind, ist die Großhirnrinde damit beschäftigt, Sinneseindrücke zu verarbeiten und Handlungen zu planen. Das EEG zeigt dann Aktivitätskurven mit eher niedriger Spannung und hoher Frequenz. Anders wenn wir schlafen: Dann schwingen die Hirnströme mit niedriger Frequenz.

Neurologen unterscheiden mehrere Schlafphasen: Wenn wir einschlafen, beginnt Phase 1, im EEG sieht man, dass die hochfrequenten Signale, die typisch für den wachen Zustand sind, allmählich abnehmen. In Phase 2 tauchen die sogenannten Spindelwellen auf, das sind Schwingungen von 7 bis 15 Hertz. Sie entstehen, wenn die Nervenzellen im Thalamus und in der Großhirnrinde ihre Aktivität synchronisieren und seltener feuern. Das Gehirn entspannt sich und die Mechanismen im Hirnstamm, die sonst für Wachheit sorgen, werden nach und nach heruntergefahren.

Die Erregbarkeit des Gehirns nimmt in der Folge weiter ab und die Nervenzellen im Thalamus und Großhirn synchronisieren ihre Aktivitäten immer stärker. Das wird in der dritten Schlafphase im EEG durch das verstärkte Auftreten von Deltawellen sichtbar, die mit einer Frequenz von 0,5 bis 4 Hertz schwingen. Wenn die

Deltawellen mehr als die Hälfte des EEG ausmachen, spricht man von Phase 4. Das ist die Zeit, während der wir am tiefsten schlafen. Während das Gehirn Phase 1 bis 4 durchläuft, wird der Herzschlag zunehmend langsamer, die Atmung regelmäßiger, die Muskeln entspannen sich und die Körpertemperatur sinkt.

Es dauert etwa 30 Minuten, bis das Gehirn die vierte Schlafphase erreicht hat. Nach einer halben Stunde Tiefschlaf geht es dann wie im Rückwärtsgang zurück zu Phase 2. Anstatt aufzuwachen, erleben wir nun den REM-Schlaf. Seine elektrische Kurve ähnelt dem wachen Zustand des Gehirns: hochfrequente Schwingungen mit niedriger Spannung – das deutet darauf hin, dass das Gehirn während des REM-Schlafs aktiv ist.

Dieses Muster der Schlafphasen wiederholt sich ein paar Mal pro Nacht, und unser Gehirn befindet sich etwa vier- bis fünfmal im REM-Schlaf. Der REM-Schlaf macht ungefähr ein Viertel der Schlafzeit aus, und in dieser Zeit sind unsere Träume besonders lebhaft. Wir träumen aber nicht nur während des REM-Schlafs, sondern auch in den anderen Phasen. Interessanterweise unterscheiden sich die Träume je nach Schlafphase. Obwohl die REM-Träume lebhaft, bildreich, relativ lang und emotional sind, haben sie in der Regel nichts mit dem zu tun, was am Tag passiert ist. Es sind also eher die Träume, in denen wir wie Vögel fliegen können oder durch eine Abiturprüfung fallen, die wir vor 20 Jahren bestanden haben. In den kürzeren, weniger emotionalen Nicht-REM-Träumen verarbeiten wir dagegen das tägliche Leben. Insgesamt träumen wir mindestens zwei Stunden pro Nacht. Warum wir uns allerdings im Allgemeinen an diese Träume nicht mehr erinnern können, weiß man nicht.

Wir schlafen, wenn es dunkel ist, und wachen bei Helligkeit auf. Zumindest galt das in der Steinzeit, als es außer dem Feuer kein Licht gab. Interessanterweise ist der natürliche Schlaf-Wach-Rhythmus des Menschen aber nicht 24 Stunden, sondern etwas länger. Das weiß man aus Versuchen, bei denen Freiwillige sich ohne Uhr und Verbindung zur Außenwelt für ein paar Tage in Höhlen haben einsperren lassen. Der Verhaltensforscher Jürgen Aschoff vom Max-Planck-Institut in Seewiesen hat für solche Experimente in den Sechzigerjahren sogar einen Bunker bauen lassen. Die Versuchspersonen durften schlafen und wach sein, wann sie wollten. Nach ein paar Tagen hatte sich der Schlaf-Wach-Zyklus auf eine Periode von etwa 25 Stunden eingependelt. Das heißt, in einer Höhle würden wir leicht zeitverschoben zur Umwelt leben, vorausgesetzt wir haben dort Licht. In völliger Dunkelheit funktioniert der innere Rhythmus nicht mehr, denn er wird gesteuert durch lichtempfindliche Zellen, wie sie auch die Netzhaut verwendet, um Lichtsignale zu verarbeiten. Diese Zellen bilden den sogenannten suprachiasmatischen Kern, kurz SCN, der so heißt, weil er sich oberhalb des optischen Chiasmus befindet, jenes Ortes, an dem sich die Sehnerven kreuzen, die vom linken und rechten Gesichtsfeld der Augen kommen.

Wir haben also im Gehirn eine Art Uhr, die uns sagt, wann der Tag vorbei ist. Diese Uhr ist wie ein Schrittmacher, der genetisch gesteuert wird. Verändert man bei Hamstern ein bestimmtes Gen, kann man einen SCN erzeugen, der nicht im 24-Stunden-Rhythmus arbeitet, sondern im 20-Stunden-Takt. Verpflanzt man dieses genetisch veränderte Gewebe in einen Hamster, dem man zuvor den eigenen suprachiasmatischen Kern entfernt hat, ändert das Tier sein Verhalten. Es hat sich dem neuen, vorgegebenen 20-Stunden-Rhythmus angepasst.

Allerdings kontrolliert dieser Schrittmacher nicht direkt, wann man schläft und wann man wach ist. Das ist Aufgabe des Hirnstamms. Wenn man bei Tieren den Hirnstamm an bestimmten Stellen elektrisch oder chemisch reizt, fallen sie in einen Zustand, der dem REM-Schlaf ähnelt. Ist diese Region des Hirnstamms geschädigt, kann es passieren, dass die Tiere zwar schlafen, aber ihre Muskeln weiterhin angespannt sind. Sie bewegen sich im Schlaf, man könnte auch sagen, sie führen ihre Träume aus. Die genauen Schaltkreise, die zwischen Wachheit und Schlaf sowie zwischen den Schlafphasen hin- und zurückschalten, sind nach wie vor unbekannt. Man weiß aber, dass – wie so häufig – eine Reihe chemischer Botenstoffe daran beteiligt sind. Nervenzellen, die den Neurotransmitter Acetylcholin verwenden, feuern besonders heftig, bevor wir aufwachen oder in den REM-Schlaf fallen. Diese Zellen sind über vielfältige Fasern mit dem Thalamus, der Großhirnrinde sowie dem Hippocampus verbunden. Acetylcholin wirkt anregend: Wenn es freigesetzt wird, sinkt die elektrische Spannung in der Membran der Nervenzellen. Diese Depolarisation regt sie, wie in Kapitel 3 beschrieben, dazu an, ein Aktionspotenzial zu feuern.

Acetylcholin aus dem Hirnstamm aktiviert also zahlreiche Nervenzellen, was entweder den Wachzustand oder den aktiven REM-Schlaf hervorruft. Ein Teil dieser cholinergen (also mit Acetylcholin arbeitenden) Zellen heißen daher REM-An-Zellen. Andere Zellen, die über die Botenstoffe Serotonin und Adrenalin oder Histamin kommunizieren, sind ebenfalls an diesen chemischen Kreisläufen beteiligt. Anders als die cholinergen Zellen verringern sie ihre Aktivität vor dem REM-Schlaf und unterdrücken dadurch die aktive Schlafphase. Daher heißen sie REM-Aus-Zellen. Das Muster ihrer elektrischen Aktivität schwingt in schöner Regelmäßigkeit antizyklisch zum REM-Schlaf: Immer dann, wenn sie besonders aktiv sind, ist der REM-Schlaf beendet.

Im Grunde ist es eine einfache Gleichung: Erregende Botenstoffe aus dem Hirnstamm sorgen dafür, dass unser Großhirn aktiv ist, entweder weil wir wach sind und dabei Sinnesreize verarbeiten oder Handlungen planen oder weil wir im REM-Schlaf heftig träumen. Wenn diese Botenstoffe fehlen oder unterdrückt werden, schlafen wir – und das Gehirn begibt sich in den Ruhezustand, der sich durch die regelmäßigen Schwingungen im EEG auszeichnet. Warum das Gehirn beim Schlafen rhythmisch aktiv ist, weiß man nicht. Die Wellen könnten schlichtweg durch die elektrischen Eigenschaften der Nervenschaltkreise im Ruhezustand entstehen. Es könnte auch sein, dass das Gehirn im Schlaf die Nervennetze neu justiert, um unwichtige Informationen zu vergessen und wichtige zu speichern.

Die Macht des Unbewussten

Wenn wir schlafen, so viel ist sicher, ist unser Bewusstsein ausgeschaltet. Wir können uns nicht bewusst auf das konzentrieren oder daran erinnern, was wir geträumt haben, abgesehen von dem Phänomen des Klarträumens (»luzide Träume«). Dabei hat der Träumer eine gewisse Kontrolle über das, was sich während des Schlafs im Gehirn abspielt. Es ist ihm gewissermaßen bewusst. Klarträumer sagen, sie können sogar den Ablauf des Traumes verändern. Studien zufolge tauchen im EEG von Klarträumern mehr Betawellen mit einer Frequenz von 13 bis 20 Hertz auf. Es ist allerdings umstritten, inwieweit Klarträume ein besonderer Zustand des Gehirn sind, ein bewusster REM-Schlaf sozusagen, der sich vom normalen REM-Schlaf unterscheidet. Forscher des Münchner Max-Planck-Instituts für Psychiatrie haben dazu Versuche gemacht und festgestellt, dass bestimmte Gehirnbereiche aktiv sind, wenn der Klartraum beginnt. Das sind Bereiche im Präfrontalkortex, die bei der Selbstwahrnehmung eine Rolle spielen. Manche Wissenschaftler hoffen daher, dass sich mithilfe der Klartraumforschung eines Tages das Geheimnis des Bewusstseins lösen lassen wird.

Mit der Erforschung des Unbewussten verbinden wir den großen Psychoanalytiker Sigmund Freud. Wenig bekannt ist, dass vor ihm Hermann von Helmholtz die Frage aufgeworfen hat, was im Gehirn passiert, wenn Reize bewusst verarbeitet werden. Helmholtz war das, was man einen Universalgelehrten nennt. Der Physiker und Physiologe hat sich Mitte des 19. Jahrhunderts mit vielen Phänomenen der Natur beschäftigt, unter anderem mit Nervenzellen. Er hat gemessen, wie schnell Nervensignale sich ausbreiten, und kam dabei auf 90 Meter pro Sekunde. Danach müsste ein Signal die Entfernung von 10 Zentimetern zwischen Auge und Gehirn in etwa einer zehntel Millisekunde schaffen. Warum, so fragte Helmholtz sich, dauert es dann mehrere 100 Millisekunden, bis Organismen auf einen Reiz reagieren – bis das Gehirn einer Maus zum Beispiel die Katze erkennt und den Fluchtbefehl gibt? Helmholtz schloss daraus, dass das Gehirn Zeit braucht, um die Information so zu verarbeiten, dass wir sie bewusst wahrnehmen. Er nannte das »unbewusste Schlussfolgerung«. Diese unbewusste Folgerung sei notwendig, damit das Gehirn Sinnesreize erkennt und willentlich Bewegungen ausführt.

Demnach geschieht ein Großteil der geistigen Aktivität unbewusst. Sigmund Freud hat, vermutlich ohne

Hermann von Helmholtz' Arbeiten zu kennen, eine eigene Vorstellung des Unbewussten ausgearbeitet und dabei mindestens drei Formen ausgemacht: das implizite, das dynamische und das vorbewusste Unbewusste. Das implizite Unbewusste ist dasselbe wie die »unbewusste Schlussfolgerung« von Helmholtz. Dazu gehört zum Beispiel auch das in Kapitel 5 beschriebene implizite Gedächtnis, d.h. eine gelernte, aber automatisierte Abfolge von Bewegungen, die wir, ohne nachzudenken, ausführen, etwa Zähne putzen oder Fahrrad fahren. Freuds dynamisches Unbewusstsein umfasst die inneren Konflikte, die unterdrückten Gefühle, das sexuelle Verlangen – also das, womit er sich vor allem beschäftigt hat und was wir heute mit dem Unbewussten verbinden. Die dritte Form des Unbewussten – das Planen von Handlungen – ist diejenige, die am ehesten noch dem Bewusstsein zugänglich ist. Wenn wir uns darauf konzentrieren, können wir bewusst nachverfolgen, wie wir zum Beispiel nach einem Wasserglas greifen, wenn wir Durst haben.

Wenn das meiste in unserem Gehirn unbewusst geschieht, stellt sich die Frage nach dem freien Willen. Gibt es ihn überhaupt? In einem mittlerweile klassischen Experiment hat der amerikanische Psychologe Benjamin Libet in den Siebzigerjahren versucht, diese Frage zu beantworten. Man wusste schon damals, dass im Gehirn ein elektrisches Signal messbar ist, und zwar mehr als eine Sekunde, bevor wir eine Bewegung ausführen; das nennt man das sogenannte Bereitschaftspotenzial. Libet bat Versuchspersonen, einen Finger zu heben und einen Knopf zu drücken, wenn sie selbst entschieden hatten, die Bewegung auszuführen. Zu seiner Überraschung drückten die Probanden den Knopf eine Sekunde später als das Bereitschaftspotenzial im Gehirn auftritt, nämlich 200 tausendstel Sekunden vor der Bewegung. Anders gesagt: Das Bewusstsein, dass wir einen Finger heben, kommt demnach erst, nachdem das Gehirn längst beschlossen hat, diese Bewegung auszuführen. Man kann also schon an der Nervenaktivität sehen, dass eine Person den Finger heben wird, bevor sie selbst weiß, dass sie den Finger heben will.

Ist das, was wir als freien Willen betrachten, demnach eine Illusion? Wir glauben, selbstständig zu entscheiden, dabei sind im Gehirn schon alle Vorbereitungen angelaufen, diese Entscheidung umzusetzen? Der Willensakt wäre dann nichts als ein Phänomen, das sich aus den Gehirnprozessen ergibt, die ablaufen, wenn wir eine Handlung vorbereiten. Über die Interpretation des Libet-Experiments streiten Gehirnforscher und Philosophen seit Langem. Einige von ihnen gehen so weit, dem Menschen den freien Willen vollständig abzusprechen. Sie plädieren sogar dafür, die Rechtsprechung zu ändern. Denn wenn Menschen keinen freien Willen haben, können sie nicht verantwortlich für ihre Taten sein. Andere sagen dagegen, dass der Versuch von Benjamin Libet das Konzept des freien Willens keinesfalls widerlege.

Immerhin haben Freiburger Wissenschaftler gezeigt, dass das Bereitschaftspotenzial, das eine Sekunde vor einer Bewegung entsteht, nur teilweise mit dieser Bewegung zusammenhängt. Zumindest in der Anfangsphase spielen Schwankungen der Hirnströme eine Rolle. Das Gehirn beginnt mit den konkreten Vorbereitungen für eine Bewegung erst etwa eine halbe Sekunde – also 500 Millisekunden –, bevor die eigentliche Bewegung stattfindet. Das verringert zumindest den Zeitraum der Ungewissheit darüber, was im Gehirn passiert, auf 300 Millisekunden, nämlich die Zeitspanne zwischen den 500 Millisekunden, die es dauert, bis das Gehirn tatsächlich in Bereitschaft versetzt wird, und den 200 Millisekunden, die Libet gemessen hat, der Zeitpunkt also, in dem wir bewusst den Finger heben.

Vielleicht klärt sich das Paradox des Libet-Versuchs eines Tages auf und man stellt fest, dass die 300 Millisekunden Unsicherheit der unbewusste Teil der Handlungsplanung ist. Was das Gehirn in dieser Zeit macht, hinge dann durchaus mit unserer Person zusammen, unseren Empfindungen und Wahrnehmungen. Das Gehirn beschließt, etwas zu tun, aber es setzt uns davon noch nicht in Kenntnis. Es verschont uns gewissermaßen mit der Information darüber, was es plant.

Lange Zeit haben sich die Gehirnforscher nicht an die schwierige Frage des neuronalen Substrats des Bewusstseins herangetraut, also daran, was mit den Nervenzellen und Botenstoffen passieren muss, damit wir bewusst sind. Genauer gesagt, damit wir uns selbst bewusst werden, was wir gerade denken, fühlen oder tun. Das größte Problem besteht in der Subjektivität des Bewusstseins – wie soll man sicherstellen, dass zwei Personen dasselbe Bewusstsein haben? Unsere eigenen Erfahrungen erscheinen uns sehr viel unmittelbarer und realer als die Erfahrungen der anderen. Wer sagt eigentlich, dass eine Rose für uns alle denselben Duft verströmt? Denn die Wahrnehmung des Rosendufts hängt ja nicht nur von dessen chemischer Zusammensetzung ab, sondern auch davon, was wir selbst damit verbinden, was unser Gedächtnis über Rosen gespeichert hat. Die Aromen des Rosendufts werden von Nervenzellen erkannt, die auf Riecheindrücke spezialisiert sind – aber es sind auch noch andere Nervennetze beteiligt, um ein bewusstes Empfinden des frischen, leicht süßlichen Parfums zu erzeugen. Weil sich nicht klären lässt, ob dieses bewusste Empfinden bei zwei Menschen dieselben Nervenzellen beansprucht, also gewissermaßen universell ist, sprechen viele Gehirnforscher lieber vom Ich-Bewusstsein.

Das Bewusstsein ist also subjektiv. Zudem ist es ganz wesentlich mit einem Gefühl der Einheit verbunden. Wir sehen die Rose nicht getrennt von ihrem Duft. Unsere Sinneswahrnehmungen, die in unterschiedlichen Hirnarealen entstehen, vermischen sich zu einer einzigen bewussten Erfahrung. Auch wenn wir sprechen, bildet unser Gehirn einzelne Wörter, die es zu Sätzen zusammenfügt, aber bewusst ist uns in der Regel nur die Bedeutung dessen, was wir sagen. Informationsverarbeitung im Gehirn ist verteilt, so wie Daten auf der Festplatte eines Computers an unterschiedlichen Orten abgelegt werden. Bliebe die Information im Gehirn verstreut, wäre kein Bewusstsein möglich. Erst die Integration lässt eine bewusste Erfahrung entstehen.

Neben dieser Einheit und der Subjektivität gibt es eine dritte wichtige Komponente des Bewusstseins: die Absicht. Unsere bewusste Erfahrung entsteht durch sukzessive Momente, die wir als absichtliche Handlung empfinden. Wir hören ein Klingeln, wir stehen auf, gehen zur Haustür und machen sie auf. Unser Bewusstsein verknüpft gewissermaßen diese Schritte und wir empfinden die Abfolge dieser Handlungen als zielgerichtet, nämlich darauf, die Tür für jemanden zu öffnen.

Lange Zeit gingen viele Philosophen davon aus, dass Körper und Geist grundverschieden sind. Den Geist verstand man als eine Art nicht körperlichen – eben geistigen – Zustand, der sich nicht in elektrischen Signalen der Nervenzellen manifestiert. Einer der wichtigsten Vertreter dieser Denkschule war ausgerechnet der australische Physiologe John Eccles, der über die Weiterleitung von Nervensignalen geforscht und für seine Entdeckungen den Medizin-Nobelpreis bekommen hat. Eccles glaubte nicht daran, dass sich das Bewusstsein durch die elektrischen und chemischen Muster des Gehirns erklären lässt. Er war – ganz in der Tradition des französischen Philosophen und wichtigsten Vertreters eines Dualismus von Körper und Geist René Descartes – der Überzeugung, dass es eine materielle und eine mentale Welt gibt.

Heute gehen die meisten Philosophen und alle Gehirnforscher davon aus, dass Bewusstsein ein physischer Zustand des Gehirns ist. Wie der Philosoph Daniel Dennett behaupten manche von ihnen sogar, dass das Bewusstsein leicht zu erforschen ist, weil es automatisch immer dann entsteht, wenn der Assoziationskortex aktiv ist. Der Assoziationskortex ist, wie in Kapitel 7 beschrieben, derjenige Teil der Gehirnrinde, der nicht primär an der Verarbeitung von Sinneswahrnehmungen wie das Sehzentrum oder der für die Ausführung von Bewegungen zuständige Motorkortex beteiligt ist. Es gibt mehrere dieser Assoziationsareale wie zum Beispiel den temporalen Assoziationskortex im Schläfenlappen, der Sinnesreize erkennt und semantisches Wissen abspeichert, oder den hinteren (parietalen) Assoziationskortex, der uns dabei hilft, Bewegungen auszuführen, indem er Sinnesreize verarbeitet. Ein Beispiel: Wenn wir auf einem Gartenweg mit kleinen Steinchen laufen, dann treten wir anders auf als auf einer Teerstraße. Das Gehirn muss also das Tastgefühl der Fußsohlen mit der Steuerung der Fußmuskeln kombinieren. Bewusstsein würde sich demzufolge immer dann bilden, wenn solche Assoziationsareale aktiv sind. Vermutlich ist die Entstehung von Bewusstsein jedoch komplizierter, als Dennett vermutet. Die meisten Gehirnforscher sind der Überzeugung, dass die subjektive Aufmerksamkeit, das

Gefühl eines einheitlichen Zustands und eines zielgerichteten Handelns unterschiedliche Phänomene des Gehirns sind, die man erklären muss, wenn man beschreiben will, wie Bewusstsein erfolgt.

Aber wenn Bewusstsein ein subjektives Empfinden ist, können wir es dann überhaupt messen? Im Prinzip spricht nichts dagegen. Denn auch Sinneseindrücke sind subjektiv und trotzdem ist es gelungen, die Nervenzellen zu finden, die zum Beispiel auf die Farbe Rot oder auf runde Formen reagieren. Nach einem halben Jahrhundert Erforschung des visuellen Systems wissen wir ziemlich genau, wie aus Lichtsignalen auf der Netzhaut Seheindrücke werden. Wenn ich gemeinsam mit meinem Partner ein Bild anschaue, wird er verstehen, wenn ich sage: »Schau mal, wie schön blau das Meer leuchtet.« Ob er dasselbe Blau sieht wie ich, werde ich nie mit Sicherheit wissen. Aber in seinem und in meinem Gehirn haben Nervenzellen, die auf das Erkennen von Farben spezialisiert sind, reagiert. So viel ist klar. Wie aber in unser beider Gehirn aus den elektrischen Signalen das Bewusstsein für das Bild entsteht, ist die entscheidende Frage bei der Erforschung des Bewusstseins. Man muss gewissermaßen das elektrische Muster der Nervenzellen finden, mit dem das Gehirn signalisiert: Ich nehme das leuchtend blaue Meer auf diesem Bild an der Wand bewusst wahr.

Dieses Muster zu messen, kann nicht ganz einfach sein. Vor allem dann nicht, wenn es über das Gehirn verteilt ist. Davon sind anerkannte Forscher wie der Medizin-Nobelpreisträger Gerald Edelman überzeugt. Denn zwischen den spezialisierten Arealen und auch zwischen den Assoziationsgebieten gibt es vielfältige Verbindungen. Man kann sich diese Verbindungen wie Kreisläufe vorstellen, die Signale hin und zurück transportieren. Weil an jeder komplexeren Aufgabe viele Bereiche beteiligt sind, ist Edelman zufolge das Bewusstsein auch ein auf das Gehirn verteilter Zustand.

Dem widerspricht Christof Koch, Direktor des Allen Institute of Brain Science in Seattle. Koch ist durch seine Experimente zu den sogenannten Großmutterneuronen bekannt geworden, Nervenzellen, die auf ganz spezifische Reize wie die eigene Großmutter reagieren. Zu jedem Zeitpunkt können wir uns aus der Vielfalt der Bilder, Töne oder Gerüche, die sekündlich unser Gehirn erreichen, einen einzigen Sinneseindruck bewusst machen. Wir können, sagt Koch, zum Beispiel unsere Aufmerksamkeit auf das innerste Blatt einer einzelnen rosa Rose in einem großen Blumenstrauß richten und alle anderen Formen und Farben ausblenden. Dann gelangt nur dieses eine rosa Blatt in unser Bewusstsein.

Sehen ohne Erkennen

Einen Hinweis auf bewusstes Sehen liefert ein Phänomen, das Fachleute binokulare Konkurrenz nennen. Zeigt man in einem Experiment beiden Augen unterschiedliche Bilder, also dem linken zum Beispiel waagrechte Streifen und dem rechten gleichzeitig senkrechte Streifen, dann wechselt das Gehirn spontan zwischen beiden Bildern hin und her. Die Versuchspersonen sehen mal senkrechte, mal waagrechte Streifen. Man könnte auch sagen, das Gehirn nimmt zwei verschiedene Bewusstseinszustände ein. Aufnahmen des Gehirns zeigen, dass beim Hin- und Herspringen zwischen beiden Bildern drei Areale aktiv sind: der visuelle Bereich des Schläfenlappens, den man für das Erkennen von Gegenständen und Personen braucht, Regionen im Parietal-

und Teile des Frontalkortex. Es scheint, als ob diese »höheren« Bereiche gebraucht werden, um aus der inneren Darstellung der waagrechten oder senkrechten Linien, die im Sehsystem entsteht, ein bewusstes Wahrnehmen dieser Linien zu erzeugen.

Versuche mit Affen bestätigen diese Vermutung: Aufzeichnungen der elektrischen Signale aus ihrem Gehirn mithilfe von Elektroden zeigen einen deutlichen Unterschied, wenn die Tiere aufmerksam sind oder nicht. Der Affe schaut auf einen Punkt vor sich und bekommt gleichzeitig ein gelbes Quadrat in seinem rechten Gesichtsfeld gezeigt. Wenn er auf das gelbe Quadrat schaut, sind die Nervenzellen im Parietalkortex weitaus aktiver als wenn er nur auf den Punkt schaut. Dasselbe gilt, wenn er nach dem gelben Quadrat greift und gleichzeitig geradeaus schaut.

Für das bewusste Sehen sind also nicht nur die Nervenzellen im Sehzentrum, sondern auch andere Teile der Großhirnrinde unerlässlich. Einen eindrucksvollen Beleg dafür liefert ein Phänomen namens Blindsehen, das der britische Gehirnforscher Larry Weiskrantz in den Siebzigerjahren studiert hat. Dabei untersuchte er die seltenen Fälle von Menschen, deren primäre Sehzentren durch einen Tumor oder einen Schlaganfall zerstört sind. Es scheint, als seien sie blind. Wenn man ihnen einen Lichtfleck auf einer dunklen Leinwand zeigt, sagen sie, sie würden nichts sehen. Wenn sie aber ihren Finger auf den Lichtfleck richten sollen, zeigen sie mit schlafwandlerischer Sicherheit genau dorthin – obwohl sie weiterhin behaupten, nichts zu sehen. Diese Patienten weichen auch Möbeln aus, wenn sie durch einen ihnen unbekannten Raum gehen. Es muss demnach eine Nervenbahn geben, die von der Netzhaut in die Großhirnrinde führt und den Betroffenen einen visuellen Eindruck ihrer Umgebung vermittelt, ohne dass es ihnen bewusst ist.

Auch Menschen, bei denen der visuelle Assoziationskortex in einer Gehirnhälfte geschädigt ist, helfen dabei zu begreifen, wo Bewusstsein entsteht. Sie ignorieren alles, was in ihrer anderen Gesichtshälfte passiert. Bei Schäden in der rechten Gehirnhälfte sehen sie zum Beispiel nur die linke Hälfte von Gegenständen. In einem Versuch haben Forscher solchen Patienten zwei Bilder eines Hauses gezeigt. Auf dem einen Bild brannte dessen linke Seite – die Versuchspersonen behaupteten trotzdem, dass sie keinen Unterschied zwischen beiden Bildern erkennen würden. Fragte man sie aber, wo sie lieber wohnen würden, zeigten sie auf das Haus ohne Flammen. Sie hatten demnach das Feuer wahrgenommen, waren sich dessen aber nicht bewusst. Dieses Phänomen nennt man Hemineglect, es ist ausführlicher in Kapitel 8 beschrieben.

Der Protagonist, der Sacks Buch »Der Mann, der seine Frau mit einem Hut verwechselte« zu seinem Titel verhalf, konnte keine Gesichter erkennen – eine Krankheit, die man Prosopagnosie nennt. Die Betroffenen sind nicht blind, sie sehen alles – auch Gesichter –, nehmen diese aber nicht als solche wahr. Und doch reagiert ihr Gehirn auf Menschen, die sie kennen. Wenn man ihnen verschiedene Gesichter zeigt und sie in einem Multiple-Choice-Test ankreuzen sollen, um wen es sich handelt, sind ihre Antworten zutreffender, als wenn sie nach dem Zufallsprinzip auswählen würden. Vermutlich nutzen sie dabei andere Informationen als die visuellen, zum Beispiel die Gefühle, die sie empfinden, wenn sie bekannte Gesichter sehen.

Das gegenteilige Phänomen, das sogenannte Capgras-Syndrom, kann man bei Schizophrenie-Patienten beobachten. Sie sind der festen Überzeugung, dass eine ihnen nahestehende Person in Wirklichkeit ein Betrüger ist, der sich als diese Person ausgibt. Bei ihnen ist die Signalverarbeitung von Gesichtern im Gehirn – anders als bei Menschen mit Prosopagnosie – intakt. Allerdings wird das Gesicht nicht mehr richtig mit den eigenen Gefühlen verknüpft. Wenn wir eines Tages verstanden haben, wie bewusstes Erkennen entsteht, könnte dieses Wissen auch helfen, zu begreifen, wie die Halluzinationen entstehen, unter denen Menschen mit Schizophrenie leiden.

Großmutterzellen im Gehirn

Forscher wie Christof Koch suchen nach dem neuronalen Substrat, also nach ganz spezifischen Nervenzellen oder wenigstens Nervennetzen, die das Bewusstsein vermitteln. Koch fand im Gehirn eines Patienten eine Nervenzelle, die sehr stark auf Fotos der Schauspielerin Jennifer Aniston reagierte. Diese Nervenzelle befand sich in der Nähe des Hippocampus, der Gehirnregion also, die ganz wesentlich am Gedächtnis beteiligt ist, genauer gesagt in der Gehirnrinde im mittleren Schläfenlappen, die den Hippocampus umgibt. Die Nervenzelle sprach aber ausschließlich auf Jennifer Aniston an. Bei einem anderen Patienten war es ein Bild von Halle Berry, das das Neuron zum Feuern anregte. Es war sogar dann elektrisch aktiv, wenn nur der Name der Schauspielerin auf einem Bildschirm erschien.

Solche hyperspezialisierten Zellen sind die erwähnten Großmutterzellen, die so genannt werden, weil sie spezifisch auf bestimmte Personen, darunter eben die Großmutter, reagieren. Dass es solche Zellen gibt, hat bereits der einflussreiche amerikanische Psychologe William James im 19. Jahrhundert formuliert. Er sprach von *pontifical cells,* also päpstlichen Zellen, die ihm zufolge Bewusstsein vermitteln würden.

Was haben die Jennifer-Aniston-Neuronen von Christof Koch mit Bewusstsein zu tun? Gemeinsam mit dem 2004 verstorbenen Francis Crick, der für die Entdeckung des Erbsubstanzmoleküls DNS den Medizin-Nobelpreis bekam, hat Koch versucht, mithilfe der Großmutterzellen das Bindungsproblem zu lösen. Das Bindungsproblem ist letztlich nichts anderes als eine Komponente des Bewusstseins, nämlich die bereits erwähnte Einheit der Sinne. Wir empfinden eine duftende rote Rose nicht als rot plus Rose plus Duft, sondern als einheitliche Wahrnehmung – obwohl die Farb-, Form- und Duftverarbeitung an unterschiedlichen Stellen im Gehirn vor sich geht. Wenn es eine Zelle gibt, so postulierten Koch und Crick, die auf rote duftende Rose anspricht, wäre das Bindungsproblem gelöst: Ist die Zelle elektrisch aktiv, entsteht der bewusste Eindruck der Rose, aber nur dann.

Der Vorschlag ist bestechend – aber er birgt eine wesentliche Schwierigkeit: Wir bräuchten unzählige Großmutterneuronen, denn es gibt unzählig viele Kombinationen von Merkmalen, die das Gehirn erkennen kann. Aus diesem Grund drängt sich der Schluss auf, dass es eine Vielzahl dieser spezialisierten Zellen geben muss, die auf denselben Reiz reagieren. Denn die Wahrscheinlichkeit, mit der Mikroelektrode unter den Milliarden von Zellen genau die eine zu erwischen, die bei Jennifer Aniston oder Halle Berry feuert, ist verschwindend klein. Daher muss man vermuten, dass in der Umgebung auch andere Nervenzellen auf Fotos der Filmstars ansprechen. Zum anderen ist das Prinzip, nur jeweils eine Zelle für ein Konzept zu haben, weder effizient noch robust. Man braucht eine zu große Anzahl an Zellen und wenn eine ausfällt, verschwände die Erinnerung an das Konzept spurlos aus dem Gehirn.

Tatsächlich findet man Nervenzellen, die auf verschiedene Begriffe reagieren. Das gilt auch für die Jennifer-Aniston-Zelle, die ebenfalls auf die Schauspielerin Lisa Kudrow anspricht, die wie Aniston durch die TV-Serie »Friends« bekannt geworden ist. Ein Luke-Skywalker-Neuron, das Koch und Kollegen ausgemacht hatten, feuerte ebenso, wenn Yoda, der kleinwüchsige Yedi aus »Star Wars« im Bild zu sehen war. Die Neuronen reagieren also auf breitere Konzepte und sollten deshalb, wie Koch meint, »Begriffszellen« genannt werden.

Diese Begriffszellen könnten im Hippocampus Bewusstseinsinhalte in langfristige Erinnerungen umwandeln, die später in anderen Hirnregionen gespeichert werden. Das Bild unserer Großmutter beispielsweise würde dieser Vorstellung gemäß in Begriffen wie »Familienmitglied« und »alt« von einer Begriffszelle gespeichert. Das Jennifer-Aniston-Neuron wäre demnach nicht notwendig, um die Schauspielerin zu erkennen. Vielmehr wäre die Nervenzelle dazu da, damit der Patient sich bewusst machen kann, wer Jennifer Aniston ist, und mit ihr zusammenhängende Gedächtnisinhalte erzeugt, um sich später an ihr Bild zu erinnern. Dieser Sichtweise zufolge würden wir uns Jennifer Aniston oder Luke Skywalker nicht in jedem Detail merken, sondern nur das Wesentliche der Figur.

Koch und seine Kollegen schätzen, dass etwa 10000 bis 20000 Nervenzellen notwendig sind, um ein Konzept zu kodieren und damit bewusstes Erkennen zu vermitteln. Das bedeutet natürlich nicht, dass für jedes Konzept völlig unterschiedliche Neuronen zuständig sind. Man kann sich durchaus vorstellen, dass die zwei neuronalen Repräsentationen von zwei Konzepten teilweise auf dieselben Nervenzellen zurückgreifen.

Die Messung des Bewusstseins

Für Neurologen, die wissen wollen, ob Wachkoma-Patienten noch über ein Bewusstsein verfügen, ist diese Vorstellung auf der Ebene der Nervenzelle natürlich wenig hilfreich. Schließlich können sie nicht mit einer Elektrode ins Gehirn piksen und hoffen, die Neuronen zu finden, die dann auf ein bestimmtes Bild reagieren. Die Frage ist deshalb, ob es in den Aufnahmen des Gehirns Hinweise auf Bewusstsein gibt. Steven Laureys von der Universität in Lüttich und seine Kollegen sind nach vielen Jahren der Beobachtung von Wachkoma-Patienten und Vergleichen mit gesunden Probanden zu einem aufregenden Ergebnis gekommen: Es gibt eine Methode, um Bewusstsein zu messen.

Bestimmte Regionen und Verbindungen im Gehirn müssen immer dann aktiv sein, wenn wir etwas bewusst wahrnehmen oder wenn wir bewusst handeln: die assoziativen Areale der Hirnrinde in Stirn und Scheitellappen. Diese Regionen kann man sich vorstellen als ein weit verzweigtes Netz, das verschiedenartige Sinneseindrücke verarbeitet. Die Nervenzellen dort sammeln gewissermaßen Informationen aus den verschiedenen Sinnesarealen und verknüpfen sie. Ohne diese Verknüpfung kann kein einheitlicher Eindruck der Außenwelt entstehen. Das passt zu der Erfahrung, die Menschen machen, die aus dem Koma aufwachen. Sie erzählen, dass das Aufwachen kein kontinuierlicher Prozess ist. Mal sei man ein bisschen da, man sehe Schatten um das Krankenbett huschen, höre Stimmen aus der Ferne und dann sei alles wieder weg.

Die assoziativen Areale müssen aber nicht nur untereinander verbunden sein, um ein kohärentes Bild der Außenwelt im Gehirn zu erzeugen. Sie sprechen auch mit tiefer liegenden Regionen des Gehirns, insbesondere mit dem Thalamus. Bei den Patienten im vegetativen Stadium, die Steven Laureys untersucht hat, waren Verbindungen innerhalb der Hirnrinde gewissermaßen stillgelegt, ebenso die Verbindungen zwischen der Hirnrinde und dem Thalamus. Wenn ein Patient aus dem Wachkoma aufwacht, arbeitet das neuronale Netz von Stirn- und Scheitelrindengebiet sowie Thalamus wieder.

Was passiert im Gehirn, wenn das Bewusstsein verschwindet? Wie wir gesehen haben, gibt es zahlreiche erregende Verbindungen zwischen Hirnstamm und Regionen der Hirnrinde. Das heißt, Nervenzellen im Hirnstamm schicken mithilfe von Botenstoffen wie Acetylcholin oder Adrenalin Signale ins Großhirn. Wenn aber diese Nervenzellen abgestorben oder auch nur in einem dauerhaft hyperpolarisierten Zustand sind, in dem die Spannung ihrer Zellmembran hoch ist, können sie keine Signale mehr feuern. Das kann Folge einer gravierenden Verletzung sein oder aber auch im Schlaf beziehungsweise während einer Narkose eintreten. Anästhetika bewirken genau diese Hyperpolarisation von Nervenzellen und sorgen so dafür, dass die Nervenbahnen vorübergehend stillgelegt werden, die wir brauchen, um wach zu sein.

Wenn die Nervennetze in der Hirnrinde keinen Input mehr bekommen, kann auch kein Bewusstsein entstehen. Damit wir etwas bewusst wahrnehmen, müssen die Verbindungen zwischen Thalamus und Hirnrinde vorhanden sein und funktionieren. Ob und wie gut sie funktionieren, kann man inzwischen messen: Man reizt die Nervenzellen im Gehirn mithilfe von Magnetfeldern – eine Methode mit dem Namen Transcraniale Magnetstimulation, kurz TMS. Die Magnetfelder erzeugen ein elektrisches Feld, das die Nervenzellen dazu anregt, elektrische Signale zu feuern. Dann misst man die elektrische Antwort des Gehirns in Form eines Elektroenzephalogramms. Das klingt übrigens einfacher, als es ist. Ein Problem des EEG besteht nämlich darin, dass auch unwillkürliche Muskelbewegungen Zacken in den Kurven verursachen. Und wie wir gesehen haben, haben Wachkoma-Patienten noch Reflexe. Man muss also sicherstellen, dass man keine Messfehler macht, sondern nur die Hirnaktivität bewertet, die tatsächlich mit der Verarbeitung von Reizen zusammenhängt.

Inzwischen aber beherrschen Forscher diese Methode gut. Das elektrische Muster hängt zuverlässig davon ab, wie bewusst der Patient ist. Bei einem gesunden Menschen – ob er wach ist oder sich in einer REM-Schlafphase befindet – löst der magnetische Reiz Schwingungen in allen Bereichen des Gehirns aus, ein Beleg dafür, dass eine Vielzahl von Regionen aktiv ist. Dasselbe gilt übrigens für Menschen mit Locked-In-Syndrom, die sich nicht bewegen können, aber bei vollem Bewusstsein sind. Bei normalem Schlaf dagegen oder im Wachkoma reagiert nur die Elektrode in der unmittelbaren Nähe des Magnetreizes, die übrigen schlagen nicht aus, weil das Gehirn sich im Ruhemodus befindet. Bei manchen Wachkoma-Patienten reagiert mehr als nur eine Elektrode. Das elektrische Muster ist also gewissermaßen ein Maß für das Bewusstsein. Es gibt demnach endlich eine Methode, um festzustellen, ob das Gehirn eines Patienten nur noch die wesentlichen Körperfunktionen am Laufen hält oder ob es ein minimales Bewusstsein aufweist, bei dem es noch Reize wahrnehmen kann.

Steven Laureys hat auf diese Weise herausgefunden, dass bei einem Drittel aller Wachkoma-Patienten eine falsche Diagnose gestellt wird, und fordert daher eine routinemäßige Messung der Gehirnströme bei jedem Betroffenen. Seine Zahlen belegen, dass jeder dritte Wachkoma-Patient ein minimales Bewusstsein hat und damit mehr ist als die empfindungslose Hülle, als die viele Ärzte ihn sehen. Wenn aber Patienten ein minimales Bewusstsein haben, sprechen sie möglicherweise auf eine Therapie an. Und wenn es nur eine einfache Physiotherapie ist – so wie Anja Mair die Arme und Beine ihres Mannes bewegt und streichelt, damit er sich entspannt und sein Körperempfinden nicht völlig verloren geht. Je früher man Wachkoma-Patienten mit einer gezielten Physiotherapie behandelt, umso größer ist die Wahrscheinlichkeit, dass sie sich erholen.

Wie wach wir sind, hängt auch davon ab, ob ausreichend Botenstoffe vom Hirnstamm zur Großhirnrinde gelangen. Wichtig sind insbesondere die cholinergen und dopaminergen Nervenbahnen, die also Acetylcholin und Dopamin vermitteln. Wird ihre Konzentration mit Medikamenten verändert, kann es Wachkoma-Patienten helfen aufmerksamer und bewusster zu werden. Es ist zwar schwierig zu belegen, wie gut Substanzen wirken, weil sie bislang nur wenigen Patienten verabreicht werden und somit Doppelblindstudien fehlen. Dabei werden zwei Gruppen – eine hat ein Medikament bekommen, die andere Placebos, ohne dass die Forscher wissen, wer zu welcher Gruppe gehört – verglichen.

Im Fall des Parkinsonmittels Amantadin aber gibt es eine solche Doppelblindstudie mit knapp 200 Patienten, die seit einigen Wochen im Wachkoma lagen. Amantadin wirkt unter anderem im Striatum, einem Teil der Basalganglien, der eng mit der Substantia nigra verbunden ist, wo die Dopamin produzierenden Nervenzellen sitzen. Das Mittel sorgt dafür, dass mehr Dopamin im System ist, mit der Folge, dass Parkinson-Patienten mehr Antrieb haben und sich besser bewegen können. Auch Menschen im Wachkoma kann auf diese Weise geholfen werden. Beobachtungen zeigen, dass wer Amantadin verabreicht bekommen hatte, sich schneller erholte. Nach vier Wochen Behandlung befand sich noch knapp ein Fünftel der Patienten in einem vegetativen Zustand. Bei der Placebogruppe war es fast ein Drittel.

Menschen mit einer schweren Parkinsonerkrankung bekommen, wie in Kapitel 3 beschrieben, immer häufiger Hirnschrittmacher eingesetzt. Diese Methode der Tiefenhirnstimulation, bei der tief liegende Regionen des Gehirns elektrisch gereizt werden, kann auch bei Wachkoma helfen. Die Betroffenen bewegen ihre Hände und Füße mehr, sie sind wacher und lassen sich leichter füttern. Allerdings hat man die Tiefenhirnstimulation bislang an zu wenigen Patienten ausprobiert, um zu abgesicherten Ergebnissen zu kommen.

Für Franz Mair kommt die neue Forschung zu spät. Er wird wohl nicht mehr aus dem Wachkoma »erwachen«. Aber seine Frau hat intuitiv das gemacht, was richtig ist: Zuwendung, Ansprache, Bewegung. Leider betrachten zu viele Ärzte Wachkoma-Patienten immer noch als hoffnungslose Fälle, die man nicht behandeln kann und die daher auch nicht entsprechend umsorgt werden müssen. So haben sie es gelernt, so steht es in den Lehrbüchern der Neurologie. In Deutschland gibt es heute zumindest spezielle Wachkoma-Pflegeeinrichtungen, in vielen anderen Ländern aber vegetieren die Betroffenen einfach vor sich hin. Forscher wie Steven

Laureys sprechen dabei von »therapeutischem Nihilismus«. Würde man die Betroffenen richtig untersuchen, um festzustellen, wie viel Bewusstsein sie noch haben, wäre schon viel gewonnen. Laureys ist überzeugt davon, dass die Lehrbücher zum Thema Wachkoma umgeschrieben werden müssen.

Hoffnungsschimmer: Warum die Gehirnforschung im Aufbruch ist

Es ist eine kleine, aber illustre Gruppe, die sich Mitte September 2011 in der Chicheley Hall trifft. Das Schloss aus rotem Backstein liegt idyllisch eingebettet in die Hügel von Buckinghamshire im mittleren Südengland, ein paar Meilen von Milton Keynes entfernt. Das Gebäude gehört der ehrwürdigen Royal Society und wurde von der einflussreichen kalifornischen Kavli-Stiftung bezahlt, die in den letzten zehn Jahren mehr als 200 Millionen Dollar für Forschung ausgegeben hat. Die Kavli-Stiftung hat zum exklusiven Symposium eingeladen zusammen mit der Gatsby Foundation und dem Allen Institute for Brain Science in Seattle, das vom Microsoft-Gründer Paul Allen finanziert wird. Die in Chicheley Hall versammelten Forscher kommen von den Eliteuniversitäten dieser Welt, aus Harvard, Cambridge, dem MIT. Viel Geld und viele große Gehirne haben sich hier zusammengefunden.

Ihre Agenda ist ungewöhnlich. Sie wollen über Nano- und Neuroforschung reden. Nanoforschung ist das explodierende Feld der Vermessung und Manipulation von Molekülen, der Bau winziger Maschinen, an dessen Ende sogar eine ganz neue Welt synthetischer Organismen stehen könnte. Neuroforscher dagegen arbeiten sich an dem komplexesten Forschungsobjekt überhaupt ab, dem Gehirn. Sie stechen mit Elektroden in Nervenzellen, um deren elektrische Signale zu verfolgen, sie verändern Gene in Mäusehirnen und beobachten das Verhalten der Tiere. Sie legen Menschen in Kernspinröhren und messen den Blutfluss im Gehirn. Die Idee der Organisatoren der Tagung lautet: Die Spezialisten der Nano- und der Neurowelt sollen voneinander lernen.

Am Ende des zweitägigen Symposiums wird ein kühner Plan geboren: die Vermessung des Gehirns. Wenn man eines Tages wüsste, so die Vorstellung, welche elektrische Aktivität in jedem Kubikmillimeter des Denkorgans zu finden ist, würde man auch verstehen, wie Nervenzellen untereinander kommunizieren und uns denken und fühlen lassen. Eine Landkarte des Gehirns soll entstehen, auf der alle Verbindungen und alle Nervenzellen eingezeichnet sind. Diese Landkarte soll Hinweise darauf liefern, wie aus dem wirren elektrischen Zittern von 100 Milliarden Nervenzellen und mindestens 1000-mal mehr Kontaktstellen die leistungsfähigste Maschine des Planeten entsteht.

Nach dem Treffen arbeitet eine kleine Gruppe das kühne Vorhaben weiter aus. Zunächst sollen die Gehirnforscher jene Werkzeuge weiterentwickeln, die man braucht, um das Gehirn zu vermessen. Wenn die Methoden gut genug sind, wird man mit den Karten anfangen, erst mit einfachen Organismen wie der Fruchtfliege oder Teilen des Gehirns der Maus. Der Zeithorizont ist ambitioniert: In 15 Jahren soll es möglich sein, jedes elektrische Signal eines Mäusegehirns abzuleiten und jede Verbindung zwischen den Zellen sichtbar zu machen. Erst wenn das Denkorgan der Nager in allen Einzelheiten durchleuchtet ist, würden sich die Forscher an das menschliche Gehirn wagen, so der Plan.

Wie und wann das Weiße Haus von der Vision der Forscher erfährt, ist nicht gesichert – aber fest steht, dass US-Präsident Barack Obama die Idee interessant findet. Im April 2013, anderthalb Jahre nach dem Treffen in Chicheley Hall, verkündet Obama seine *Brain Initiative,* eine Art Mondprogramm der Gehirnforschung. »Wir sind schon immer eine Nation von Träumern und Abenteurern gewesen«, sagt der Präsident bei der Ankündigung seiner Hirn-Offensive. Jetzt gehe es darum, das Gehirn zu entschlüsseln und Krankheiten, die Millionen von Amerikanern plagten, zu heilen. Doch Obamas Programm bleibt weit hinter der Rhetorik und den Plänen der Forscher zurück. Zunächst soll es nur darum gehen, die Werkzeuge zu entwickeln, die man braucht, um eine Karte des Gehirns zu erstellen. 100 Millionen Dollar jährlich will die US-Administration dafür ausgeben, auf die nächsten zehn Jahre gerechnet also eine Milliarde. Das ist eine eher geringe Summe verglichen mit dem Apollo-Programm oder den fünf Milliarden Dollar, die schon jetzt jährlich in den USA in die Neuroforschung fließen.

Aber Wissenschaft lebt auch von Symbolik. Dass die US-Regierung die Gehirnforschung zu ihrem Schwerpunkt erklärt, ist hoch symbolisch. Schließlich mühen sich Wissenschaftler seit Jahrzehnten ab, dem Geheimnis der Nervennetze auf die Spur zu kommen – ohne die Gehirnformel gefunden zu haben, die erklären könnte, wie ein Gedanke, ein Sinneseindruck, eine Handlung entsteht. Und auch ohne Aussicht auf Heilung von Krankheiten wie Alzheimer, Depression oder Schlaganfall, die Milliardenkosten für die Gesellschaft verursachen, vom Leid jedes einzelnen Betroffenen ganz zu schweigen. Da ist es wichtig, ab und zu die Revolution auszurufen und zum großen Sprung anzusetzen. Zuletzt waren die Neunzigerjahre zur Gehirndekade erklärt worden, fast 25 Jahre später kann die Gemeinschaft der Hirnforscher einen erneuten Schub an Motivation brauchen.

Das mögen sich auch Europas Bürokraten gedacht haben, als sie den ambitionierten Plänen des Neuroforschers Henry Markram grünes Licht gaben. Fast zur gleichen Zeit, als Obama seine *Brain Initiative* verkündete, beschloss die EU, eine Milliarde Euro in die Entwicklung einer Gehirnsimulation zu stecken. An ihrem *Human Brain Project* sind zahlreiche europäische Labors beteiligt unter der Leitung des gebürtigen Südafrikaners Markram, der an der Technischen Hochschule von Lausanne forscht. Das Vorhaben ist eines der Flaggschiff-Projekte der Europäischen Union, die mit neuen Milliarden ein Signal setzen will und dafür die Gehirnforschung ausgewählt hat. Eine wegweisende Entscheidung.

Anders als die über 60000 Veröffentlichungen von Gehirnforschern pro Jahr, die sich auf jeweils einen winzigen Ausschnitt der Wirklichkeit, eine Region des Gehirns, einen chemischen Botenstoff oder eine Funktion konzentrieren, nimmt das *Human Brain Project* das gesamte Gehirn in den Blick. Es soll – auf der Grundlage bisheriger Kenntnisse – das Gehirn möglichst naturgetreu nachbauen. Durch Simulationen wollen Markram und seine Kollegen verstehen, wie das Organ arbeitet, und sie versprechen auch, dass ihr gigantisches Gehirnmodell dabei helfen wird, Krankheiten wie Alzheimer oder Schizophrenie zu verstehen und am Ende zu behandeln. *Human Brain Project* – der Name soll bewusst eine Parallele ziehen zum *Human Genome Project,* der Entschlüsselung des menschlichen Erbguts. 1990 hatten sich Forschergruppen in aller Welt vorgenommen, die Abfolge der Bausteine der Erbsubstanz aufzulisten. 2003 waren sie am Ziel.

Zwei Kontinente, zwei Milliardenprogramme – und zwei sehr unterschiedliche Herangehensweisen. In den USA steht das Experiment an, Methoden zu entwickeln, um eine sehr genaue Karte des Gehirns zu erstellen, mit allen Nervenzellen und allen ihren Verbindungen. In Europa versucht man den genau umgekehrten Weg: ein Modell zu konstruieren, das Millionen von Neuronen und ihre Verknüpfungen simuliert. Es ist kein Geheimnis, dass viele Forscher dieses Vorgehen für falsch halten. Es erinnert an die Hoffnungen der Siebzigerjahre, mithilfe der Künstlichen Intelligenz das menschliche Denken zu verstehen. Es ist der Versuch, ein Modell des Gehirns zu bauen. Wenn jede Nervenzelle mit all ihren Ionenkanälen, chemischen Botenstoffen und Verbindungen darin enthalten ist, dann – so die Hoffnung – wird man nachvollziehen können, wie Netze unterschiedlicher Größe entstehen und schließlich ganze Gehirnregionen, die Sprache verarbeiten oder mathematisches Denken ermöglichen. Thomas Südhof, der für seine Arbeiten über Synapsen den Medizin-Nobelpreis bekommen hat, hält die Vorstellung für aberwitzig, dass man das Gehirn nachbauen will, ohne es genau zu verstehen. Anders als die EU-Bürokraten meinten, wisse man noch längst nicht genug, um ein detailgetreues Modell zu konstruieren.

Hilfe für Patienten

Man wird wohl erst in ein paar Jahren sagen können, ob die Europäische Union zu hoch gepokert hat, als sie eine Milliarde Euro in das gigantische Gehirnmodell steckte. In jedem Fall aber erleben wir derzeit eine besonders spannende Periode der Gehirnforschung. Die Krankheiten, die in diesem Buch beschrieben sind, haben gerade auch in den letzten Jahren viele neue Erkenntnisse darüber geliefert, wie das Gehirn funktioniert, und diese Ergebnisse helfen wiederum dabei, die Ursachen der Ausfälle besser zu verstehen und Therapien zu entwickeln.

Insbesondere häufen sich die Hinweise darauf, dass bei etlichen Krankheiten die Verschaltung der Nervenzellen fehlerhaft ist. So wie bei vielen Menschen mit Depressionen die Area 25, ein kleiner Bereich im Präfrontalkortex, ungewöhnlich aktiv ist. Sie ist mit zahlreichen anderen Regionen verdrahtet: dem Hypothalamus und dem Hirnstamm. Beide Strukturen brauchen wir, um Appetit oder Sättigungsgefühl zu empfinden, um zu schlafen oder wach zu sein und um den Energiehaushalt des Körpers zu regulieren; Verschaltungen bestehen auch zur Amygdala, die ganz wesentlich Angstgefühle vermittelt; mit dem Hippocampus, der Inhalte im Gedächtnis speichert sowie mit anderen Bereichen des Präfrontalkortex, der unsere Handlungen plant.

Inzwischen ist es sogar möglich, einzelne Nervenzellen zu identifizieren, die bewirken, dass sich negative Erinnerungen im Gehirn festsetzen und schlimmstenfalls Angststörungen oder sogar Depressionen auslösen. Wenn die schlechten Erfahrungen sich einmal in einem Nervennetz eingeprägt haben, ist es schwer, sie wieder zu löschen. Das erklärt auch, warum traumatische Erlebnisse wie Misshandlungen in der Kindheit Menschen ein Leben lang plagen können.

Auch bei Menschen, die an Schizophrenie leiden, sind wie geschildert neuronale Schaltkreise gestört, und zwar im Präfrontalkortex. Die fehlerhafte Verschaltung bewirkt, dass die Nervenzellen dort sich schwertun, koordiniert elektrische Signale zu verschicken. Das könnte erklären, warum Schizophrenie-Patienten Probleme haben, wichtige von unwichtigen Informationen zu trennen und sich auf eine Aufgabe zu konzentrieren.

Die richtige Verknüpfung von Nervenzellen ist also die Grundlage für ein gesundes, gut funktionierendes Gehirn. Noch ist es schwierig, diese Fehler in den Verschaltungen direkt nachzuweisen. Dafür braucht man ein Verfahren, das einzelne Fasern im lebenden Gehirn sichtbar macht. Davon sind die Forscher noch weit entfernt. Aber sie arbeiten heftig daran.

Manche Wissenschaftler sind frustriert über die langsamen Fortschritte bei der Erkundung des Gehirns. Sie werfen ihren Kollegen vor, zu viel zu versprechen und zu wenig zu halten. Anfang 2004 hatte ein Dutzend führender deutscher Gehirnforscher in einem viel beachteten Manifest »enorme Fortschritte« für die nächsten zehn Jahre vorhergesagt. Wahrscheinlich werden wir die wichtigsten Grundlagen neurodegenerativer Krankheiten wie Alzheimer oder Parkinson verstehen, schrieben sie damals, und diese Leiden schneller erkennen, vielleicht von vornherein verhindern oder zumindest besser behandeln können. Für Schizophrenie und Depression werde es in absehbarer Zeit eine neue Generation von Psychopharmaka geben, die selektiv und damit hocheffektiv sowie nebenwirkungsarm in bestimmten Hirnregionen an bestimmten Nervenzellrezeptoren ansetzt.

Zehn Jahre später ist eine Heilung von Demenz nicht in Sicht, auch die versprochenen Medikamente lassen auf sich warten. Der Münchner Psychiater Felix Tretter hat Anfang 2014 Bilanz gezogen und seine optimistischen Kollegen, die ein Jahrzehnt zuvor große Hoffnungen geweckt hatten, heftig gerügt. Es fehle an einem

Verständnis der grundlegenden Regeln, nach denen das Gehirn funktioniert, sagte er.

Es stimmt, dass die Fortschritte langsamer sind, als die Wissenschaft versprochen und viele Patienten gehofft haben. Möglicherweise wird es auch nie gelingen, das Gehirn vollständig zu entschlüsseln – zumindest nicht in dem Maße, wie die Arbeitsweise von Leber oder Herz bekannt ist. Denn während Leber und Herz bei jedem Menschen ziemlich gleich funktionieren, ist das Gehirn ein höchst individuelles Organ. Es organisiert sich selbst, abhängig von den Genen und den lebenslangen Umwelteinflüssen. Deshalb wird es nie möglich sein, allein aus der Hirnaktivität auf die psychischen Vorgänge zu schließen. Das Lesen und die Manipulation von Gedanken bleiben eine Utopie. Diese Erkenntnis hat etwas Beruhigendes, denn sie betont die Einmaligkeit unseres Gehirns und den Wert des Individuums.

Trotzdem glaube ich, dass die Gehirnforschung Fortschritte macht, von denen auch Patienten profitieren werden. Dafür sprechen mindestens drei Indizien: Den Gehirnforschern geht es zum einen derzeit ähnlich wie den Krebsforschern vor 20 Jahren. Sie entdecken die Vielfalt der Gene, die Menschen für bestimmte Krankheiten empfindlich machen. Ein und dieselbe Krankheit kann durch unterschiedliche Veränderungen im Erbgut entstehen, die – jede auf ihre Weise – bewirken, dass zum Beispiel Stress in der Familie oder Umweltgifte die Symptome auslösen. Heute weiß man, dass bestimmte Brusttumore auf Östrogen reagieren, andere nicht – und passt die Behandlung entsprechend an. Bei Depression ist es ähnlich: Der Münchner Forscher Florian Holsboer geht davon aus, dass es ein knappes Dutzend Varianten von Depression gibt, die jeweils durch verschiedene Genkombinationen hervorgerufen werden. Deshalb wird man auch unterschiedliche Therapien entwickeln müssen, je nachdem welches Erbgut die Zellen in sich tragen.

Zweitens hilft die Behandlung von Parkinson mit der Methode der Tiefenhirnstimulation, den Hirnschrittmachern, vielen Patienten. Sie zeigt, dass es möglich ist, in das Gehirn auf andere Weise einzugreifen als durch Medikamente. Zumindest bei schweren Fällen von Depression und Zwangsstörungen ist dieses Verfahren vielversprechend.

Drittens wird immer deutlicher, dass ein frühes Training bei vielen Krankheiten des Gehirns helfen kann. Das zeigt beispielsweise das erwähnte Kognitionstraining, das die amerikanische Psychiaterin Sophia Vinogradov entwickelt hat und mit dem das Gehör sowie das Arbeitsgedächtnis trainiert werden können, also jene Gehirnfunktionen, die bei Menschen mit Schizophrenie beeinträchtigt sind. Das Training funktioniert besonders gut in einem frühen Krankheitsstadium. Wenn dann genau die Nervennetze trainiert werden, die vermutlich falsch verschaltet sind, besteht die Hoffnung, die Fehler teilweise rückgängig machen zu können. Die Krankheit nimmt so zumindest einen weniger schweren Verlauf als gewöhnlich.

Auch Sport kann bei Schizophrenie helfen, wie der Münchner Psychiater Peter Falkai beobachtet hat. Ausdauertraining auf dem Fahrrad verbessert nicht nur die körperliche Fitness seiner Patienten, sondern sie fühlen sich auch emotional ausgeglichener und ihr Gedächtnis funktioniert besser. Die positiven Folgen sieht man im Gehirn: Der Ausdauersport wirkt der Schrumpfung des Hippocampus entgegen. Auch hier gilt: Je früher man damit beginnt, umso besser. Mit Sicherheit kann Sport keine Krankheiten des Gehirns heilen, aber er kann bei vielen Betroffenen zumindest das tägliche Leben verbessern.

Das sind ermutigende Aussichten: für Fredy, Lisa, Gino und die anderen, deren Geschichte ich erzählt habe, und für die vielen Menschen, deren Gehirn aus dem Takt geraten ist. Ihnen allen ist dieses Buch gewidmet.

Glossar

Die **Amygdala** (Mandelkerne) ist wesentlich an der Verarbeitung von Gefühlen beteiligt. Sie signalisiert der Großhirnrinde Reize, die Angst erzeugen oder Belohnung hervorrufen. Sie informiert den Hippocampus über emotional bedeutsame Reize und trägt dazu bei, dass diese im Gedächtnis abgelegt werden.

Aphasie ist eine Störung der Sprachfunktionen, häufig als Folge eines Tumors oder Schlaganfalls. Die Betroffenen können nicht mehr sprechen, Wörter verstehen oder haben bestimmte Ausdrücke vergessen. Oft sind die zwei wichtigsten Sprachregionen in Mitleidenschaft gezogen, die sogenannten Areale von Broca und Wernicke. Ersteres analysiert grammatikalische Zusammenhänge, Letzteres speichert Konzepte von Gegenständen und die dazugehörigen Wörter.

Der **Assoziationskortex** ist ein Bereich der Großhirnrinde, der Eingangssignale von mehr als einem Sinnesorgan erhält. Hier werden Sinneseindrücke verknüpft.

Das **Axon** ist die lange Faser, die vom Zellkörper ausgeht. Jedes Neuron besitzt ein Axon, das das Aktionspotenzial dieser Zelle weiterleitet.

Die **Basalganglien** sind eine Gruppe von Nervenzellkernen, die in der Mitte des Gehirns liegen. Sie steuern willentliche Bewegungen und sind am Antrieb und dem Planen von Handlungen beteiligt.

Beta-Amyloid ist das Eiweißmolekül, aus dem die Plaques bei der Alzheimerkrankheit bestehen. Diese Ansammlungen schädigen die Nervenzellen und führen zu Symptomen wie Vergesslichkeit. Beta-Amyloid entsteht aus einem harmlosen Amyloid-Vorläuferprotein (APP), das aus ungeklärten Gründen in Stücke geschnitten wird, die toxisch wirken.

Mit **Bewusstsein** bezeichnen Gehirnforscher die subjektive Wahrnehmung eines mentalen Zustands, etwa einer Sinnesempfindung oder einer Handlung. Lange Zeit galt die Erforschung des Bewusstseins als Domäne der Philosophen, inzwischen suchen Biologen nach dem neuronalen Substrat des Bewusstseins.

Die **Blut-Hirn-Schranke** trennt im zentralen Nervensystem den Blutkreislauf vom Gehirngewebe. Sie schützt das Gehirn vor potenziellen Nervengiften und zu hohen Konzentrationen an Botenstoffen. Sie lässt nur Wasser und bestimmte Nährstoffe für die Zellen passieren. Für die meisten Medikamente ist sie undurchlässig, was die Therapie von neurologischen Krankheiten oder Hirntumoren sehr erschwert.

Botenstoffe (Neurotransmitter) sind chemische Substanzen, die in den Kontaktstellen der Nervenzellen vorkommen. Sie bewirken, dass elektrische Signale von einer Zelle zur anderen übertragen werden. Wichtige Botenstoffe sind Glutamat, Dopamin, Serotonin, Gamma-Aminobuttersäure (GABA) und Acetylcholin.

Eine **Computertomografie** (CT) ist eine dreidimensionale Röntgenaufnahme des Gehirns, wobei zweidimensionale Schnitte zu einem räumlichen Bild zusammengesetzt werden.

Dendriten sind die Fortsätze am Zellkörper eines Neurons, die die Signale anderer Nervenzellen empfangen. Jede Nervenzelle hat mehrere bis viele Tausend Dendriten.

DSM steht für *Diagnostic and Statistic Manual of Mental Disorders,* das heißt Diagnostisches und Statistisches Handbuch von Geisteskrankheiten. Es ist das Standardnachschlagewerk für Psychiater in den USA, aber auch weltweit. DSM-5, die neuste und fünfte Auflage, ist im Frühjahr 2013 erschienen und wurde heftig kritisiert, weil die Pharmaindustrie Einfluss auf die Diagnosekriterien genommen haben soll.

Elektroden sind feine Drähte, mit denen man die elektrische Aktivität im Inneren des Gehirns messen oder Nervengewebe elektrisch anregen kann.

Ein **Elektroenzephalogramm** (EEG) misst mithilfe von Elektroden auf der Kopfhaut elektrische Ströme im Gehirn. Das Aktivitätsmuster gibt auch Aufschluss darüber, wie wach und bewusst wir sind.

Epigenetik heißt wörtlich »oberhalb der Gene«. Es bedeutet, dass der Bauplan der Proteine von außen verändert werden kann. Normalerweise bestimmt die Abfolge der Bausteine (Basen) der Doppelhelix DNS, welches Eiweißmolekül bei der Proteinsynthese entsteht. Mittels Epigenetik können Umweltfaktoren wie

Gifte oder auch Angstzustände die Proteinsynthese verändern.

Beim **Gedächtnis** unterscheidet man zwischen explizitem oder deklarativem Gedächtnis einerseits, das die gelernten Informationen speichert. Sie können durch bewusstes Erinnern wieder aktiviert werden. Im Gegensatz dazu funktioniert das implizite oder prozedurale Gedächtnis – etwa Zähne putzen – weitgehend automatisch. Für kurze Zeit werden Inhalte im Arbeitsgedächtnis abgelegt, das Langzeitgedächtnis speichert dauerhaft, wobei die Informationen über das Gehirn verteilt sind.

Die **Gehirnlappen** sind verschiedene Bereiche der Großhirnrinde, die unter den entsprechenden Teilen des Kopfes liegen. Man unterscheidet zwischen Stirn-, Schläfen-, Scheitel- und Hinterhauptslappen. Sie werden auch Frontal-, Parietal-, Temporal- und Okzipitallappen genannt.

Gliazellen oder Neuroglia sind nicht neuronale Zellen im Gehirn. Sie bilden ein Stützgewebe für die Neuronen und isolieren die Fasern. Sie beliefern Nervenzellen mit Nährstoffen und beseitigen abgestorbenes Gewebe. Vermutlich tragen sie auch zur Signalverbreitung bei.

Der **Hippocampus** (Seepferdchen) ist eine wenige Zentimeter große Hirnregion, die wesentlich daran beteiligt ist, Informationen aus dem Kurzzeitgedächtnis oder Arbeitsspeicher im Langzeitgedächtnis abzulegen. Ohne Hippocampus können wir keine dauerhaften Erinnerungen bilden.

Der **Hirnstamm** ist der Teil des zentralen Nervensystems am Hinterkopf, der die Verbindung zwischen Rückenmark und Großhirn bildet. Er besteht aus dem verlängerten Mark (Medulla oblongata), dem Pons und dem Mittelhirn. Der Hirnstamm reguliert wichtige Körperfunktionen wie Kreislauf, Atmung oder Herzfrequenz. Er ist an Schlaf und Wachheit beteiligt.

Die **Hypophyse** oder Hirnanhangdrüse hängt am Hypothalamus und sondert mehrere Hormone ab. Sie regelt die Homöostase, sorgt also dafür, dass im Körper gleichbleibende Bedingungen bei Temperatur oder Blutdruck herrschen.

Der **Hypothalamus** bildet zusammen mit dem Thalamus das Zwischenhirn (Diencephalon). Der kirschkerngroße Bereich im Inneren des Gehirns reguliert lebensnotwendige Körperfunktionen wie Herzschlag, Temperatur und Blutdruck und den Schlaf-Wach-Zyklus.

Interneuronen sind Nervenzellen, die im Gegensatz zu den verbreiteten Pyramidenzellen nur kurze Axone bilden. Sie vernetzen sich lokal mit anderen Nervenzellen. Typischerweise bilden sie hemmende Synapsen mit anderen Zellen. Inzwischen vermutet man, dass Verschaltungsfehler der Interneuronen Krankheiten wie Schizophrenie auslösen können.

Ionenkanäle sind Proteine in der Zellmembran, die winzige Öffnungen bilden. Diese lassen geladene Atome (Ionen) passieren und tragen damit zur Weiterleitung von elektrischen Signalen zwischen Nervenzellen bei.

Kernspintomografie ist ein Verfahren, das mithilfe starker Magnetfelder und Radiowellen das Gehirninnere sichtbar macht. Es misst im Wesentlichen den Wassergehalt. Die funktionelle Kernspintomografie ist eine Erweiterung der Technik, sie macht den Blutfluss und damit die Aktivität bestimmter Regionen des Gehirns sichtbar.

Das **Kleinhirn** ist eine stark gefaltete Struktur oberhalb des Nackens. Es macht zwar nur ein Zehntel des Gehirnvolumens aus, enthält aber die Hälfte aller Nervenzellen. Es ist maßgeblich an der Steuerung von Bewegungen sowie am Sprechen und weiteren kognitiven Funktionen beteiligt.

Der **Kortex** oder die Hirnrinde ist die äußerste Schicht des Gehirns, die beim Menschen besonders ausgeprägt ist. Sie wird häufig gleichgesetzt mit dem Neokortex (der Großhirnrinde), der das Großhirn umhüllt. Die Hirnrinde ist ganz wesentlich an der Verarbeitung von Sinneseindrücken, der Steuerung von Bewegungen, dem Gedächtnis, Sprache, Denken und Bewusstsein beteiligt.

Langzeitpotenzierung (**LTP**) bezeichnet das Phänomen, wonach Synapsen sich dauerhaft verstärken können. Wenn zwei Nervenzellen, die durch eine Synapse verbunden sind, gleichzeitig elektrische Signale feuern, verstärkt sich die Kontaktstelle zwischen ihnen. In der Folge wird sie elektrische Signale dauerhaft weiterleiten. LTP gilt als der grundlegende Mechanismus, mit dem das Gehirn lernt.

Lateralisierung bezeichnet die Asymmetrie beider Gehirnhälften. Sprache ist zum Beispiel lateralisiert, das heißt, die Sprachzentren befinden sich nur auf einer Seite des Gehirns, bei den meisten Menschen auf der linken. Allerdings sind, anders als lange vermutet, die meisten kognitiven Funktionen auf beide Hirnhälften verteilt.

Das **limbische System** ist eine verborgene Struktur unterhalb der Hirnrinde. Sie besteht aus dem Cingulum, der sich wie ein Ring ins Innere der Hirnrinde legt, dem Hippocampus und der Amygdala. Traditionell hat man das limbische System als Sitz der Gefühle betrachtet, heute weiß man, dass noch andere Bereiche im Gehirn Emotionen verarbeiten.

Monoamine sind Botenstoffe (Neurotransmitter) mit einem bestimmten chemischen Aufbau: Sie enthalten eine Aminogruppe, die über eine Ethylengruppe mit einem aromatischen Ring verbunden ist. Die wichtigsten Botenstoffe wie Dopamin, Adrenalin und Serotonin sind Monoamine.

Myelin ist die Schutzschicht, die das lange Ende einer Nervenfaser, das Axon, umhüllt. Durch ihren Aufbau bewirkt die Myelinschicht, dass sich ein Aktionspotenzial schnell ausbreiten kann.

Plastizität bedeutet Formbarkeit und bezeichnet die Fähigkeit der Synapsen, sich an wiederkehrende Reize anzupassen. Wenn eine Synapse wiederholt elektrische Signale von einer Zelle erhält, kann sie sich verstärken. Im Gegenzug wird sie schwächer, wenn die Signale ausbleiben.

Positronenemissionstomografie (**PET**) ist ein bildgebendes Verfahren. Es macht die Aktivität im Gehirn sichtbar, indem es die Gammastrahlen bestimmter Substanzen (Radionuklide) misst.

Der **Präfrontalkortex** ist der vordere Teil der Hirnrinde im Bereich des Stirnlappens. Er ist vor allem an der Planung von Handlungen, an Entscheidungen und dem Sozialverhalten beteiligt. Bei etlichen Krankheiten wie Schizophrenie und Depression sind vermutlich Schaltkreise im Präfrontalkortex gestört.

Pyramidenzellen sind die häufigsten Zellen in der Großhirnrinde, wo sie vor allem in der dritten und fünften Schicht vorkommen. Ihr Zellkörper ähnelt einer winzigen Pyramide und ihr Axon kann mehrere Zentimeter lang sein. Es bildet mit zahlreichen, bis zu 10 000 Dendriten anderer Zellen erregende Kontaktstellen (Synapsen).

REM ***(Rapid Eye Movement)*****-Schlaf** macht etwa ein Viertel unserer Schlafzeit aus. Während der REM-Phase ist das Gehirn besonders aktiv, was sich auch in lebhaften Träumen ausdrückt. Die genaue Rolle des REM-Schlafs ist unbekannt, es könnte sein, dass das Gehirn während dieser Zeit die Nervennetze neu justiert, um unwichtige Informationen zu vergessen und wichtige zu speichern.

Ein **Rezeptor** ist ein Protein, also Eiweißmolekül in der Membran oder dem Inneren einer Zelle, das ein bestimmtes Signalmolekül binden kann. Der Rezeptor ist so konstruiert, dass das Signalmolekül exakt auf seine Oberfläche passt, man spricht auch vom Schlüssel-

Schloss-Prinzip. Durch diese Bindung werden Vorgänge im Inneren der Nervenzelle ausgelöst.

Die **Substantia nigra** (schwarze Substanz) ist ein Kern von Nervenzellen in den Basalganglien, die den Botenstoff Dopamin produzieren. Diese Nervenzellen sterben bei Parkinson-Patienten ab und führen zu einem gravierenden Mangel an Dopamin.

Synapsen sind die Kontaktstellen zwischen zwei Nervenzellen, die elektrische Signale weiterleiten oder abschwächen können. In der Regel verbinden sich dabei Axon und Dendrit von jeweils einer Nervenzelle.

Der **Thalamus** liegt zwischen der Großhirnrinde und dem Zwischenhirn. Er fungiert als Relaisstation für Sinnesreize und Bewegungssignale auf dem Weg zur Großhirnrinde und ist außerdem an der Regulierung von Bewusstsein, Schlaf und Wachheit beteiligt.

Wachkoma bezeichnet den Zustand, in dem das Gehirn nicht mehr auf äußere Reize reagiert und nur mit Reflexen antwortet. Anders als beim Locked-In-Syndrom, bei dem Betroffene vollständig gelähmt, aber bei Bewusstsein sind, ist bei Wachkoma-Patienten die Großhirnrinde massiv geschädigt.

Das **zentrale Nervensystem** besteht aus Rückenmark, Hirnstamm und Gehirn. Im Gegensatz dazu umfasst das periphere Nervensystem die Nervenzellen und Fasern in den anderen Bereichen des Körpers.

Ausgewählte Quellen und Literaturempfehlungen

Bonhoeffer, Tobias; Gruss, Peter (Hg.): *Zukunft Gehirn. Neue Erkenntnisse, neue Herausforderungen,* München 2011.
Von Nervenzellen bis zum freien Willen – das Buch gibt einen Überblick vor allem über die Gehirnforschung, die innerhalb der Max-Planck-Gesellschaft gemacht wird (nur noch antiquarisch verfügbar).

Kandel, Eric; Schwartz, James; Jessel, Thomas: *Neurowissenschaften,* Heidelberg 1995.
Die neueste, fünfte Ausgabe des Lehrbuchklassikers ist noch nicht auf Deutsch erschienen. Für alle, die sich Fachwissen auf Deutsch aneignen wollen, eignet sich auch diese Auflage.

Koch, Christof: *Bewusstsein. Bekenntnisse eines Gehirnforschers,* Heidelberg 2013.
Nicht umsonst lautet der englische Titel: *Bekenntnisse eines romantischen Reduktionisten.* Der Autor, einer der weltweit bekanntesten Hirnforscher, sucht nach dem neuronalen Substrat des Bewusstseins. Er beschreibt viele Versuche, die er und Kollegen gemacht haben, und kommt zu dem Schluss, dass Bewusstsein aus der Vernetzung von Nervenzellen entsteht.

Seung, Sebastian: *Das Konnektom. Erklärt der Schaltplan des Gehirns unser Ich?,* Heidelberg 2013.
Konnektom ist das neue Buzzword der Gehirnforschung. Nicht das Genom im Innern der Zellen macht den Menschen aus, sondern sein Konnektom, der Schaltplan der Billionen Kontakte zwischen den Nervenzellen im Gehirn. Der US-Gehirnforscher Seung stellt die These auf, dass das ganze Leben eines Menschen als

Schaltplan in seinem Gehirn gespeichert wird. Ein gut geschriebenes Fachbuch für alle, die sich einen Überblick über die aktuelle Forschung verschaffen wollen.

Thompson, Richard F.: *Das Gehirn. Von der Nervenzelle zur Verhaltenssteuerung,* Heidelberg 2010.
Ein Fachbuch für Studenten anderer Fachrichtungen als Biologie und Medizin, die Basiswissen über das Gehirn suchen. Es enthält viele Fachausdrücke und Details, ist aber dennoch verständlich geschrieben.

Mehrere Sonderhefte aus dem Verlag Spektrum der Wissenschaft bieten einen guten Einstieg in das Fachwissen mit einzelnen, leicht verständlich geschriebenen Artikeln, die den neuesten Stand der Forschung zusammenfassen, darunter:
Gehirn & Geist Basiswissen Teil 4: »Neurone und Co. Bausteine des Gehirns«, Dezember 2011.
Wie kommunizieren Nervenzellen? Und wie kann man ihnen bei der Arbeit zuschauen – das sind einige der Fragen, die dieses Heft beantwortet.
Spektrum Spezial Biologie – Medizin – Hirnforschung: »Geheimnisvolles Gehirn«, 1/2013.
Das Heft liefert einen Überblick von Optogenetik über Schizophrenie bis zu Gehirnsimulationen.
Spektrum Spezial Biologie – Medizin – Kultur: »Alzheimer«, 3/2012.
Hier findet sich alles zu Ursachen, Risikofaktoren und Heilungschancen. Für diejenigen Leser, die ihr Wissen über die neurodegenerative Krankheit vertiefen wollen.